Sức Khoẻ
Và
Những Sự Thật Sanh Tử

Để Biết và Quảng Bá

Sức Khoẻ
Và
Những Sự Thật Sanh Tử

Để Biết và Quảng Bá

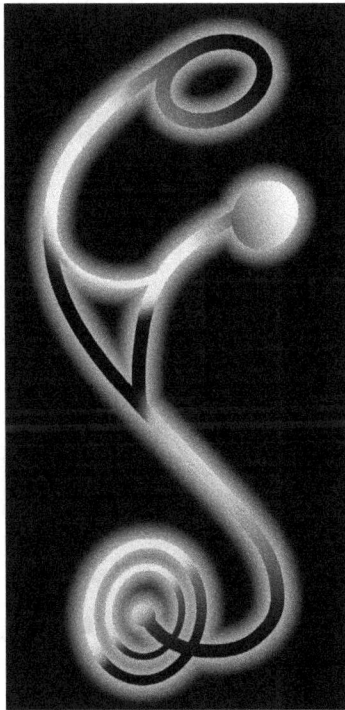

Bác Sĩ Phó Quốc Luận

Bản dịch: Nguyễn Đăng Tiến

Sức Khoẻ và Những Sự Thật Sanh Tử Để Biết và Quảng Bá

Luan Q. Pho, M.D., P.A.
1105 N. Central Expressway, Suite 260
Allen, TX 75013

Bản Quyền

ISBN: 978-0-9837827-5-9

Ấn Bản Thứ Nhất
In ở Hiệp Chủng Quốc

Logo created by: William Owen

Tôi hiến dâng cuốn sách này cho cha tôi.

Tưởng nhớ đến Cheryl,

và lời cám ơn đặc biệt đến các bệnh nhân của tôi,

mẹ tôi,

Young - vợ tôi

cùng ba đứa con gái của chúng tôi –

Catherine, Emily, và Courtney.

Mục Lục

Primum non nocere

Nói chung cuộc, không gây tai hại gì!

Cảm Tạ

Tôi xin cám ơn những cá nhân đã giúp tôi hoàn thành cuốn sách này. Cám ơn Diana đã nhuận bút và các giúp đỡ cho những tiến trình của cuốn sách. Đặt biệt cám ơn Fred, Keith, Joe, và Ali đã bỏ thời gian và những góp ý quý giá. Tôi cũng muốn cám ơn các bệnh nhân đã khiến tôi nâng cao kiến thức để cải thiện sức khoẻ cho họ. Cuối cùng, tôi cám ơn vợ tôi đã khiến mọi chuyện xuông xẻ, và ba đứa con gái đã đem lại niềm vui sướng cùng hạnh phúc cho đời sống chúng tôi.

Cảnh Báo và Miễn Trừ Trách Nhiệm

Những ý tưởng, lý thuyết, khái niệm, các ý kiến và kinh nghiệm nhà thương trình bày trong cuốn sách này chỉ nên được sử dụng cho các mục đích giáo dục, với mong muốn cung cấp một lối nhìn khác về các đề tài đề cập trong ấn phẩm. Những dữ kiện dinh dưỡng được dàn trải để cống hiến các cách sao cho đạt được sức khoẻ và sức sống. Người đọc không nên áp dụng bất kỳ đề nghị nào trong sách mà không tham vấn trước với bác sĩ hoặc những chuyên nghiệp có thẩm quyền khác. Cuốn sách này không có ý định thay thế bất cứ các tư vấn y tế, các chẩn đoán sức khoẻ, các toa thuốc hoặc điều trị bất kỳ căn bệnh, tình huống, bệnh tật hoặc thương tích nào. Sách được bán với sự hiểu biết hoàn toàn là tác giả và nhà xuất bản không cung cấp hay chữa trị y tế, sức khoẻ, hoặc bất kỳ loại dịch vụ cá nhân chuyên nghiệp.

Tác giả và nhà xuất bản đặc biệt từ chối bất cứ và mọi trách nhiệm nào về pháp lý, về mất mát hay nguy cơ, về cá nhân hay các hình thức khác, mà việc sử dụng hoặc ứng dụng bất kỳ nội dung nào của cuốn sách này gây ra hoặc bị cáo buộc một cách trực tiếp hay gián tiếp.

Khi một người quyết tâm tạo ra một cái gì đó,

ông ta thiết lập một thiên đường mới,

vì nó và từ đó

công việc mà ông mong muốn tạo ra

sẽ như tuôn chảy vào bản thân ông ta...

như vậy là

sự bao la của tâm trí con người

to lớn hơn cả trời đất.

- Philipus Aureolus Paracelus

Lời Nói Đầu

Khi viết cuốn sách này, tôi cố gắng làm cho có lý và dễ hiểu cái thế giới chúng ta đang sống. Là một bác sĩ, tôi thấy bệnh nhân ngày ngày khổ lụy vì lối sống riêng tư đã làm suy yếu sức khoẻ của họ. Mặc dù ta đã có những bước tiến lớn trong việc tăng tuổi thọ trung bình, chúng ta đang phải đối mặt với một dịch bệnh của các vấn nạn sức khoẻ liên quan đến béo phì, lối sống ít vận động và sự kém dinh dưỡng. Trong cuốn sách này, tôi sẽ thảo luận về những gì tôi gọi là Vi Mô / Vĩ Mô Rx - Sự sử dụng thuốc bổ và khẩu phần ăn uống lành mạnh hầu giúp ngăn chặn nhiều bệnh tật và các bệnh mãn tính. Tôi viết cho một đối tượng bình dân, do đó, độc giả sẽ có thể sử dụng các dữ kiện để cải thiện sức khoẻ và sức sống của họ. Sự ốm đau của loài người, bệnh tật, những gì có thể làm để ngăn cản, và ngay cả những khám phá cái có thể là nguyên nhân của con bệnh mà hiện tại vẫn chưa được biết, sẽ được thảo luận.

Được đào tạo trong lĩnh vực Y Học Nội Tạng, tôi thấy may mắn đã chọn một chuyên ngành y tế khiến cho tôi có một kiến thức vững chắc làm nền tảng cho khai phá sau này. Tôi khát khao về khoa học và thoải mái nhất với y học, là nghề nghiệp và là kiến thức trụ cột mà tôi nghĩ đến trong hầu hết những giờ thả bộ. Lòng mong muốn học hỏi của tôi tăng tốc sau thời gian nội trú. Khi rảnh, nghe sách và dùng Ipod về các đề tài liên hệ mở rộng phạm vi hiểu biết của tôi. Các đề tài giáo dục cho Ipod đã có sẵn và có thể tải xuống miễn phí từ mạng lưới điện tử. Nghe sách và dùng Ipod hầu như là cửa ngõ chính đem tôi đến một thế giới kỳ diệu mới của dữ kiện, nếu không như thế chắc không thể được vậy.

Tìm thấy những tin tức mới có nhiều dữ kiện, tôi rất phấn khởi khi chủ đề mà tôi vừa mới nghe có liên quan đến sự hiểu biết về y học của tôi. Nghe, thay vì đọc, là cách tôi dùng để học hỏi càng nhiều càng tốt. Thông tin quá tải không bao giờ là một vấn đề. Tôi muốn hấp thụ càng nhiều tin tức càng tốt khi rảnh rỗi. Trong cuốn sách này, tôi kết nối các mảnh tin khác nhau để tạo thành một bức tranh rộng lớn hơn. Điều này sẽ cho phép ta hiểu những điều mà ta mơ hồ vì các móc nối không được tỏ rõ ràng. Tôi cố gắng kết hợp những thông tin từ các lĩnh vực khác nhau của y học để có thể giải thích một cách hợp lý những nguyên nhân của ốm đau và căn bệnh có ảnh hưởng đến nhiều người trong chúng ta.

Một tiền đề mà tôi tin là đúng là với tất cả các thông tin hiện có, ta có thể giải quyết nhiều ẩn số. Những khó khăn trong nhiệm vụ này là thu thập và hiểu nhiều điều khác nhau và đôi khi ngẫu nhiên thoảng qua ta – thí dụ là thông tin quá tải. Có khi những gì tôi tỏ ra đây có thể thực sự tạo nhiều nghi vấn hơn những gì tôi có giải đáp. Tuy nhiên, nêu câu hỏi mới từ bất kỳ cuộc thảo luận nào cũng đều có lợi. Tôi tin rằng luôn có những câu trả lời có thể chấp nhận được cho bất kỳ câu hỏi nào. Không tìm thấy một giải đáp không có nghĩa là nó không tồn tại. Lý do có thể là do không đặt đúng câu hỏi hay không có được mọi dữ kiện bạn cần.

Lời giải đáp cho một nghi vấn có thể đến nếu bạn dành thời gian để suy nghĩ về câu hỏi và tìm kiếm tin tức bổ sung hầu cho câu trả lời trở nên rõ ràng. Khi câu trả lời có được, nó sẽ xuất hiện trong khoảng khắc với một "À há!" Tôi nhớ một trích dẫn mà nhà tâm lý học Wayne Dyer đã nêu ra trong một buổi nói chuyện đầy thuyết phục, câu trích dẫn in trong tôi là:

Nhiệt tình tin tưởng về cái không hiện hữu là ta đã tạo ra nó.

Cái gọi là không hiện hữu vì nó chưa có được đủ ước muốn.

Nikos Kazantzakis

Lời trích dẫn này vẫn còn vang vang trong tôi và là một trong những động lực trong sự cố gắng làm hợp lý hóa sự kiện trên thế giới này.

Các tài liệu trong cuốn sách này được dựa trên những gì tôi đã học được tại không gian và thời điểm này. Nội dung là một "văn bản đang tiến triển." Điều này có nghĩa rằng những thông tin sau đây không vững chắc vì nó chỉ phản ảnh kiến thức của tôi tại thời điểm công bố. Các thông tin có thể thay đổi trong tương lai, đặc biệt là nếu tôi có thể xây dựng được các lý thuyết mới liên hệ đến chủ đề thảo luận trong sách.Văn bản này tìm cách kết hợp những hiểu biết từ công việc của tôi là một bác sĩ và các dữ kiện từ nhiều ngành khác nhau vào chung một khối. Với phương pháp này, tôi hy vọng hình thành một giả thuyết mới để giải thích nhiều ẩn số hiện có để người đọc có thể sử dụng tài liệu hầu đạt được sức khoẻ tối ưu.

Tôi đã làm hết sức để ghi lại và trích dẫn các tài liệu không phải là của riêng tôi. Trong cuốn sách Outliers: The Story of Success – "Bên Cạnh Câu: Chuyện Thành Công," Malcolm Gladwell nói rằng, "Người ta không thăng tiến từ không có gì... Họ nhất định được hưởng những lợi thế ẩn, các cơ hội phi thường, và các di sản văn hóa cho phép họ tìm hiểu, làm việc chăm chỉ, và tạo ý nghĩa về thế giới quanh mình theo cách mà kẻ khác không thể làm." Cuốn sách này phản ảnh khái niệm trên. Với bất kỳ lời khuyên hoặc thông tin, bạn cần quyết định xem chúng có phù hợp với tình trạng cụ thể của bạn hay không. Nghiêm trọng phân tích là một việc khó khăn vì số lượng lớn các dữ kiện bạn nhận được hàng ngày. Tuy nhiên, tôi chân thành mong bạn suy nghĩ cho chính mình. Không chấp nhận bất cứ thông tin nào - kể cả cái của tôi - như là "Chân lý của phúc âm." Hãy tự hỏi từ đâu và làm thế nào họ có tin tức để truyền cho bạn. Hãy thử tìm kiếm và theo dõi các dấu vết của tin tức cho chính mình. Khi làm vậy, bạn có thể khám phá ra nhiều điều rất sáng tỏ.

Ngoài kia có rất nhiều tin tức sai lạc, ngay cả từ giới gọi là chuyên gia. Tôi yêu cầu bạn đọc cuốn sách này với sự soát xét tương tự như tôi đã làm khi nhận bất kỳ thông tin nào. Nói trắng ra và khách quan, các dữ kiện được thảo luận trong sách là của riêng tôi, dựa trên kinh nghiệm điều trị bệnh nhân của tôi. Lý thuyết của tôi đơn giản là - lý thuyết – không được "chứng minh" trong các thử nghiệm y khoa. Bất kỳ thông tin y tế thảo luận tại đây có thể không phù hợp với bạn, và bạn nên luôn luôn tham khảo ý kiến bác sĩ riêng. Thường thường như mọi trường hợp, ý kiến của nhà chuyên môn hoặc chuyên gia sẽ không như nhau vì những khác biệt suy tư trên bất kỳ đề tài nào.

Thầy thuốc chỉ là tôi tớ

chứ không là

chủ của thiên nhiên.

Do đó, bổn phận của y học là làm theo

ý muốn của thiên nhiên.

- Philipus Aureolus Paracelsus

Sự Khám Phá

Tháng 4 ngày 14 năm 2008, là ngày thuộc số phận tôi. Đó là ngày bố tôi qua đời. Ngày đó, tôi không còn có thể giúp ông ngăn chặn các biến chứng của bệnh Parkinson. Để giúp bố, tôi đã học được quá muộn những gì tôi biết bây giờ về sức khoẻ và sự sống. Ông đã không còn thời gian trước khi tôi biết những gì cần để ngăn chặn sự phát triển của bệnh tật và cái chết không biết đến lúc nào. Nhìn lại, tôi đầy hối tiếc và đau buồn. Tôi hy vọng có thêm thời gian. Tôi có thể tạo khác biệt chỉ nếu tôi có thêm thời giờ. Cái chết của cha đánh dấu sự khởi đầu của việc truy lùng giải đáp để cải thiện sức khoẻ gia đình và bệnh nhân của tôi. Chưa đầy hai tháng sau, tôi quyết định bắt đầu viết cuốn sách này.

Tôi nhớ ngày 14 tháng 4 năm 2008, một ngày mùa xuân ấm áp dễ chịu. Tôi tham dự một khóa học chăm sóc vết thương ở Woodlands, một vùng ngoại ô Houston, Texas. Là một chuyên viên nội tạng, tôi quan tâm đến việc chăm sóc vết thương vì cha tôi bị lở loét, một tình trạng phổ biến cho những người nằm liệt giường. Lở loét gây ra bởi một sức ép bất biến đã tác dụng trên da, thường tại mặt xương xẩu của cá nhân, người thiếu khả năng vận động để làm giảm sức nén. Áp lực khiến làn da không chịu được sức ép và vì vậy bị lở loét ra như là một một vết thương ngoài da. Yếu tố nguy cơ chính khiến cá nhân bị lở loét áp lực là tình trạng bất động.

Với chuyên môn về thương tích, tôi thấy và điều trị mọi loại khác nhau của vết thương. Những bệnh nhân tôi điều trị hầu hết là những người có thương tích không thể chữa được. Vết thương có thể thay đổi từ cấp tính đến mãn tính theo thời gian. Hầu hết cá nhân với một vết thương mở sẽ lành mà không bị bất kỳ vấn đề gì. Đây là tiến trình của hầu hết các vết thương - chúng nên phải được lành lặn mà không cần bất kỳ sự quan tâm đặc biệt nào ngoại trừ những chăm sóc thông thường như giữ sạch sẽ và băng nó lại. Tuy nhiên, trong số các bệnh nhân mà tôi thấy ở bệnh viện, có cái gì đó đã không xảy ra đúng như dự định, nếu không vết thương của họ đã có thể được chữa trị. Đây là lúc bắt đầu của sự bí ẩn về tại sao một vết thương không thể được chữa lành.

Việc chính của tôi là xác định một hay nhiều căn nguyên gây ra một vết thương không thể chữa lành và chứ không phải là chữa trị nó. Nếu tôi có thể tìm ra căn nguyên đó, tôi có thể tìm ra cách điều trị thích hợp: vết thương của bệnh nhân tôi sẽ được chữa lành. Tôi sớm phát hiện ra "Có cái gì đó đã không xảy ra đúng như dự định," đó là do phần lớn âm ỉ thiếu chất dinh dưỡng thích đáng. Sự suy dinh dưỡng thường đóng một vai trò quan trọng cho lý do tại sao một vết thương không được lành lặn. Việc chăm sóc vết thương đã cho phép tôi sử dụng kiến thức về dinh dưỡng để giúp chữa trị nó. Chất dinh dưỡng khi được sử dụng trong chăm sóc vết thương và các khía cạnh khác của cuộc sống, đã được chứng minh là quan trọng đối với sức khoẻ. *Qua kinh nghiệm liên hệ đến chăm sóc vết thương và các bệnh khác, tôi bây giờ tin rằng yếu tố nguy cơ đơn lẻ quan trọng nhất cho ốm đau và bệnh tật là sự suy dinh dưỡng.*

Sống sót không giống như sống với dinh dưỡng lành mạnh. Điều này không nên là một bất ngờ cho bất cứ ai, nhưng tôi muốn mang nó tới một bước xa hơn: Tôi tin rằng những ai không có khả năng chữa lành vết thương của họ vì họ thiếu hụt một số dinh dưỡng. Sự rối loạn dinh dưỡng chủ yếu được phân thành hai loại: sự suy dinh dưỡng (hypoalimentation) (suy dinh dưỡng hoặc thiếu các vitamin, khoáng chất hoặc chất vĩ mô dinh dưỡng (macronutrients)) và sự dinh dưỡng quá độ (hyperalimentation) (các rối loạn chẳng hạn như béo phì, gây ra bởi quá nhiều chất vĩ mô dinh dưỡng - ví dụ như carbohydrate, protein, và chất béo / lipid - tiêu thụ hay đúng hơn là dùng quá mức các chất vi mô dinh dưỡng (micronutrient) - thí dụ như thuốc bổ và khoáng chất).

Sự rối loạn dinh dưỡng liên quan đến lượng protein bao gồm tình trạng thiếu protein (kwashiorkor) (một dạng suy dinh dưỡng bắt nguồn từ sự thiếu protein trong khẩu phần ăn uống và chỉ dấu thường là phình bụng), tình trạng suy nhược (marasmus) (cực kỳ gầy mòn và suy dinh dưỡng ở trẻ em), và tình trạng dị hóa (catabolysis) (sự phân hủy chất béo và cơ bắp thịt để sống còn). Mỗi thứ trên đều đại diện cho vấn nạn gia tăng mức độ hiểm nghèo trên sức khoẻ.

Nhìn vào định nghĩa của catabolysis, ta thấy một diễn giải thú vị. Catabolysis là một tiến trình sinh học qua đó cơ thể phá vỡ các mô mỡ và cơ bắp để duy trì sự sống. Catabolysis hoặc sự dị hóa (catabolism) là một loại phá hoại của tiến trình trao đổi chất (metabolism). Nó xảy ra khi bạn không cung cấp cho cơ thể các nguồn dinh dưỡng cần thiết từ các protein, carbohydrate, chất béo, và nó là loại nghiêm trọng nhất của sự suy dinh dưỡng. Điều này đặc biệt thú vị vì tiến trình dị hóa tương tự như tiến trình hóa thân (autophagy) của tế bào chết (tế bào tự tiêu hóa nhau). Mất cơ, mô dưới da và chất béo nghe rất giống như etiology – căn nguyên (nguyên nhân hay nguồn gốc) sau vỏ bọc plastic (saran-wrap), da mỏng như giấy của người cao tuổi khổ vì bệnh rách da.

Đối với tôi, hiểu biết những "có thể là" hậu quả của suy dinh dưỡng đã như là ai đó bật đèn sáng trong đầu đầy bóng tối và nhầm lẫn của tôi. Tôi có thể đã nghe các thông tin ấy hàng năm trước trong lớp sinh học ở đại học hoặc trường y, nhưng tôi đã không thấy được tầm quan trọng của chúng.

Tiền đề tổng quát có thể cho một sức khoẻ tốt nhất là bạn cung cấp hàng ngày cho cơ thể bạn một liều lượng đúng của tất cả các vi mô và vĩ mô dinh dưỡng, cơ thể bạn sẽ sử dụng các chất dinh dưỡng ấy một cách hiệu quả và bạn sẽ được khoẻ mạnh. Khái niệm này nói cho đơn giản là cung cấp đúng theo nhu cầu. Liều lượng chính xác cho hầu hết các vi mô và vĩ mô dinh dưỡng cần thiết hàng ngày thì chưa rõ hoặc chưa được xác định, bởi vì ta vẫn còn nghĩ về dinh dưỡng như các loại thực phẩm và suất ăn (serving sizes). Dinh dưỡng tối ưu không phải là khẩu phần ăn ít chất béo so với khẩu phần ăn ít đường (carbohydrate). Dinh dưỡng tối ưu là có được các vi mô và vĩ mô dinh dưỡng mà cơ thể yêu cầu để đạt được sức khoẻ tối hảo. Cân bằng và điều độ là chìa khóa. Nhưng làm sao để thường đạt được điều này?

thức ăn. Lòng mong muốn có thức ăn rẻ tiền và ngon miệng là một sản phẩm của nền văn minh hiện đại. Lý do bạn và tôi ăn hàng ngày là để có thể sống. Tôi nói, "ăn" nhưng trong thực tế, nó là cả ăn lẫn uống nước. Cho đơn giản, từ bây giờ khi nói "ăn," tôi cũng ngụ ý "uống" (nước). Ăn và vì vậy bạn sẽ sống là một khái niệm đơn giản. Nó quá giản đơn để tôi tin rằng những ai nào biết điều cũng đồng ý. Tuy nhiên, đối với những kẻ nghi ngờ được biết là kẻ hít thở (breatharians), tôi có thể đoan chắc rằng nếu bạn ngừng ăn bạn chắc chắn sẽ bị diệt vong.

Bây giờ chúng ta hãy kiểm tra chính xác những gì bạn đang ăn để sống. Đa số các loại thực phẩm được đóng gói và xử lý hoặc đã mất đi hầu hết các giá trị dinh dưỡng. Chúng bây giờ lại có thêm nhiều gia vị và hóa chất. Vì vậy, sự lựa chọn thực phẩm được dựa trên tính sẵn sàng, thuận tiện, và giá cả (không nhất thiết phải theo thứ tự như trên).

Cơ thể bạn nhận được năng lượng và chất dinh dưỡng từ thực phẩm bạn ăn để bạn có thể hoạt động bình thường. Nhưng để được khoẻ mạnh, những năng lượng cũng phải có mọi chất dinh dưỡng thiết yếu cần cho cơ thể bạn có thể sử dụng chúng để hoạt động ở trạng thái tốt nhất. Điểm thiết yếu này khó có thể được nhấn mạnh đầy đủ. Ngoài ra, ta cũng phải tiêu thụ chất dinh dưỡng cần thiết theo đúng liều lượng mỗi ngày. Ăn bất cứ thực phẩm nào hoặc một kết hợp của chúng không đảm bảo là các chất dinh dưỡng cần thiết hiện hữu và được tiêu thụ với liều lượng đầy đủ cho sức khoẻ. *Sự thiếu số lượng thích hợp của bất kỳ chất dinh dưỡng cần thiết trong thực phẩm bạn tiêu thụ sẽ có tác dụng quan trọng cho sức khoẻ trong cuộc sống của bạn.*

Có thể bạn đã nghe "Bạn là những gì bạn ăn" được lập đi lập lại từ song thân, và đã quá nhiều lần hơn

Sự Thật #1

Bạn Chính Là Những Gì Bạn Ăn

Bạn là những gì bạn ăn. Đúng đấy. Tin tôi đi, điều đơn giản này là bí quyết để có *sức khoẻ và sức sống.* Năng lực tiềm ẩn trong lời này là Chén Thánh (Holy Grail) của sức khoẻ và sự cường tráng, nếu bạn chấp nhận.

Tôi vừa tỏ với bạn bí quyết để có sức khoẻ tối ưu tại chương đầu của cuốn sách này. Tại sao tôi chọn làm vậy? Tôi có thể giữ kín nó cho mãi sau này. Nhưng mục tiêu của tôi là cung cấp cho bạn những giải đáp của nhiều nghi vân về sức khoẻ và sức sống như tôi có thể làm và càng sớm càng tốt.

Thực ra câu nói nổi tiếng này quả là quá phổ biến để là một bí mật. Bạn có thể hỏi, "Sao mà cái quá hiển nhiên như vậy lại có thể thực sự là bí mật của sức khoẻ và sức sống?" Lý do là hầu hết các bạn đều biết rất nhiều về các giải pháp cho sức khoẻ của bạn hơn bạn muốn thực sự thừa nhận. Bạn có thể biết cái gì cần để được khoẻ mạnh, nhưng biết các thông tin và thực sự sử dụng chúng là hai việc khác nhau. Tôi muốn thuyết phục bạn tạo những thay đổi cần thiết để cải thiện sức khoẻ và sức sống của bạn. Làm thế nào để tôi thành công tôi làm phụ thuộc vào khẩu phần ăn uống và lòng mong muốn cải thiện sức khoẻ và sức sống của bạn.

Việc tiên khởi là tôi giúp bạn hiểu thực phẩm tiêu thụ hàng ngày sẽ quyết định sức khoẻ của bạn hôm nay và nay mai. Hầu hết chúng ta không biết thức ăn đến từ nơi đâu ngoại trừ từ cửa hàng tạp hóa. Khi mua nó, ta chỉ đơn giản là ăn nó, chủ yếu cho hương vị và thậm chí không màng đến tác dụng của nó lên bản thân. Sự đa dạng đáng kinh ngạc, sự phong phú, và tiện lợi của thức ăn có sẵn cho ta chọn lựa đã làm mất đi cái khái niệm cơ bản của tại sao chúng ta ăn. Ta đã đi từ ăn cho sự sống còn đến chỉ quan tâm trên hương vị của thức ăn. Lòng mong muốn có thức ăn rẻ tiền và ngon miệng là một sản phẩm của nền văn minh hiện đại. Lý do bạn và tôi ăn hàng ngày là để có thể sống. Tôi nói, "ăn" nhưng trong thực tế, nó là cả ăn lẫn uống nước. Cho đơn giản, từ bây giờ khi nói "ăn," tôi cũng ngụ ý "uống" (nước). Ăn và vì vậy bạn sẽ sống là một khái niệm đơn giản. Nó quá giản đơn để tôi tin rằng những ai nào biết điều cũng đồng ý. Tuy nhiên, đối với những kẻ nghi ngờ được biết là kẻ hít thở (breatharians), tôi có thể đoan chắc rằng nếu bạn ngừng ăn bạn chắc chắn sẽ bị diệt vong.

Bây giờ chúng ta hãy kiểm tra chính xác những gì bạn đang ăn để sống. Đa số các loại thực phẩm được đóng gói và xử lý hoặc đã mất đi hầu hết các giá trị dinh dưỡng. Chúng bây giờ lại có thêm nhiều gia vị và hóa chất. Vì vậy, sự lựa chọn thực phẩm được dựa trên tính sẵn sàng, thuận tiện, và giá cả (không nhất thiết phải theo thứ tự như trên).

Cơ thể bạn nhận được năng lượng và chất dinh dưỡng từ thực phẩm bạn ăn để bạn có thể hoạt động bình thường. Nhưng để được khoẻ mạnh, những năng lượng cũng phải có mọi chất dinh dưỡng thiết yếu cần cho cơ thể bạn có thể sử dụng chúng để hoạt động ở trạng thái tốt nhất. Điểm thiết yếu này khó có thể được nhấn mạnh đầy đủ. Ngoài ra, ta cũng phải tiêu thụ chất dinh dưỡng cần thiết theo đúng liều lượng mỗi ngày. Ăn bất cứ thực phẩm nào hoặc một kết hợp của chúng không đảm bảo là các chất dinh dưỡng cần thiết hiện hữu và được tiêu thụ với liều lượng đầy đủ cho sức khoẻ. *Sự thiếu số lượng thích hợp của bất kỳ chất dinh dưỡng cần thiết trong thực phẩm bạn tiêu thụ sẽ có tác dụng quan trọng cho sức khoẻ trong cuộc sống của bạn.*

Có thể bạn đã nghe "Bạn là những gì bạn ăn" được lập đi lập lại từ song thân, và đã quá nhiều lần hơn ý bạn muốn. Tuy nhiên, bạn đã bao giờ thực sự hiểu nó chưa? Thật là mỉa mai khi một tuyên bố đơn giản lại nắm giữ cái chìa khóa cho sức khoẻ lẫn sức sống hoặc cho ốm đau lẫn bệnh tật. Nếu bạn luôn luôn có thể cung cấp cho cơ thể bạn tất cả các chất dinh dưỡng cần thiết với liều lượng thích hợp - và nếu bạn tập thể dục thường xuyên - bạn gần như chắc chắn sẽ được khoẻ mạnh. Nếu bạn không có thì giờ quan tâm đến những gì bạn đang ăn và chỉ ăn những gì hợp khẩu vị, sức khoẻ bạn chắc chắn sẽ suy giảm theo thời gian. Chắc chắn là tôi không hiểu điều này cho đến thời điểm sau cái chết của cha tôi.

Tôi không bao giờ thực sự nghĩ nhiều đến những gì thực sự đã khiến ta được khoẻ mạnh. Dường như cuộc sống ta trôi đi trong một trật tự, và thật vậy với một kiểu cách mà cuối cùng ta không thể kiểm soát được. Sinh ra, già đi, rồi chết. Từ khi sinh ra đến khi chết, bạn ăn để sống. Mặc dù vậy, tiềm năng tăng cường sức khoẻ và chữa bệnh của thực phẩm không được đánh giá cao. Thời gian tốt nhất để tối đa hóa sức khoẻ và sức sống là khi bạn còn trẻ, nhưng khi còn trẻ, bạn thường coi nhiều thứ như hiển nhiên, đặc biệt là sức khoẻ của bạn. Chỉ có kiến thức đến từ tuổi đời mới nhận được ra là sức khoẻ tối ưu không phải là một bảo đảm và cũng không đời đời. Tôi kinh ngạc là tại sao đã khiến ta quá lâu để nhận ra cái kiến thức đơn giản này, cái kiến thức có ảnh hưởng lớn đến sức khoẻ và sức sống của chúng ta.

Ta vẫn chưa thấu đáo cái sự thật nổi bật là những gì ăn hàng ngày sẽ ảnh hưởng đến sức khoẻ ngắn hạn và dài hạn của ta. Hiện thời ta có bệnh dịch song sinh của bệnh béo phì và đái tháo đường loại 2 ở Hoa Kỳ, và càng có nhiều người sống lâu hơn với tình trạng mãn tính ấy. Nếu ta biết rằng thực phẩm ăn hàng ngày là giải đáp cho sức khoẻ hoặc bệnh tật, các bệnh này có thể không xảy ra. Trong những trang sau đây, tôi sẽ cố gắng khai mở cái mãnh lực tiềm ẩn trong thực phẩm. Tôi sẽ chỉ bạn làm thế nào để gặt hái cái sức mạnh của dinh dưỡng.

Bạn có thể đạt được sức khoẻ và sức sống bằng cách ăn những thức ăn có chất dinh dưỡng mà cơ thể của bạn thực sự cần. Thay vì ăn các loại thực phẩm chỉ để thỏa mãn đói và cổ họng, tiêu thụ thức ăn có chất dinh dưỡng nên là mục tiêu của bạn. Hãy tự hỏi là bạn đang làm như vậy hay không. Bạn có thể đạt được điều này bằng cách ăn các loại thực phẩm đúng mục đích và bằng cách thu thập bất kỳ những chất dinh dưỡng cần thiết còn lại qua các chất bổ xung. Sự bổ sung là một cách tốt để có được các chất dinh dưỡng cần thiết không có sẵn trong thực phẩm tự nhiên.

Điều này nêu ra là mục tiêu sức khoẻ của bạn tùy thuộc vào chính bạn. Nếu bạn muốn được khoẻ mạnh và sống một cuộc đời phi bệnh như có thể, thì hãy ăn đúng các loại thực phẩm. Nếu sức khoẻ không phải là ưu tiên chính và bạn muốn tiếp tục làm những gì bạn thích, hãy cho tôi biết khi bạn sẵn sàng. Tôi vẫn có thể giúp đỡ. Nhưng hãy nhớ là sau nhiều năm với một lối sống không lành mạnh, quả là có khó khăn hơn và thậm chí có thể không thể đạt được sức khoẻ tối ưu.

Không có mục tiêu đúng trong đầu là lý do hầu hết chúng ta không quan tâm nhiều đến những gì ta ăn. Chỉ cần nghĩ về nó. Bất cứ ai cũng có thể cải thiện sức khoẻ của mình, không phân biệt tuổi tác, nhưng điều này đòi hỏi một số nỗ lực một khi bạn hiểu về dinh dưỡng. Sức khoẻ, tại bất kỳ một thời điểm nào, phản ánh những quyết định trước đó liên quan đến thức ăn bạn chọn để ăn, thậm chí hàng thập niên trước. Nghiên cứu gần đây cho biết rằng mức độ gầy của ai đó khi còn thanh niên ảnh hưởng đến y ta có bị bệnh tim hay không 20 năm sau đó.

Thuốc thang không những là
một khoa học, mà cũng là
một nghệ thuật.
Nó không bao gồm bởi
những viên hợp chất và lớp vỏ bọc quanh;
Nó quan hệ đến
chính tiến trình của cuộc sống,
mà phải
được hiểu rõ
trước khi
được hướng dẫn xử dụng.

- Philipus Aureolus Paracelsus

Báo Cáo Riêng: Đảo Ngược Tiểu Đường Loại 2 Qua Trị Liệu Vitamin D

Trong khoa học, phương pháp khoa học là cách bạn sử dụng để kiểm tra bất kỳ giả thuyết hay lý thuyết nào. Trong y học, thử nghiệm y tế được dùng để kiểm tra chúng. Bất cứ ai cũng có thể có một lý thuyết, nhưng những gì xác định là nó đúng hay không khi nó có thể được tái tạo bởi những người khác và có kết quả như nhau cho mỗi lần thử. Các chủ đề mà tôi thảo luận dưới đây có thể là thực tế hoặc là lý thuyết đơn giản cần được kiểm tra bởi người khác trước khi được chấp nhận. Tuy nhiên, kinh nghiệm bệnh viện của tôi với các kết quả trong điều trị bệnh nhân thiếu hụt vitamin D và tyrosine là giống như cái có thể được gọi là một phép lạ.

Tôi có bằng chứng bệnh xá, ví dụ, thiếu hụt vitamin D là một nguyên nhân áp đảo gây bệnh tiểu đường. Cái mảnh đầu tiên của bằng chứng là sự gia tăng phổ biến của thiếu hụt vitamin D trong số những người bị bệnh tiểu đường - một liên đới, chắc vậy, nhưng là một liên hệ vững chắc. Trên thực tế, tôi đã tìm thấy rằng tất cả các bệnh nhân tiểu đường của tôi đều thiếu vitamin D. Tất nhiên, sự gia tăng phổ biến của thiếu hụt vitamin D ở những người bị bệnh tiểu đường không thiết lập một nguyên nhân trực tiếp và mối quan hệ có hiệu lực, trừ khi điều trị tình trạng thiếu hụt vitamin D có thể làm thay đổi sự kiểm soát chất đường trong máu của bệnh tiểu đường. Trên thực tế, đó là những gì tôi đã thấy khi tôi bắt đầu điều trị thiếu hụt vitamin D cho các bệnh nhân bị tiểu đường.

Qua các bệnh nhân này, tôi thấy là điều trị thiếu hụt vitamin D cải thiện sự kiểm soát chất đường trong máu của họ. Bằng chứng mà tôi cho rằng vitamin D là căn nguyên trực tiếp gây bệnh tiểu đường so với một liên hợp gây bệnh là từ các bệnh nhân chắc chắn bị tiểu đường, những người này không còn phải uống thuốc trị bệnh tiểu đường hoặc bệnh họ suy giảm chỉ qua điều trị sự thiếu hụt vitamin D.

Chẩn đoán bệnh tiểu đường được thực hiện theo một số cách khác nhau. Một cách là coi độ đường trong máu chắc chắn cao hơn 126 mg / dl qua hai lần khám riêng biệt. Một cách khác là coi chất sắt (hemoglobin A1C (HgA1c)) trong máu cao hơn 6.5. Chất sắt (HgA1c) của cá nhân là một chỉ số liên quan với mật độ trung bình của đường trong máu qua ba tháng. Việc quản lý bệnh tiểu đường dựa trên việc hạ thấp chất đường xuống tới mức độ bình thường nếu có thể, hay hạ độ sắt xuống thấp hơn 6.5 hoặc ít nhất 7.

Có nhiều cách khác nhau để kiểm soát tốt hơn độ đường máu. Nền tảng của bệnh tiểu đường là thay đổi lối sống. Tuy nhiên, phương pháp này thường không đáng tin cậy vì nó đầy rẫy sự tuân thủ. Phương pháp dược lý để kiểm soát lượng đường trong máu là uống thuốc tiểu đường uống hoặc kích thích tố cho hạ đường (insulin). Insulin là thuốc được lựa chọn cho tiểu đường với chất sắt không kiểm soát được hoặc có mật độ lớn hơn 11. Lý do mà Insulin được sử dụng ở bệnh nhân tiểu đường với chất sắt bằng hoặc cao hơn 11 là vì chuyện hạ thấp độ sắt xuống thấp hơn 7 mà không dùng insulin chưa từng được ghi nhận.

Trong những tình huống khi insulin không được hiệu quả hoặc bị cơ thể từ chối, thì uống thuốc hạ đường trong máu là một lựa chọn. Có rất nhiều loại thuốc khác nhau và đều có hiệu quả trong việc giảm đường. Hiệu quả của mỗi loại thuốc có thay đổi. Nhưng nói một cách tổng quát, các thuốc tiểu đường khi dược sử dụng chung với nhau chỉ có thể giảm chất sắt không nhiều hơn 2 và có thể là 3 độ. Ví dụ, chất sắt có độ 10 có thể được hạ xuống đến 7 hoặc 8 khi dùng những loại thuốc tiểu đường cùng với nhau.

Sự giảm độ sắt hơn 5 điểm không được ghi nhận trong bất cứ tài liệu nào khi sử dụng chỉ thuốc tiểu đường. Nhưng, đoán xem: tôi có hai bệnh nhân tiểu đường có độ sắt giảm hơn 6 điểm, (từ hơn 12 tới ít hơn 6) khi chỉ dùng một loại thuốc tiểu đường. Một đồng nghiệp chuyên khoa nội tiết đã trình làng một bệnh nhân của tôi như là một phô trương tại cuộc họp hàng năm của Hiệp Hội Chuyên KhoaNội Tiết Hoa Kỳ tại thành phố Hoa Thịnh Đốn năm 2009! Nhưng làm thế nào để điều này có thể xảy ra khi tôi vừa nói là không thể giảm độ sắt xuống nhiều hơn 3 điểm khi sử dụng cùng với nhau bất kỳ loại thuốc tiểu đường nào?

Chuyện này đã có thể vì trong cả hai bệnh nhân bị tiểu đường, tôi nhận ra sự thiếu hụt vitamin D và tiềm năng của điều này trong việc gây ra bệnh tiểu đường. Bằng cách tích cực điều trị sự thiếu hụt vitamin D, tôi đã tin rằng trạng thái kháng insulin của họ bị xoay chuyển đủ để đảo ngược bệnh tiểu đường. Nếu bạn vẫn nghi ngờ rằng thiếu hụt vitamin D thực sự gây ra bệnh tiểu đường, thì giải thích ra sao trường hợp của bệnh nhân thứ ba, người mới bị tiểu đường? Bệnh nhân này có độ sắt ban đầu là 11. Ông cũng thiếu hụt vitamin D. Sau khi nghe những kinh nghiệm tôi tỏ về sự thiếu vitamin D nơi bệnh nhân bị tiểu đường và thảo luận về các phương án điều trị, ông chọn cách không uống bất cứ thuốc tiểu đường nào, nhưng thử cách thay đổi lối sống và điều trị vấn nạn vitamin D của mình. Ngoài ra, ông đã dự định giám sát lượng độ đường qua lấy máu từ ngón tay và theo dõi nếu có vấn đề phát sinh. Sau tám tháng, thử máu cho biết độ sắt của ông đã, đáng ngạc nhiên, được bình thường từ 11 đến 5,5 mà không cần dùng bất kỳ loại thuốc tiểu đường nào. Một lần nữa, làm thế nào là điều này có thể xảy ra? Có lẽ là vì trong khoảng tám tháng sự thiếu hụt vitamin D của ông đã được điều trị.

Bệnh nhân này đã không uống bất cứ loại thuốc tiểu đường nào. Chỉ với một khẩu phần ăn uống thấp chất đường và tăng chất đạm và chữa trị thiếu hụt vitamin D, độ sắt và độ đường trong máu của ông đã được bình thường. Nếu ông chỉ thay đổi lối sống mà không điều trị thiếu hụt vitamin D, tôi nghi ngờ là lượng đường trong máu của ông sẽ có thể được trở lại bình thường. Tôi tin rằng chất "thuộc tiến hóa, bởi thiết kế, và năng động" 1-25-OH của vitamin D đóng một vai trò đặc biệt trong việc điều hòa gen hầu đặc biệt kiểm soát sự chuyển hóa của đường. Khi thiếu vitamin D, vai trò chuyển hóa đường của chất năng động 1-25-OH trong vitamin D bị cản trở và trở thành như là chất "kháng insulin."

Phương pháp mà tôi cố gắng làm cho rõ nghĩa cái thế giới của y học là từ một phương pháp của toàn diện (holistic approach). Qua tự điển trực tuyến Merriam-Webster, định nghĩa của toàn diện là: liên quan đến hoặc chú ý đến cái tổng thể hoặc đến cái hệ thống hoàn chỉnh hơn là phân tích, điều trị, hoặc tách rời ra thành từng phần; Y khoa toàn diện cố gắng điều trị cả tâm trí và lẫn cơ thể. Phương pháp tổng thể hoặc phòng ngừa thực sự là cách cung cấp giải đáp cho sức khoẻ và sức sống. Điều thực sự suy nghĩ một cách toàn diện hay phòng ngừa sẽ loại bất kỳ các thiên vị cá nhân, tài chính, chính trị ra khỏi một giải pháp. Có một chương trình đầy tính riêng tư, tài chính hay chính trị thường tạo mây mù cho sự phán xét và khả năng nhìn thấy thực trạng đằng sau sự thật.

Tôi tin rằng khoa học của y học là một tầm nhìn giản đơn (reductionist view). Y khoa tìm kiếm giải đáp cho các nguyên nhân gây bệnh và bệnh tật của con người dưới một tầm nhìn đơn giản mà không phải từ một tầm nhìn toàn diện. Điều này có chứng cớ qua nhiều đặc sản y tế khác nhau hiện có ngày nay. Làm sao mà loại quan điểm giản đơn này lại có thể cung cấp giải đáp cho bệnh tật hay dịch bệnh đang đòi hỏi phải có một cái nhìn rộng hơn? Thông thường, bệnh tật và bệnh dịch được quản lý theo triệu chứng, vì nguồn gốc của chúng chưa được biết. Bệnh tật và dịch bệnh có thể xảy ra tại địa phương hoặc cả hệ thống, nhưng để hiểu được căn nguyên của chúng, bạn cần phải suy nghĩ toàn diện. Tôi tin rằng phương pháp tốt nhất của y học là ai đó áp dụng một phương cách toàn diện từ các cá nhân có kiến thức của lối giản đơn.

Với số lượng to lớn các kiến thức y học đang tồn tại, không ai có thể biết được tất cả. Nhìn một cách tổng thể lên thế giới của y học, tôi hy vọng sẽ mở rộng phạm vi kiến thức và cung cấp nhiều giải đáp hơn những cái đã được biết đến tại thời điểm này.

Nghệ thuật chữa bệnh đến từ thiên nhiên,
không phải từ thầy thuốc.

Vì vậy, thầy thuốc phải bắt đầu từ thiên nhiên,
với một tâm trí cởi mở.

- Philipus Aureolus Paracelsus

Sự Thật #2

Phòng Ngừa: Tại Sao Nó Quan Trọng Cho Sức Khoẻ Bạn?

Sự mong muốn sống khoẻ mạnh và dài lâu là lý do tôi tìm kiếm chìa khóa cho sự khoẻ mạnh và sống còn. Là con trai của một người cha đã chết vì bệnh Parkinson, tôi đã chứng kiến rất nhiều những khó khăn đi kèm theo một bệnh mãn tính. Tôi đã có kinh nghiệm về bất lực và tuyệt vọng khi nhìn cha và một số bệnh nhân của tôi chết. Trong những năm cha mang bệnh Parkinson, tôi đã không thể làm chậm lại sự phát triển của căn bệnh ông ta. Tôi đã chứng kiến một cách vô phương giúp đỡ khi sức khoẻ ông suy giảm từ một biến chứng này đến biến chứng khác.

Chính là trong những ngày cuối chứng kiến sự đau khổ của cha mà tôi đã tự cam kết khám phá ra một hoặc nhiều nguyên nhân gây ra bệnh Parkinson. Ít nhất, tôi cảm thấy là tôi có thể thử làm. Nếu cuối cùng không tìm thấy nguyên nhân gây ra bệnh Parkinson, thì sau đó tôi sẽ cố gắng tìm mọi cách để làm chậm đi sự phát triển của nó. Đối mặt với sự đau khổ và kết cục là cái chết của cha, sự tử vong của riêng mình và của những người thân yêu khác đã trở thành thực tế. Tôi tự hỏi nếu tôi cũng mang bệnh Parkinson, và nếu như vậy, có thể tôi chữa trị được nó hay không? Hay tốt hơn nữa, có thể phòng ngừa nó xảy ra lên bản thân tôi hay không? Hay là tôi cũng lại bất lực đối đầu với căn bệnh tương tự và khổ đau mà tôi đã chứng kiến nơi cha tôi?

Các mục tiêu cố gắng khám phá ra một hay nhiều căn nguyên gây ra bệnh Parkinson có vẻ như là một nhiệm vụ không thể vượt qua. Tuy nhiên, đó là một mục tiêu mà tôi đã tự tin là có thể đạt được. Tôi cảm thấy câu trả lời cho những gì gây ra bệnh Parkinson ở trong tầm tay, bởi vì luôn luôn có một nguyên nhân và hậu quả xẩy ra cho mọi thứ trên thế giới này. Bệnh Parkinson là hậu quả. Những gì tôi phải khám phá là nguyên nhân. Tôi nhận ra rằng nhiều người khác đã cố gắng và vẫn đang cố gắng để đạt được mục tiêu này. Như vậy, tại sao tôi cảm thấy rằng tôi lại có thể cố gắng thậm chí tìm một giải đáp hiện không tồn tại? Lý do là sự tử vong của chính mình trở thành một nghi vấn khi phải đối mặt với cái chết của người thân.

Nếu muốn làm chậm đi sự tàn phá của bệnh Parkinson, tôi cảm thấy là câu trả lời sẽ không thể được tìm thấy bằng cách cố gắng xác định căn nguyên trực tiếp. Một cách để tìm ra nguyên nhân cho bệnh Parkinson, hoặc bất kỳ bệnh nào, là khám phá ra làm sao để sống cho không mang bệnh mãn tính. *Đau ốm và bệnh tật là thái cực kia của sức khoẻ và sức sống.* Vì vậy, cách để khám phá ra căn nguyên của đau ốm và bệnh tật là tìm giải đáp cho sức khoẻ và sức sống.

Ưu điểm của phương pháp này là vô tận. Mở được chìa khóa cho sức khoẻ sẽ không những chỉ giúp tôi, mà còn cho gia đình và bệnh nhân của tôi. Sau cái chết của cha, cái ý nghĩ thoáng qua tâm trí là một ai khác trong gia đình, có lẽ ngay cả tôi hay con gái tôi, có thể bị Parkinson. Đó là số phận tôi rất muốn tránh. Niềm sợ hãi này đã tăng cường lòng mong muốn thực hiện lời hứa với cha: tìm ra nguyên nhân của bệnh Parkinson.

Tìm căn nguyên một căn bệnh đáng sợ: có cái gì nào khác có thể là một mục tiêu tốt hơn? Khi làm việc này, tôi có thể giúp bệnh nhân tôi, gia đình tôi và chính bản thân mình. Đây thực sự là một tình huống có lợi cho tất cả mọi người. Kế hoạch của tôi rất đơn giản và dễ hiểu. Áp dụng những kiến thức mà tôi đã có vào những dữ kiện tôi cần phải học. Từ đó, tôi phải đưa ra giải đáp cho câu hỏi như làm sao một cá nhân có thể đạt được sức khoẻ tối ưu và sức sống. Tôi bắt đầu nhiệm vụ bằng cách tập trung nghiên cứu bệnh Parkinson, đặc biệt về những chi tiết đã được tìm thấy mà không được coi là bình thường. Bằng cách nối kết giữa những gì tôi đã học và đã biết, câu trả lời sẽ trở nên rõ ràng, tôi hy vọng vậy.

Tôi dành thời gian để suy nghĩ về bức tranh tổng diện của sức khoẻ và bệnh tật. Đối với tôi, sự thách thức là không những chỉ hiểu về sự khoẻ mạnh mà còn các sự kiện dẫn đến trạng thái đó. Là một y sĩ nội tạng, tôi được đào tạo để chẩn đoán ốm đau và bệnh tật thông qua các dấu hiệu và triệu chứng. Ví dụ, bệnh nhân thường đi khám bệnh (hoặc bác sĩ nói, "kê khai (present)") với một than phiền chủ yếu, đó là một dấu hiệu hoặc triệu chứng của ốm đau hoặc bệnh. Từ những chi tiết này, tôi phải tìm ra cách chẩn đoán có khả năng tốt nhất để giải thích chúng. Dấu hiệu và triệu chứng nào mà được y tế mô tả bằng ngôn từ chính là sự chuẩn đoán. Một khi chẩn đoán được xác định, tôi có thể kê toa hoặc không với một loại thuốc. Các toa thuốc là một phép lạ của nền y tế hiện tại, khi chúng thường làm đỡ đau hoặc giảm bớt triệu chứng.

Không thể phủ nhận lợi ích của toa thuốc. Thuốc là một thứ ta đều muốn có sẵn khi bị bệnh. Tuy nhiên, sử dụng thuốc theo toa có thể không chữa được nguyên nhân ẩn dụ trong bệnh bạn. Những giải đáp thực sự cho các căn nguyên gốc rễ của hầu hết các bệnh đều tương tự như là chìa khóa cho sức khoẻ tốt. Điều trị triệu chứng của bệnh không phải là điều trị cái nguyên nhân gốc rễ mà chỉ là điều trị dấu hiệu của nó. Cách tiếp cận này cũng tương tự như dán băng lên một vết cắt. Băng sẽ làm ngừng chảy máu nhưng không thể ngăn chặn vết cắt xảy ra một lần nữa.

Hãy nhìn xem y học định nghĩa y tế dự phòng ra sao. Bản hướng dẫn về dịch vụ y tế dự phòng của nhóm dịch vụ phòng ngừa Hoa Kỳ xác định phòng ngừa tiên khởi là các đo lường được cung cấp cho cá nhân để ngăn chặn sự khởi đầu của một tình huống đang được chú tâm. Sự phòng ngừa tiên khởi -- bao gồm chủng ngừa và giáo dục sức khoẻ - có nghĩa là để giúp bạn tránh một căn bệnh nào đó hoặc bệnh dịch. Tiên khởi phòng ngừa thành công trong việc giúp tránh hoặc làm giảm bớt đau đớn và chi phí cùng gánh nặng liên hệ đến căn bệnh; thực ra, nó là hình thức hiệu quả nhất về chi phí của sự chăm sóc sức khoẻ.

Phòng ngừa cấp hai là các hoạt động xác định và điều trị cá nhân đang bị nguy cơ, người không có triệu chứng bị bệnh để từ đó ngăn ngừa ốm đau hay bệnh tật xảy ra nơi họ. Hình thức này của phòng ngừa chú tâm đến những ai đã bị bệnh chưa được phát hiện trong bệnh xá hoặc có các yếu tố nguy cơ nhưng chưa có trạng thái y khoa rõ ràng. Những hoạt động này tập trung vào phát hiện sớm các bệnh không có triệu chứng, loại bệnh này có nguy cơ đáng kể cho những hậu quả tiêu cực nếu không được điều trị.

Các biện pháp phòng ngừa cấp hai tác dụng tốt nhất khi có một độ trễ thời gian đáng kể cho các bệnh đang được chuẩn đoán. Ví dụ như những kiểm tra cho độ mỡ máu cao, huyết áp cao, và ung thư vú. Khi được phát hiện sớm, sự phát triển tự nhiên của bệnh tật và ảnh hưởng của nó theo thời gian được thay đổi để giảm thiểu sự đau khổ và tối đa hóa sức khoẻ.

Phòng ngừa cấp ba liên đới đến việc chăm sóc cho các cá nhân đã bị bệnh. Loại phòng ngừa này cố gắng khôi phục lại chức năng, làm giảm các tác động tiêu cực của bệnh, và ngăn ngừa các biến chứng liên quan đến bệnh. Một khi bệnh đã hiện hữu, các hoạt động phòng ngừa tiên khởi mất hiệu lực hay ngay cả không thành công khi được thử nghiệm. Thực ra, phòng ngừa cấp ba được đặt nhầm tên vì nó không thực sự ngăn ngừa bệnh.

Mối quan hệ của dấu hiệu và triệu chứng và chúng có liên quan đến các chẩn đoán khác ra sao thường không được quan tâm một khi bất kỳ một chẩn đoán nào được thực hiện. Khi một chẩn đoán được thực hiện từ một tập hợp các dấu hiệu, triệu chứng, quan sát thể chất hoặc các xét nghiệm máu, cái phạm vi kiến thức trở thành nhỏ hẹp hơn. Quan tâm về sức khoẻ của tôi không phải là để điều trị các dấu hiệu, triệu chứng, hoặc phát hiện thể chất. Quan tâm của tôi là xác định nguyên nhân gốc rễ của bệnh hoặc những trạng thái bệnh. Điều này sẽ cho phép tôi thực hành tốt hơn cho việc phòng ngừa y khoa.

Ngăn ngừa ốm đau hay bệnh xảy ra - hoặc phòng ngừa tiên khởi - là một mục tiêu chuyên nghiệp của tôi khi bắt đầu hành nghề y sĩ. Hiện nay, tôi biết không có gì hiện hữu có thể ngăn chặn sự phát triển của bệnh Parkinson. Tôi muốn đi tìm cái "không hiện hữu." Điều này sẽ cho phép tôi thực sự thực hành y tế dự phòng.

Y tế dự phòng không phải là một trong những thế mạnh của y học theo cách chạy chữa đối chứng cổ truyền (traditional allopathic medicine). Tôi nói điều này không phải là một lời chỉ trích cái hệ thống mà tôi là một nhân tố, nhưng là một quan sát như tôi thấy y khoa tồn tại ngày hôm nay ra sao. Các bác sĩ thuộc cách chạy chữa đối chứng được đào tạo để thực hiện chính xác những gì họ đang làm - đó là, để chẩn đoán và quản lý ốm đau và bệnh tật dựa trên sự xét nghiệm chẩn đoán và toa thuốc.

Về sự chẩn đoán, tôi tin rằng các bác sĩ thuộc cách chữa đối chứng có đủ khả năng và làm tốt việc mà họ được đào tạo để làm. Trong khía cạnh quản lý hoặc phòng ngừa bệnh, tôi tin rằng việc đào tạo chữa theo đối chứng mà y sĩ nhận được đã khiến họ và bệnh nhân họ thất bại. Các bác sĩ thuộc cách chữa đối chứng được đào tạo để chẩn đoán các dấu hiệu, triệu chứng, và những phát hiện thể chất. Thử máu cũng được dùng để hỗ trợ chẩn đoán. Các thuốc theo toa sau đó được sử dụng để điều trị các bệnh. Các bác sĩ này không được đào tạo để xác định căn nguyên gốc rễ của bệnh. Họ được đào tạo để điều trị một bệnh đã biết hoặc bệnh tật bằng thuốc theo toa, nhưng điều đó sẽ không dẫn đến sự khoẻ mạnh và sống còn.

Giáo dục y tế mà bác sĩ thuộc cách chữa đối chứng thiếu là các kỹ năng chẩn đoán để xác định và điều trị sự thiếu hụt dinh dưỡng. Các kỹ xảo bị thiếu thuộc khả năng giải thích bệnh tật là một thực thể không thể bị cô lập hoá, mà nên được tổng thể hóa hơn. Phần chính không có trong đào tạo cách chữa đối chứng là giáo dục về dinh dưỡng. Giáo dục dinh dưỡng nên là phần nồng cốt của y tế dự phòng. Dinh dưỡng ấp ủ lời giải đáp cho sức khoẻ và sức sống.

Hệ thống y tế hiện nay đang trong một thời điểm khủng hoảng do việc chi phí y tế đã tăng vọt vì giá phải trả cho việc do chăm sóc cá nhân có bệnh mãn tính. Trong khi tranh cử tổng thống, tổng thống Barack Obama đã tuyên bố "Quốc gia này đang đối đầu với một cơn dịch thực sự của bệnh mãn tính. Số lượng người Mỹ ngày càng tăng đang khổ đau và chết vô lý từ các bệnh như béo phì, tiểu đường, bệnh tim, hen suyễn và HIV / AIDS. Tất cả đều có thể được trì hoãn khởi phát nếu không nói là ngăn ngừa hoàn toàn." Tôi đồng ý với đánh giá này. Tuy nhiên, việc điều trị bệnh khi nó đã có triệu chứng là không thực sự điều trị bệnh mà chỉ chạy chữa triệu chứng của nó. Mục tiêu cuối cùng là thực hành phòng ngừa tiên khởi.

Điều này bây giờ trở thành đặc biệt quan trọng, kể từ khi tuổi thọ trung bình của người sống ở Mỹ là khoảng 77.9 năm. Những dữ kiện này đến từ Trung tâm Quốc gia về Thống kê Y tế (NCHS). Tuổi thọ tăng lên đáng kể trong thế kỷ 20, đặc biệt là ở các nước phát triển. Năm 1901, tuổi thọ khi sinh tại Hoa Kỳ là 49 năm. Đến năm 2000, nó là 77 năm, tăng 57%. Các nước khác trên thế giới cũng có độ tăng tương tự. Năm 1950, tuổi thọ ở Trung Quốc chỉ khoảng 35 năm. Đến năm 2000, nó đã tăng lên khoảng 71 năm. Tại Ấn Độ, tuổi thọ năm 1950 là khoảng 32 năm, đến năm 2000 nó đã tăng lên đến 64 năm.

Sự gia tăng tuổi thọ là do phần lớn vào công cuộc diệt trừ và kiểm soát các bệnh truyền nhiễm. Ngoài ra, kỹ thuật tiên tiến đã có thể giúp điều trị được những bệnh đã giết chết ta trong quá khứ. Thay vì bị tử vong do nhiễm trùng, ta bây giờ có kháng sinh để điều trị các bệnh rất truyền nhiễm, thứ bệnh đã được chứng minh là gây tử vong một thời. Tuy nhiên, điều này đã không đến mà không có một giá phải trả. Thay vì chết ở tuổi trẻ hơn, ta bây giờ đang chết vì bệnh tật hoặc các phát trình chậm và mãn tính của chúng theo tự nhiên, chẳng hạn như bệnh tim, tiểu đường, và ung thư. Hiện nay, hai nguyên nhân hàng đầu gây chết người là bệnh tim mạch và ung thư.

Một trở ngại của phòng ngừa tiên khởi của bệnh tật là sự cần thiết thuyết phục các cá nhân tuy không có dấu hiệu của bệnh mà họ vẫn phải thực hiện các bước tích cực để cải thiện sức khoẻ. Cố gắng thuyết phục một người tự tạo bước chủ động cho sức khoẻ giống như nói về trách nhiệm cá nhân, một cái gì đó mà mọi chúng ta đều nghĩ rằng ta tự nhủ nhiều hơn là thực sự thực hiện. Một trở ngại khác trong phòng ngừa ban đầu là bạn đang cố gắng theo lý thuyết để phòng ngừa một cái gì đó mà có thể hoặc thậm chí điều ấy không xảy ra.

Trong y học, những căn nguyên của hầu hết các bệnh hay dịch bệnh vẫn chưa được biết. Khi nguyên nhân của ốm đau hoặc bệnh tật chưa được tìm thấy, ta gọi nó là "vô cớ (iatrogenic)," một thuật ngữ y tế cho sự không rõ nguyên nhân. Như ta già đi, khi ốm đau hoặc bệnh tật xảy đến, cái nguyên nhân của tình huống này thường được đổ lỗi cho tuổi tác, như là vô cớ được thường xuyên dán nhãn là căn nguyên khi còn trẻ. Không thể chối từ tiến trình của lão hóa. Làm sao để sống khoẻ theo tuổi mới thực sự là vấn đề như là liệu ốm đau hoặc bệnh tật sẽ phát sinh hay không ở tuổi ấy. Đối với mỗi bệnh được đơn giản nghĩ là vì tuổi tác, tôi tin rằng thủ phạm thực sự thường là do thiếu dinh dưỡng thích đáng trong suốt cuộc đời của một người.

Tương lai của y học cần hướng về phía phòng ngừa ban đầu, nếu mục tiêu là để giảm bớt gánh nặng của các bệnh mãn tính. Xác định nguyên nhân gốc rễ của bệnh sẽ giúp ngăn ngừa các bệnh xảy ra và dẫn đến cải thiện sức khoẻ và sức sống.

Tôi nói với bệnh nhân tôi là tôi có thể điều trị các bệnh của họ bằng cách kê các loại thuốc thích hợp. Các loại thuốc này, trong ngắn hạn, sẽ khiến sức khoẻ họ tốt hơn hoặc làm giảm bớt các triệu chứng bệnh họ. Tuy nhiên, nếu bằng cách chỉ dùng theo toa thuốc truyền thống, các bệnh cơ bản của họ vẫn sẽ tồn tại và tiếp tục phát triển theo thời gian. Để đảo ngược tiến trình "tự nhiên" của một bệnh là không nhìn tại con bệnh mà là xác định các yếu tố hòng duy trì sức khoẻ, sức mạnh và năng lượng của bạn.

Nhìn vào cây cối như một suy diễn, thử nghĩ là ốm đau và bệnh tật là nhánh cây. Mỗi nhánh đại diện cho ốm đau và sau đó là bệnh tật. Thân cây đại diện cho sức khoẻ và sức sống. Khi bạn có thể tiến gần hơn đến thân cây, bạn sẽ xác định các khiếm khuyết cốt lõi hay gốc rễ của bệnh. Tiến gần về thân cây và hướng tới "nguyên nhân gốc rễ" là mục tiêu cho sức khoẻ và sức sống.

Khi một căn bệnh đã xâm nhập vào cơ thể,

tất cả các phần khoẻ mạnh

phải chiến đấu với nó:

không chỉ một phần lẻ loi nào

mà là tất cả.

Bởi vì một căn bệnh có thể

có nghĩa là

tử vong chung cho tất cả.

Thiên Nhiên biết điều này;

và Thiên Nhiên

tấn công bệnh tật

với bất cứ giúp đỡ gì mà nó

có thể tập hợp được.

- Philipus Aureolus Paracelsus

Sự Thật #3

Dinh Dưỡng: Nguồn Suối Thực của Trẻ Trung

Mục tiêu của giáo dục dinh dưỡng là để dạy rằng sức khoẻ đạt được thông qua sự điều độ và khẩu phần ăn uống cân bằng. Tôi đồng ý và muốn nhấn mạnh là khái niệm của một khẩu phần ăn uống cân bằng là câu trả lời cho sức khoẻ và sức sống. Tuy nhiên, điều độ và ăn uống cân bằng không phải là những gì mà hầu hết chúng ta đang ăn.

Khi một ai nói về một khẩu phần ăn uống cân bằng, điểm quan trọng để xem xét là, "Bạn đang cố gắng cân bằng cái gì?" Có phải đó là thực phẩm thực tế đang ăn, hoặc có phải là các chất vĩ mô dinh dưỡng (chất than (carbohydrate), protein, chất béo) được tìm thấy trong các loại thực phẩm quan trọng? Sự tối hảo sức khoẻ nên đòi hỏi một mô hình về ăn uống không những có cân đối của các vĩ mô dinh dưỡng được tiêu thụ, mà còn có số lượng cần thiết.

Trong nhiều năm, giáo dục dinh dưỡng đã tập trung vào hệ thống kim tự tháp thực phẩm như là một khởi điểm. Sở Nông nghiệp Hoa Kỳ (USDA) điều hành các dữ kiện trong hệ thống kim tự tháp thực phẩm. dựa trên năm nhóm thực phẩm chính. Mặc dù hệ thống kim tự tháp thực phẩm ngày càng khó sử dụng đã vừa được thay thế bằng một biểu tượng mới được gọi là Cái Đĩa Của Tôi (MyPlate), trong đó nhấn mạnh ăn một khẩu phần nhỏ hơn, tránh các thức uống có đường, đảm bảo phân nửa đĩa bao gồm trái cây và rau quả, và ăn ngũ cốc nguyên hạt, tôi vẫn sẽ tập trung vào kim tự tháp thực phẩm bởi vì nó đã được sử dụng qua nhiều thập niên và đã tạo nhiều bàn cãi là có ảnh hưởng lớn nhất trên mô hình của khẩu phần ăn uống hiện tại.

Năm nhóm thực phẩm khác nhau tạo nên hệ thống kim tự tháp thực phẩm là thịt, sữa, trái cây, rau và bánh mì / ngũ cốc / gạo / mì ống. Hiện nay, lời khuyên cho dinh dưỡng thịnh hành là bạn nên ăn mỗi ngày 2-3 phần thịt, 2-3 phần sữa, 3-4 phần trái cây, 3-5 phần rau và 6-11 phần của một trong hai ngũ cốc / bánh mì / gạo / mì ống.

Hệ thống kim tự tháp thực phẩm quan hệ đến các nhóm thực phẩm và không quan hệ đến các vi mô và vĩ mô dinh dưỡng tìm thấy trong các loại thực phẩm mà hệ thống trình làng. Nó lại tập trung vào hình thức vật lý của thực phẩm trong khi chính các chất dinh dưỡng thực sự nên cần được lưu tâm hơn vì chúng là chìa khóa cho sức khoẻ. Hình thức vật lý của các loại thực phẩm được ăn không quan trọng nhiều hơn các chất dinh dưỡng có trong chúng.

Thế thì, câu trả lời để tăng sức khoẻ và sức sống là gì? Ăn thức ăn nhiều hoặc ít hơn không phải là giải đáp. Biết ăn cái gì là chìa khóa. Bạn cần biết sao cho có được những vi mô và vĩ mô dinh dưỡng thiết yếu và số lượng cần thiết hàng ngày. Đây là một điểm rất quan trọng mà hệ thống kim tự tháp thực phẩm không lưu tâm đến. Lý do cho điều này là sự suy nghĩ về dinh dưỡng hiện nay quảng bá cho một triết lý của các nhóm thực phẩm mà không cho các vi mô và vĩ mô dinh dưỡng thiết yếu bạn cần. Khi ăn để có đủ chất dinh dưỡng, bạn sẽ không hỏi có bao nhiêu khẩu phần thực phẩm để ăn nhưng là số lượng thực sự các chất vi mô và vĩ mô dinh dưỡng mình cần. Tiếp đến, số lượng chất dinh dưỡng bạn cần phụ thuộc vào trọng lượng cơ thể bạn. Sử dụng trọng lượng cơ thể là yếu tố quyết định trong tính toán số lượng hàng ngày của các chất dinh dưỡng cần thiết là bước đầu tiên cho sức khoẻ.

Một vấn đề khác với giáo dục thực phẩm dinh dưỡng kim tự tháp là hầu hết các cá nhân tuy tin vào nó nhưng lại không thể làm theo nó. Để khắc phục điều này, bạn phải nhận ra những thiếu sót trong hệ thống kim tự tháp thực phẩm. Để đạt được sức khoẻ tối ưu, hãy nhớ đến sự vang vọng của khái niệm về một khẩu phần ăn uống cân bằng là đường tiến đến mạnh khoẻ.

Nếu bạn đọc tiếp, tôi sẽ tập trung vào các vi mô và vĩ mô dinh dưỡng thiết yếu cho sức khoẻ. Sau đó, bạn sẽ có chìa khóa của dinh dưỡng tối ưu, tương đương với việc cải thiện sức khoẻ và sức sống.

Dưới đây là một bản tóm tắt ngắn gọn về điều bạn cần biết:

Khi ăn, cơ thể bạn sử dụng các cơ chế tiêu hóa trong dạ dày để phá vỡ thực phẩm thành năm chất dinh dưỡng cơ bản: carbohydrate, protein, chất béo, vitamin, và khoáng chất. Năm chất dinh dưỡng này tạo ra các vi mô và vĩ mô dinh dưỡng thiết yếu cho cuộc sống. Cơ thể không phân loại thức ăn bạn tiêu thụ theo năm nhóm thực phẩm hoặc không cần chú ý đến khẩu phần đề nghị được sử dụng hay không. Điều quan trọng liên quan đến dinh dưỡng là hàng ngày bạn đã tiêu thụ đủ năm chất thiết yếu hay không.

Năm chất dinh dưỡng thiết yếu cần phải có sẵn với số lượng đầy đủ cho cơ thể bạn sinh hoạt tại đúng lúc và đúng ngày, giờ, phút. Chất dinh dưỡng được thảo luận là ngôn từ mà mọi chúng ta đã quen thuộc với. Điều có thể mới mẻ là khái niệm suy nghĩ về dinh dưỡng theo các chất bổ trong thực phẩm và sự đòi hỏi hàng ngày của ta phụ thuộc vào trọng lượng cơ thể cùng nhu cầu hoán đổi vật chất trong ta. Bằng cách sử dụng các ngôn từ này và suy nghĩ về dinh dưỡng theo ngôn từ này, những gì có thể có nhiều khả năng bị mất hoặc thiếu hụt qua khẩu phần ăn uống hàng ngày của ta được xác định dễ dàng hơn.

Hãy suy nghĩ về dinh dưỡng như carbohydrate, protein, chất béo, vitamin và khoáng chất. Sau đó, hãy tự hỏi nếu bạn có được đủ hay không các dinh dưỡng hàng ngày phù hợp với trọng lượng cơ thể bạn và cho những gì cơ thể bạn cần. Nếu không chắc chắn bạn cần bao nhiêu, đừng lo lắng: tôi sẽ giải thích chi tiết trong các chương sau. Chất dinh dưỡng khác cần thiết cho cuộc sống là nước – đây là chất dinh dưỡng thứ sáu cần thiết cho cuộc sống. Tuy nhiên, hầu hết mọi người đều biết uống 6-8 ly nước mỗi ngày, vì vậy ta có thể chỉ lưu tâm đến thực phẩm.

Chất vĩ mô dinh dưỡng là carbohydrate, protein, và chất béo / lipid (CPF). Những chất này không chỉ phục vụ như một nguồn năng lượng mà còn đóng một vị thế quan trọng trong xây dựng các khối tế bào của ta. Mỗi chất này sẽ đóng một vai trò khác nhau trong sức khoẻ tổng thể của bạn nhưng tôi sẽ cố gắng tối đa để đơn giản hóa mỗi chất vĩ mô dinh dưỡng đến những gì tôi tin là chức năng chính của nó. Vai trò chính của carbohydrates -- đặc biệt là đường (glucose) -- như là một nguồn năng lượng mà cơ thể ta sử dụng để hoán chuyển năng lượng dự trữ thành adenosine triphosphate (ATP), đó chính là năng lượng thực sự hiện hữu của cơ thể ta. Protein, một chất vĩ mô dinh dưỡng, bao gồm 20 át xít amino, là các khối xây dựng mà các tế bào ta dụng để chế tạo nhiều hỗn hợp protein phức tạp (enzyme) và các chất dẫn truyền thần kinh não quan trọng. Vai trò chính của chất béo (lipids) giống như một hình thức lưu trữ năng lượng để có thêm calories. Chất béo là calories đặc, có nghĩa là nó có nhiều calories mỗi gram hơn, so với protein và carbohydrate.

Khi tiêu thụ năng lượng quá mức, hoặc là carbohydrate hay protein, cơ thể bạn sẽ chuyển đổi các năng lượng dư thừa thành chất béo. Hãy nhớ rằng, bạn ăn vì hai lý do. Cái đầu tiên là để giữ cho bạn sống.

Chức năng của thực phẩm trong diện này tương tự như xăng làm nổ động cơ xe hơi. Chất vĩ mô dinh dưỡng - carbohydrate, protein, hoặc chất béo - có thể phục vụ trong vai trò này. Lý do thứ hai ta ăn là để cung cấp cho cơ thể không chỉ một nguồn năng lượng mà còn các khối xây dựng thiết yếu cần cho một sức khoẻ thích hợp. Một lần nữa, các chất vĩ mô dinh dưỡng- cùng với chất vi mô dinh dưỡng đóng một vai trò quan trọng trong chức năng này.

Chất vi mô dinh dưỡng là các vitamin và khoáng chất, bao gồm chất chống oxy hóa (antioxidants). Những chất dinh dưỡng quan trọng này cần thiết cho tế bào được chuyển hóa đúng đắn. Sự chuyển hóa tế bào (cellular metabolism) bao gồm việc tổng hợp, sửa chữa và / hoặc thay thế các tế bào hiện hữu. Trong quá trình chuyển hóa tế bào, chất chống oxy hóa giúp bằng cách đóng vai trò các chất tài trợ hydrogen. Nó cũng giúp cơ thể bạn hành xử các chất thải tạo ra qua sự chuyển hóa tế bào hoặc các tế bào bị hư hỏng. Bạn có thể nghĩ rằng chất chống oxy hóa giống như các xe rác mang rác và chất thải khỏi nhà bạn.

Những bình giải trên là một cách quá đơn giản để giải thích các chất vi mô cùng vĩ mô dinh dưỡng, và không bao gồm mọi chức năng của chúng. Tuy nhiên, một điều đúng cho cả hai chất dinh dưỡng này là cơ thể ta đòi hỏi mỗi chất dinh dưỡng theo một số lượng nhất định hàng ngày. Việc thiếu một chất vi mô hoặc vĩ mô dinh dưỡng với số lượng cần thiết là nguyên nhân gây ra ốm đau và bệnh tật.

Hãy coi các khối xây dựng dinh dưỡng là các chất vi mô và vĩ mô dinh dưỡng, thay vì là cái kim tự tháp thực phẩm. Điều trở nên rõ ràng là tiềm năng của thiếu hụt chất vi mô và vĩ mô dinh dưỡng là có thật. Có thật vì những gì ta phải chọn để ăn hàng ngày.

Điều có thể đúng là sự thiếu hụt sẽ xảy ra phụ thuộc vào số lượng carbohydrate, protein, chất béo, vitamin, và khoáng sản được tiêu thụ so với những gì là thực sự cần. Ví dụ, ta không dùng đủ các chất béo nhất định, đặc biệt là các acít béo thiết yếu được gọi là acít béo omega-3. Với lượng hàng ngày không đủ, sự thiếu hụt của bất kỳ chất dinh dưỡng đặc biệt nào có thể sẽ trở nên tồi tệ hơn theo thời gian.

Hình như chất vĩ mô dinh dưỡng được dùng quá độ là carbohydrate và được tiêu thụ thiếu số lượng là protein. Thiếu hụt các chất vi mô hoặc vĩ mô dinh dưỡng gây ra yếu sức khoẻ. Tương tự như vậy, dùng quá độ chất vĩ mô dinh dưỡng cũng có thể làm suy mòn sức khoẻ ta. Cái hậu quả bất lợi cho sức khoẻ khi tiêu thụ quá mức carbohydrate là một phần do cơ thể ta phải thích ứng với thặng dư này.

Một khẩu phần ăn uống cân bằng cung cấp số lượng tối ưu các chất vi mô và vĩ mô dinh dưỡng thiết yếu rất hiệu quả trong việc đạt được sức khoẻ và sức sống qua ý nghĩa thực sự của một "Nguồn Suối Của Trẻ Trung (Fountain of Youth)." Tôi sử dụng, "Nguồn Suối Của Trẻ Trung," không hàm ý là bất cứ ai có thể hoặc sẽ sống mãi mãi.tuy nhiên, dinh dưỡng tối ưu sẽ khiến bạn được khoẻ mạnh và sống lâu hơn, và làm giảm xác suất bạn mắc phải bất kỳ bệnh mãn tính hoặc bệnh tật nào. Tuy vậy, không có một chất dinh dưỡng duy nhất hoặc một hỗn hợp của chúng nào mãi mãi là giải đáp cho sức khoẻ tối ưu. Khái niệm, "Nguồn Suối Của Trẻ Trung," không mộng mị là một viên thuốc duy nhất hoặc một phần kỳ diệu nào mà ta chỉ dùng và mong đợi được khoẻ mạnh. Đây là khái niệm về sự đáp ứng nhu cầu hàng ngày của cơ thể với các chất vi mô và vĩ mô dinh dưỡng thiết yếu cần thiết.

Trong các chương sau, tôi sẽ thảo luận chi tiết hơn về mỗi một trong năm chất dinh dưỡng -

carbohydrate, protein, chất béo, vitamin, và khoáng chất. Sau đó tôi sẽ xem xét các bệnh liên hệ đến vitamin D và sự thiếu hụt protein, và sẽ kết thúc khi nêu ra một tranh luận là bạn sẽ cần phải bổ sung khẩu phần ăn uống nếu bạn muốn được dinh dưỡng tối ưu.

Carbohydrates

Có khả năng là bạn ăn quá nhiều carbohydrate vì chúng đầy rẫy xung quanh ta. Thực phẩm carbohydrate là các sản phẩm của một nền văn minh hiện đại, nền văn minh khao khát thực phẩm thuận tiện, nhanh chóng và không tốn kém cùng với khẩu vị ngon miệng.

Hiện tại Giới Hạn Chấp Nhận Được Cho Phân Phối Chất Vĩ Mô Dinh Dưỡng (AMDR) của carbohydrates là bạn nên ăn từ 45% đến 65% tổng lượng calory hàng ngày. Khẩu phần ăn 2.000 calo mỗi ngày có khoảng 225 gram đến 325 gram carbohydrate. Khuyến cáo này không thay đổi theo tuổi tác bạn và không giống như khuyến cáo về các protein và chất béo.

Mỗi gram carbohydrate có thể cung cấp bốn kcal năng lượng. Carbohydrates có công thức phân tử là CH_2O. Điều này có nghĩa là cấu trúc phân tử cơ bản cho tất cả các carbohydrates sẽ có một nguyên tử carbon, hai nguyên tử hydro và một nguyên tử oxy. Số lượng thực tế của nguyên tử carbon, hydro, và oxy sẽ thay đổi tùy thuộc vào việc carbohydrate là một loại đường đơn giản được biết đến như một đường đơn (monosaccharide) so với một đường kép (disaccharide) có hai chất đường đơn giản kết nối với nhau. Ví dụ các loại đường monosaccharide là glucose, galactose và fructose. Khi hai monosaccharide được liên kết với nhau, sau đó bạn có một disaccharide chẳng hạn như maltose, sucrose và lactose. Polysaccharide là một chuỗi các monosaccharide hay disaccharides liên kết với nhau.

Sucrose, còn được gọi là đường ăn, là glucose và fructose liên kết với nhau. Chất đường chính trong sữa là lactose và được hình thành từ glucose và galactose.

Maltose có hai phân tử glucose kết xương với nhau và là thành phần của tinh bột. Tinh bột có nhiều maltoses kết xương với nhau theo một chuỗi dài để tạo nên một polysaccharide. Thực phẩm là polysaccharides, là ngô và khoai tây. Trong quá trình tiêu hóa tinh bột, các phân tử glucose được giải phóng và hấp thụ vào máu bạn. Tốc độ mà tinh bột được tiêu hóa và đường được hấp thụ vào máu bạn sẽ thay đổi tùy thuộc vào nguồn gốc của thực phẩm. Glucose từ thức ăn nếu cao theo chỉ số đường trong máu - một thống kê đo lường ảnh hưởng của carbohydrates lên mức độ đường trong máu - sẽ được hấp thụ nhanh chóng vào máu bạn và có xu hướng gây tiết ra insulin cao hơn khi được tiêu thụ.

Carbohydrate là một chất vĩ mô dinh dưỡng quan trọng vì cơ thể bạn sử dụng glucose là nguồn nhiên liệu chính để cho bạn tồn tại qua những chuyển hóa của tế bào. Trong thực tế, bộ não bạn sử dụng glucose là nguồn năng lượng ưa thích. Người ta tin rằng óc bạn cần khoảng 120 gam glucose mỗi ngày, hoặc khoảng 24% của tổng năng lượng dùng hàng ngày. Sau đó phần còn lại của tiêu thụ glucose được sử dụng làm nhiên liệu cho các bộ phận nội tạng, bắp thịt, và tế bào đỏ. Như vậy, glucose là một chất dinh dưỡng quan trọng cần thiết cho sự sống còn của bạn.

Mức glucose trong máu bạn được kiểm soát chặt chẽ trong một phạm vi hẹp của hai kích thích tố (hormones) đối đầu nhau: insulin và glucagon. Insulin được phát hành từ tuyến tụy (pancreas) để đáp ứng với nồng độ đường trong máu bạn. Hoạt động của insulin là để hạ thấp lượng đường trong máu trở lại mức bình thường. Khi nồng độ đường trong máu của bạn trở nên quá thấp, glucagon sẽ được phát hành. Tác động của glucagon là nâng cao lượng đường trong máu trở lại bình thường một khi mức đường bị dưới độ bình thường của từng người cụ thể. Glucagon cũng phá vỡ glycogen cho thành glucose. Glycogen là một polysaccharide, một chuỗi của glucose.

Thiên hướng của insulin hoặc tính giải phóng và tác động của glucagon phụ thuộc vào lượng đường trong máu bạn trong suốt cả ngày. Khi đường trong máu bạn tăng lên sau khi một bữa ăn, insulin được phát hành để đưa nó trở lại xuống tới mức bình thường. Nếu đường của bạn quá thấp, bởi vì tập thể dục, bỏ ăn hoặc vì lý do khác, cơ thể bạn sẽ phát hành glucagon để giải phóng glycogen. Glycogen sẽ nâng cao độ đường trong máu bạn vì glycogen là glucose được lưu trữ của cơ thể.

Glycogen, trên thực tế, là trực tuyến đầu bảo vệ cơ thể chống lại đường thấp. Đối với việc đường bị hạ bất bình thường kéo dài hoặc trong thời gian không ăn, vai trò của glycogen là phục vụ như là một nguồn nhiên liệu phòng hờ ngắn hạn. Một khi mức độ glycogen trở thành thấp, cơ thể bạn sau đó sẽ bắt đầu phá vỡ các protein và chất béo như là nguồn nhiên liệu khác. Tiềm năng năng lượng cho một carbohydrate tương tự như đối với một loại protein, với mỗi đơn vị cung cấp khoảng bốn kcal mỗi gram của năng lượng.

Cellulose là một loại carbohydrate, nhưng không giống như carbohydrate đã được thảo luận trên, nó không thể được tiêu hóa bởi con người. Cellulose là chất xơ và được tìm thấy trong ngũ cốc, rau và trái cây ta ăn. Vì ta không thể tiêu hóa cellulose, nó không đóng góp bất kỳ năng lượng dưới hình thức của thực phẩm calory. Cellulose, trong hình thức chất xơ thực phẩm, hỗ trợ cái năng lực của tiêu hóa. Chất xơ khiến ta có cảm giác no bằng cách làm chậm quá trình tiêu hoá và sự làm cạn thức ăn của hệ thống tiêu hóa.

Một khẩu phần ăn uống cao carbohydrates có thể có tác động xấu đến cơ thể bạn. Một tác dụng bất lợi là bạn có thể không tiêu thụ đủ các vĩ mô dinh dưỡng khác như protein và chất béo. *Bạn nên luôn có một khẩu phần ăn uống cân đối hợp lý cho các chất vĩ mô dinh dưỡng.* Tuy vậy, một khẩu phần ăn điển hình tìm thấy trong kim tự tháp thực phẩm là mất cân bằng đối với carbohydrate. Sự tiêu thụ mất cân bằng các chất vĩ mô dinh dưỡng là nguyên nhân gốc rễ của ốm đau và bệnh tật. Một khẩu phần ăn dựa trên trái cây và rau quả thực sự là một khẩu phần ăn carbohydrate, bởi vì khi trái cây và rau quả được chuyển hóa thành các phần tử của chất vi mô và vĩ mô dinh dưỡng, chúng chủ yếu bao gồm carbohydrates, chất xơ, vitamin và khoáng chất.

Một ảnh hưởng bất lợi khác của khẩu phần ăn carbohydrate cao là do cái phản ứng được tạo ra khi ăn một bữa có nhiều đường. Một bữa ăn glucose cao sẽ khiến sự tiết của chất insulin tăng gia. Ngoài ra, vì cơ thể bạn điều chỉnh glucose trong một phạm vi hẹp, bất kỳ gia tăng nào của glucose lên trên mức ấn định sẽ gây ra một hoán chuyển thể chất, dẫn đến cơ thể lưu trữ glucose như chất béo.

Bất cứ hình thức nào hay số lượng gì của carbohydrate được tiêu thụ sẽ ảnh hưởng đến tỷ lệ chuyển hóa carbohydrate và sự hoán chuyển nó thành lipids. Việc điều tiết insulin liên quan đến với ăn carbohydrate với chỉ số glycemic cao lớn hơn so với chỉ số glycemic thấp ("nhanh" và "chậm" mô tả nhanh ra sao carbohydrate (carbs) bị phân hóa trong cơ thể). Số lượng lớn của glucose được nhanh chóng tiêu hóa và hấp thụ là lý do cơ thể bạn bắt đầu lưu trữ glucose như chất béo. Ăn quá nhiều carbohydrate calory có thể làm cho bạn béo phì do ảnh hưởng đến hoạt động của insulin trên glucose. Tất cả các carbohydrate tiêu thụ đều được sử dụng ngay lập tức hoặc được lưu trữ như một dự trữ năng lượng, đầu tiên dưới dạng glycogen và sau đó là mỡ trong cơ thể. Vì vậy, một khẩu phần ăn carbohydrate cao, ngày này qua ngày khác, sẽ dẫn đến béo phì nếu tổng lượng calory lớn hơn những gì cơ thể bạn cần.

Proteins

Khuyến Cáo Cho Phép Hàng Ngày (RDA) hiện nay của lượng protein mà bạn nên tiêu thụ thay đổi từ 5% -35% tổng lượng calory mỗi ngày của bạn. Đối với trẻ em tuổi từ 1-3 tuổi, lượng protein nên dùng hàng ngày là 5%-25%. Đối với trẻ em tuổi từ 4-18 tuổi, lượng protein hàng ngày được đề nghị tăng 10%-30%. Lượng protein hàng ngày cho người lớn nên dùng là 10%-35%.

Protein là một trong ba chất vĩ mô dinh dưỡng cần thiết cho cơ thể bạn hoạt động. Protein phục vụ như là một nguồn nhiên liệu cho cơ thể bạn, tương tự như carbohydrate và chất béo. Khi bạn làm cạn kiệt lượng glucose trong máu của cơ thể qua các hoạt động thể chất, cơ thể bạn sẽ bắt đầu phân hóa các hình thức khác của glucose lưu trữ, chẳng hạn như glycogen. Một khi glycogen dự trữ của cơ thể cạn kiệt, các nguồn nhiên liệu tiếp là các protein và sau đó là chất béo. Cơ thể bạn có thể chuyển đổi protein và chất béo thành glucose thông qua một quá trình gọi là sự đường hóa (gluconeogenesis). Nhìn từ một góc cạnh của xăng dầu, nguồn nhiên liệu ưa thích là glycogen, glucose, protein, và cuối cùng là chất béo.

Bên cạnh việc phục vụ như là một nguồn năng lượng, các acít amino thấy trong protein phụng sự như là chất dinh dưỡng chính yếu cho hoạt động của các khối xây dựng trong cơ thể bạn. Acít amino cũng phục vụ như là tiền thân cho các kích thích tố chính yếu, enzymes, receptors và các chất dẫn truyền thần kinh trong cơ thể bạn. *Theo ý kiến tôi, không giống như carbohydrate và chất béo, protein là chất dinh dưỡng quan trọng nhất cần thiết để duy trì sức khoẻ bạn.* Một lời giải thích rất đơn giản cho chức năng của carbohydrates và chất béo là chúng chủ yếu phục vụ như là một nguồn năng lượng để "chạy động cơ của cơ thể." Vai trò của các protein liên quan đến sức khoẻ bạn khác nhau ở chỗ là nó phụng sự cho các khối xây dựng chính của cơ thể. *Cơ thể bạn bao gồm 20% protein của trọng lượng cơ thể.* Protein là chất dinh dưỡng hình thành tất cả các mô cấu trúc và các bộ phận nội tạng. Nó có thể hoạt động như một nguồn nhiên liệu tức khắc cho sự khan hiếm của carbohydrate hay chất béo. Protein là chất dinh dưỡng chính mà cơ thể sử dụng cho tự duy trì để bạn sẽ không bị kiệt lực hôm nay, ngày mai hoặc trong tương lai dài. Nó bảo quản sức khoẻ bạn theo cách một động cơ được chăm sóc tốt sẽ bảo tồn tuổi thọ của xe.

Protein được tạo thành từ hai mươi acít amino khác nhau. Mỗi gram protein là có thể cung cấp bốn kcal cho mỗi gram năng lượng. Chúng là những chuỗi dài acít amino kết nối với nhau bởi một peptide bond. Protein là tương tự như một câu nói dài, với mỗi chữ là một acít amino. Một protein có thể dài với hàng trăm đến hàng ngàn "chữ."

Cơ thể bạn cần đủ lượng protein hàng ngày để nó có tất cả các acít amino thiết yếu và không thiết yếu cần thiết để bảo trì, sửa chữa, hoặc thay thế tế bào. Khi tất cả các acít amino này đều có trong một thực phẩm tiêu thụ, thì thực phẩm này được coi là một loại protein hoàn chỉnh. Acít amino được phát hành trong quá trình tiêu hóa thức ăn bởi enzymes phá vỡ các peptide bond đan kết các acít amino với nhau. Acít amino là các khối xây dựng của các mô protein (tissue proteins), các mô protein này gồm khoảng 20% trọng lượng cơ thể (khoảng 13,5 kg trong một người đàn ông nặng 70 kg). Trong quá trình tiêu hóa protein, lên đến hai mươi amino acít được phát hành.

Hai mươi amino acid tạo nên protein qua thực phẩm ta ăn là các acít amino thiết yếu hoặc không thiết yếu, tùy thuộc vào liệu ta có thể hoà hợp chúng trong cơ thể ta hay không. Tính chất thiết yếu hay không thiết yếu được gọi trong acid amino không có bất cứ gì liên quan đến việc cơ thể bạn có cần chúng cho sự sống còn hay không. Cơ thể bạn cần tất cả hai mươi amino acid để tồn tại và cho sức khoẻ thích hợp. Trong hầu hết mọi trường hợp, các acít amino không thiết yếu được tổng hợp từ các acít amino thiết yếu nếu bạn đã tiêu thụ đủ các acít amino thiết yếu. Nếu bạn không tiêu thụ các loại thực phẩm có tất cả các acít amino thiết yếu hàng ngày, bạn kết cục sẽ thiếu không chỉ những acít amin thiết yếu mà còn cái không thiết yếu nữa. *Một khi cái kiểu cách tiêu thụ không đủ protein trở thành mãn tính – cho các acít amino thiết yếu hoặc số lượng cần thiết của nó cho trọng lượng cơ thể - ốm đau hoặc bệnh tật sẽ sinh ra như là các hậu quả tiềm tàng của bệnh vì việc thiếu một acít amino cần thiết cho sức khoẻ thích hợp.*

Chín acít amino thiết yếu hoặc "không thể thiếu" là histidine, isoleucine, leucine, lysine, methionine, phenylalanine, threonine, L-tryptophan, và valine. Cơ thể bạn không thể tổng hợp các acít amino trên, và do đó sự hiện hữu hàng ngày của các acít amino là phụ thuộc vào khẩu phần ăn uống của bạn. Khi bạn ăn thực phẩm không chứa các acít amino thiết yếu hoặc với số lượng không đủ, bạn sẽ bị thiếu chúng cho nhu cầu hoán chuyển chất hàng ngày của bạn. Khi điều này xảy ra, cơ thể bạn bắt đầu phá vỡ các cấu trúc protein hiện có như cơ bắp bạn hoặc các mô liên kết để có các acít amino thiết yếu mà nó cần.

Amino Acids Thiết Yếu
Histidine
Isoleucine
Leucine
Lysine
Methionine
Phenylalanine
Threonine
L-tryptophan
Valine

Các acít amin không thiết yếu là alanin, arginine, aspartic acid, asparagin, cystein, acít glutamic, glutamine, glycine, proline, serine, và tyrosine. Những acít amino là không thiết yếu và là dinh dưỡng không cần thiết bởi vì cơ thể bạn có thể tự kết hợp nội tại từ các acít amin thiết yếu hoặc acít hữu cơ. Tuy nhiên, các acít amino không thiết yếu bị cho là không cần thiết nếu - và chỉ nếu - bạn có đủ các acít amino thiết yếu hoặc acít hữu cơ để kết hợp chúng. Đây là một điểm quan trọng vì nó nhấn mạnh sự cần thiết phải có đầy đủ protein hàng ngày. Ăn đủ chất đạm mỗi ngày sẽ cung cấp cho bạn không chỉ các acít amino thiết yếu nhưng cũng cho phép chúng hoạt động như các tiền chất (precursors) cho kết hợp các acít amino không thiết yếu. Ví dụ, acít amino thiết yếu, methionine, và phenylalanine là tiền chất để kết hợp cho các acít amino không thiết yếu như cysteine và tyrosine. Các acít amino không thiết yếu khác là từ các acít hữu cơ, đó là sự tổng hợp của carbohydrates và nitrogen.

Amino Acids Không Thiết Yếu
Alanine
Arginine
Aspartic Acid
Asparagine
Cysteine
Glutamic Acid
Glutamine
Glycine
Proline
Serine
Tyrosine

Các acít amino không thiết yếu ở các thời điểm nhất định có thể trở thành "thiết yếu" tại các thời điểm khác. Lý do là sự bất khả năng của cơ thể trong kếp hợp đủ các acít amino không thiết yếu để đáp ứng nhu cầu của cơ thể. Lý do khác có thể bắt nguồn từ sự thiếu hụt của các acít amino thiết yếu do khẩu phần ăn uống không đầy đủ lượng protein hàng ngày. Cysteine, tyrosine, và glutamine là ví dụ của các acít amino không thiết yếu, chúng có thể không được kết hợp đủ số lượng và bạn có thể thiếu nếu không có đủ protein. Một lần nữa, bất cứ khi nào có một nguồn cung cấp không đầy đủ các acít amino thiết yếu hoặc không thiết yếu cho nhu cầu hoán chuyển chất của cơ thể, sự suy ngược của protein thuộc mô cơ và bắp thịt xảy ra.

Chất lượng dinh dưỡng của một protein được đo bằng hiệu quả mà các protein có khả năng để đáp ứng nhu cầu cơ thể bạn về các acít amino và nitrogen - đó là, thành phần hỗn hợp acid amino và sự tiêu hóa của cơ thể. Một loại protein dễ được tiêu hóa và tổng hợp là một liều lượng acid amino cân bằng có chất lượng cao hơn liều lượng chứa thiếu số lượng không cân xứng của một hay nhiều acít amino, hoặc là liều lượng không thể được tiêu hóa đầy đủ.

Vào năm 1993, Cục Quản Lý Dược và Thực phẩm Mỹ (FDA) và Tổ Chức Lương Thực và Nông Nghiệp của Liên Hợp Quốc (FAO), cùng với Tổ chức Y Tế Thế Giới (WHO), xác định rằng chỉ số của Khả Nă ng Tiêu Hóa Protein Hiệu Chỉnh Acid Amino (the Protein Digestibilty Corrected Amino Acid Score) (PDCAAS) là phương pháp tốt nhất để đánh giá chất lượng của các acít amino trong một protein. Một protein có điểm PDCAA bằng 1 là cao nhất và một protein với điểm PDCAA bằng 0 là thấp nhất. Ví dụ về các nguồn protein chất lượng cao là nước sữa, sữa, lòng trắng trứng, đậu nành có protein được cô lập và yaourt (casein). Nguồn protein có chất lượng trung bình là thịt tươi, đậu tương, hạt hướng dương, gạo, khoai tây, yến mạch (oats). Các loại thực phẩm có protein chất lượng thấp là đậu Hà Lan, bột ngô và bột mì trắng.

Mọi nguồn protein động vật, chẳng hạn như thịt tươi, thịt gà, thịt lợn, cá, sữa và trứng là những protein hoàn chỉnh. Một protein hoàn chỉnh là chất có sẵn tất cả hai mươi amino acid trong quá trình tiêu hóa thực phẩm. Một điểm tốt hơn để xem xét là số lượng acít amino thiết yếu và không thiết yếu thực tế có trong protein. Một thực phẩm là một nguồn protein hoàn chỉnh không cho bạn biết bất cứ gì về sự sẵn có của hai mươi acít amino thấy trong nó. Đó là vì số lượng khác nhau cho từng chất của 20 loại acít amino trong một nguồn protein khiến cho không thể đoán được số lượng đúng của bất kỳ acít amino thiết yếu hoặc không thiết yếu nào.

Với số lượng không rõ của mỗi amino acid trong bất kỳ nguồn protein nào, sự thiếu sót một acid amino này đối với acid amino khác có thể bị phóng đại. Như một quy luật để theo, một ounce của bất kỳ thịt tươi, thịt gà, thịt lợn và cá có khoảng bảy gram protein. Một khẩu phần ăn (A deck of card size serving), đó là khoảng ba ounce, sẽ có khoảng 21 gram protein.

Những lợi thế của đầy đủ chất đạm cho nhu cầu hàng ngày của cơ thể bạn rất nhiều. Tiêu thụ thuốc bổ thì tốt hơn cho quá trình hoán đổi chất của bạn. Có bằng chứng cho thấy protein làm tăng sinh nhiệt, cải thiện chuyển hóa chất béo, và giúp bạn ăn ít hơn. Khi bạn đang cố gắng cắt giảm calory, thuốc bổ là chất vĩ mô dinh dưỡng cần thiết vì ăn một bữa protein cao hơn có xu hướng giảm sự thèm ăn, và cho phép bạn cắt giảm lượng carbohydrate calory. Ngoài ra, thuốc bổ là chất vĩ mô dinh dưỡng cần thiết để xây dựng cơ bắp. Đây là một điều hiển nhiên cho bất cứ ai cố gắng đạt được cơ bắp to lớn. Ít rõ ràng hơn, nhưng cũng là sự thật, những gì là tốt cho cơ bắp bạn cũng phải tốt cho các các bộ phận khác trong cơ thể bạn. Bạn có thể coi bắp thịt bạn như là một bộ phận giống như da, tim, ruột, mắt, và não. Các phần riêng này, cùng với nhiều bộ phận khác, hình thành một hệ thống mà bạn biết đó là cơ thể bạn, và vì vậy nó đòi hỏi một lượng đầy đủ protein để hoạt động đúng.

Lipids

Mặc dù từ lipids và chất béo cùng đôi khi được dụng thay thế cho nhau, chất béo là một phân nhóm của lipids. Lipids là một khái niệm rộng được sử dụng để mô tả các phân tử như chất béo, sáp, sterol như cholesterol, vitamin chất béo hoà tan và phospholipids. Lipids có chức năng như một nguồn nhiên liệu và như năng lượng lưu trữ. Trên thực tế, lipids là những hình thức lưu trữ lượng calory quá mức. Béo phì (mô mỡ) mà một người vướng phải là phản ảnh sự phong phú về lượng calory được tiêu thụ cao hơn con số của cả đời mình.

Số lượng chất béo hoặc lipids, bạn nên ăn hàng ngày, được biết đến như lipids RDA, thay đổi từ 20% - 40% tổng lượng calo hàng ngày của bạn. Ở trẻ em độ tuổi 1-3 tuổi, lipids RDA là 30% - 40%. Đối với trẻ em độ tuổi 4-18 tuổi, lipids RDA thấp hơn, ở mức 25% - 35%. Đối với người lớn, lipids RDA hiện nay thay đổi từ 20% - 35%.

Lipids là chất dinh dưỡng thiết yếu do vai trò mà chúng phục vụ trong cơ thể bạn. Các tế bào tạo ra bạn có một vỏ bọc bên ngoài được tạo thành bởi một lớp bi-lipid, lớp này là các phospholipid khác nhau và những phân tử cholesterol. Cholesterols, một loại lipid, phục vụ như là tiền thân cho các kích thích tố quan trọng chẳng hạn như cortisol và hormone giới tính, estrogen và testosterone.

Các Loại Khác Nhau Của Chất Béo

Lipid là một từ ngữ bao gồm các loại khác nhau của các phân tử chất béo. Chất béo là thực sự là các phân tử acít béo và bao gồm một chuỗi hydrocarbon liên kết với nhau theo một chuỗi thẳng giống như xâu ngọc thời trang. Một phân tử acít béo được bão hòa hay không bão hòa tùy thuộc vào cách nó tồn tại trong tự nhiên ở các loại thực phẩm ta ăn. Chất béo đặc (chất béo bão hòa) hoặc lỏng (chất béo không bão hòa) có nhiệt độ bình thường. Acít béo bão hòa và không bão hòa được hình thành từ các nguyên tử carbon kết nối với nhau theo dây chuyền với một nhóm methyl CH3 ở một đầu. Nhóm methyl ở một đầu là phần chất béo của phân tử và được gọi là phần đầu omega. Đầu kia của chuỗi carbon kết nối với một nhóm acít carboxylic COOH. Nhóm cacboxyl là phần acít của acít béo. Acít béo bão hòa là những phân tử đường thẳng bao gồm các nguyên tử carbon kết nối với nhau. Các kết nối giữa các nguyên tử carbon là những liên kết đơn với một nguyên tử hydro ở một bên liên kết của chuỗi carbon ở bên kia. Vì một bên của nguyên tử carbon được bọc với một nguyên tử hydro, cái chuỗi được bão hòa.

Ngoài ra, acít béo được bão hòa hay không bão hòa phụ thuộc vào việc chúng có một liên kết đôi giữa các hydrocarbon hay không. Acít béo không bão hòa hoặc Acít béo thiết yếu (EFA) sẽ có ít nhất một liên kết đôi. Acít béo bão hòa (SFA) hoặc acít béo không thiết yếu sẽ không có bất kỳ liên kết đôi giữa các hydrocarbon. Acít béo không bão hòa (EFA) và acid béo bão hòa (SFA) được tìm thấy trong các sản phẩm thực vật (chẳng hạn như các loại hạt và đậu nành) và trong bất kỳ sản phẩm thức ăn động vật nào (như thịt). Khi ta lấy một phân tử acít béo không bão hòa và bổ xung cho nó một phân tử hydro nguyên tử, nó bây giờ được gọi là một trans-fat. Acít trans-fat không tồn tại trong thiên nhiên. Con người tạo ra acít trans-fat bằng cách phá vỡ các liên kết đôi hiện có và bổ sung thêm các nguyên tử hydro. Trans-fat acít bị xem là có hại cho sức khoẻ con người. Theo Viện Hàn lâm Khoa học Quốc gia, không có mức an toàn cho tiêu thụ các acít trans-fat. Hai loại acít béo không bão hòa rất quan trọng cho sức khoẻ là những acít béo omega-3 và acid béo omega-6. Omega-3 EFA được đặt tên như vậy bởi vì cái liên kết kép đầu tiên ở tại cái carbon-carbon thứ ba tính từ khúc cuối của omega, đó là phần cuối CH3 kết thúc của chuỗi carbon. Omega-3 EFA đặc biệt là chuỗi ngắn acít được dầu hóa (polyunsaturated) bởi acít béo (SC-PUFA), acít alpha-Linolenic hoặc ALA. Chuỗi dài acít béo được dầu hóa (LC-PUFA) là acít eicosapentaenoic (EPA) và acít docosahexaenoic (DHA). Một phần của lợi ích sức khoẻ của omega-3 LC-PUFA là dựa trên khả năng giảm viêm trong cơ thể ta. Omega-6 EFAs được gọi là acít béo omega-6 vì liên kết đôi đầu tiên là liên kết carbon-carbon thứ sáu tính từ khúc cuối của omega. Omega-6 EFAs là acid linoleic (LA) và acít arachidonic. Vì ta không thể tổng hợp các acít béo không bão hòa, ta phải tiêu thụ chúng qua khẩu phần ăn uống. (Các acít béo bão hòa, hoặc SFAs, hoặc acít béo không thiết yếu không cần thiết trong khẩu phần ăn uống vì ta có thể tạo ra chúng từ các chất dinh dưỡng khác như protein hoặc carbohydrate.)

Tôi tin rằng sự thiếu hụt acít béo bão hòa không xảy ra, ngay cả cho cá nhân có một khẩu phần ăn uống ít chất béo. Lý do là hầu hết các loại thực phẩm tiêu thụ trong một khẩu phần ăn uống ít chất béo có thể sẽ có hàm lượng chất béo thấp nhưng cao carbohydrates. Với một khẩu phần ăn uống ít chất béo, thiếu hụt các acít béo bão hòa và cholesterols không xảy ra, vì bạn vẫn có thể tổng hợp acít béo bão hòa (SFA) và cholesterols tuy bạn không tiêu thụ chúng qua khẩu phần ăn uống của bạn. Gan của bạn có thể tổng hợp SFA từ carbohydrate. Trong thực tế, khi bạn ăn quá nhiều carbohydrate, cơ thể bạn buộc phải chuyển đổi những carbohydrate này thành các acít béo.

Lipid là chất dinh dưỡng và vai trò của nó trong lĩnh vực y tế bị hiểu sai. Người ta bị nghe và tin rằng tiêu thụ thực phẩm có nhiều các acít béo hoặc chất béo gây ra các cơn sốc tim (heart attack) và đột quỵ (stroke). Mối liên quan giữa sự mỡ máu cao (hyperchoresterolemia) (mức độ cholesterol cao trong máu) và sự xơ vữa động mạch (atherosclerosis) (một điều kiện mà trong đó chất béo tu tập trên vách của động mạch (arteries)) được dọ dẫm bởi các chuyên gia y tế, giáo dục dinh dưỡng và các bác sĩ y tế. Đây là lý do cho lời khuyên truyền thống về khẩu phần ăn uống ít chất béo như là chìa khóa để giữ lipid thấp trong máu bạn. Giòng chính y khoa tin rằng ăn uống ít chất béo sẽ dẫn đến mức độ lipid trong máu thấp và do đó giảm các yếu tố nguy cơ tim mạch. Giả thuyết là tiêu thụ nhiều chất béo làm tăng cholesterol trong máu và điều này sau đó sẽ dẫn đến xơ vữa động mạch. Một khẩu phần ăn uống ít chất béo được tin là: giảm nguy cơ tim mạch bạn bằng cách hạ thấp mức cholesterol của bạn.

Các chất béo hoặc lipids mà hầu hết các cá nhân biết là các chất béo được bác sĩ thảo luận khi họ kiểm tra cholesterols: tổng số cholesterols, cái gọi là cholesterol "xấu" (LDL) và cholesterol "tốt" (HDL), cùng với triglycerides. Người ta tin rằng mức cholesterol của một cá nhân tương quan với nguy cơ các bệnh tim mạch và đột quỵ. Mức độ cao hơn cholesterol trong máu của một người cũng khiến độ cao hơn các nguy cơ liên quan đến các bệnh như đột quỵ và sốc tim (nhồi máu cơ tim (heart attack)).

Một người với một mức độ lipid máu thấp hơn sẽ có một hồ sơ về nguy cơ tim mạch thấp hơn. Theo lẽ thường, có một mức độ lipid thấp hơn là tốt nhất. Tuy nhiên, theo ý kiến của tôi, cách tốt nhất để giảm mức độ lipid trong máu của bạn không phải là bằng cách ăn uống ít chất béo. Trong thực tế, niềm tin này bị hướng dẫn sai: mô hình khẩu phần ăn uống thấp chất béo là yếu tố nguy cơ lớn nhất đối với lipid cao trong máu theo thời gian. Mô hình khẩu phần ăn uống, với sự mất cân bằng nội tại của nó về tiêu thụ chất vĩ mô dinh dưỡng, thực sự sẽ tăng nguy cơ bệnh tim mạch và đột quỵ. Trong thực tế, khẩu phần ăn uống ít chất béo không tạo ra những gì mà các chuyên gia y tế đã khẳng định. Nó không làm thấp hơn mức cholesterol trong máu của bạn. Có một khẩu phần ăn uống ít chất béo chính là lý do bạn sẽ có nồng độ cao triglycerides trong máu (hypertriglyceride) và mỡ trong máu cao, bao gồm cholesterol và triglycerides (hyperlipidemia). Theo quan điểm của tôi, một khẩu phần ăn uống thấp chất béo là yếu tố nguy cơ chính cho cuộc khủng hoảng béo phì ở Hoa Kỳ hiện nay.

Lý do là: mức độ lipid cao trong máu của bạn không phải là do các loại thực phẩm béo bạn đang ăn. Đó chính là do gan bạn làm ra chất béo hiện có trong máu bạn - quá trình này mà chúng ta sẽ thảo luận được biết đến như liver de novo lipid genesis. Lipid là hình thức chủ yếu của cơ thể để lưu trữ năng lượng quá mức.

Chúng ta hãy xem xét kỹ hơn quá trình này. Mỗi gram chất béo cung cấp 9 kcal cho mỗi gram năng lượng. Điều này có nghĩa là lượng năng lượng được lưu trữ trong chất béo hơn gấp đôi khả năng lưu trữ năng lượng của một trong hai carbohydrate hoặc protein: Mỗi chất chỉ cung cấp 4 kcal năng lượng cho mỗi gram. Khi bạn ăn quá nhiều, lượng calory quá mức - người tiêu thụ trên số lượng cần thiết cho nhu cầu hoán chuyển chất của bạn - sẽ được chuyển đổi thành chất béo bởi gan bạn. Quá trình chuyển đổi năng lượng dư thừa thành chất béo là lý do cho béo phì tăng lên và vòng eo hơn 2/3 cơ thể trong dân số Hoa Kỳ. Quá trình hoán chuyển chất của cơ thể bạn đang bị chiếm quyền để chỉ chuyển đổi năng lượng dư thừa thành chất béo.

Câu hỏi đặt ra là, "Tại sao cơ thể bạn lại muốn tạo thêm cholesterol ngay cả khi bạn đang được cho là ăn chất béo nhiều hơn là đầy đủ?" Có hai giải đáp cho câu hỏi này.

Gan bạn sẽ sản xuất các chất béo cần thiết khi nó nhận thấy có sự thiếu sót của chúng cho sức khoẻ. Theo một quan điểm tiến hóa, khả năng tạo ra chất dinh dưỡng cần thiết tại thời điểm khan hiếm là một cách chắc chắn để bảo vệ sự sống còn. Lý do đơn giản thứ hai là do số lượng calory được tiêu thụ. Khi bạn ăn nhiều calory hơn so với mức cơ thể bạn có thể sử dụng, gan bạn sẽ chuyển đổi những calory dư thừa thành chất béo. Các chất béo, phân tử lipids sau đó sẽ đi qua máu bạn để tụ về một chỗ: các tế bào chất béo quanh vòng eo của bạn. Tiền thân cho sự tổng hợp de novo của triglyceride và cholesterol là một sự phong phú của lượng calory được tiêu thụ.

Lượng calory quá nhiều thường do sự gia tăng tiêu thụ lượng carbohydrate, nhưng cũng có thể do tiêu thụ quá nhiều protein. Kết quả của việc đo cholesterol trong máu phản ảnh sự chuyển hóa triglyceride và các ứa đọng cholesterol của gan, điều này sẽ xảy ra khi quá nhiều calory được tiêu thụ.

Các loại thuốc điều trị sự tăng cholesterol trong máu được dùng vào buổi tối vì người ta tin rằng hầu hết các chuyển hóa cholesterol ứ đọng xảy ra vào buổi tối. Phương pháp này có hiệu lực bởi vì các chất thuốc được thiết kế để ức chế sự chuyển hóa cholesterol ứ đọng. Phương pháp này không liên quan gì đến sự ức chế các chất béo được hấp thu từ khẩu phần ăn uống của bạn. Bằng cách ức chế sự chuyển hóa cholesterol ứ đọng từ gan, mức độ cholesterols trong máu bạn được hạ xuống.

Khẩu phần ăn uống chất béo không là lý do chính cho một cá nhân có mỡ máu cao. Tại sao hầu hết các cá nhân có cao cholesterol trong máu? Có rất nhiều lý do nhưng có một giải đáp, trong một số trường hợp, là do một khiếm khuyết di truyền trong hệ thống vận chuyển của phân tử cholesterol LDL. Tuy nhiên, tôi suy đoán rằng lý do chính cho tăng lipids trong máu là do độ tăng của sự chuyển hóa cholesterol trong cơ thể bạn. Một lý do cho điều này xảy ra là do bạn dùng nhiều calory hơn so với nhu cầu cơ thể . Khi điều này xảy ra, ngoài năng lượng được sử dụng, năng lượng không được sử dụng sẽ bị lưu trữ là chất béo. Một lần nữa, hãy nhớ rằng những gì bạn ăn hoặc uống sẽ được phân hóa thành các chất vi mô và vĩ mô dinh dưỡng bao gồm chất béo, carbohydrate, protein, vitamin và khoáng chất. Calory dư thừa không được lưu trữ như protein hoặc bất kỳ số lượng đáng kể như đường, mà là chất béo qua gan bạn. Do đó, ăn một bữa với quá nhiều carbohydrate sẽ khiến calory được lưu trữ như glycogen, sau đó là chất béo. Chất béo là hình thức lưu trữ dài hạn lượng calory dư thừa của cơ thể bạn.

Một khẩu phần ăn uống đầy thực phẩm giàu carbohydrate có thể có hai tác động bất lợi. Đầu tiên là khẩu phần ăn uống này mất cân bằng và sẽ thiếu số lượng thích hợp của các protein cần thiết. Ảnh hưởng bất lợi thứ hai là ăn quá nhiều carbohydrates sẽ kích thích sự giải phóng insulin. Điều này thúc đẩy sự lưu trữ năng lượng carbohydrate như chất béo. Các chất béo được sản xuất bởi gan cuối cùng sẽ được lưu trữ trong mô mỡ. Tuy nhiên, trước khi nó được lưu trữ trong mô mỡ bạn, nó cần đi qua máu. Vì vậy, khi nhìn vào kết quả kiểm tra cholesterol trong máu, độ cao cholesterols thấy được có thể phản ảnh một khẩu phần ăn quá nhiều carbohydrate. Béo ra và béo phì với máu cao cholesterol thực sự là kết quả của một khẩu phần ăn với lượng quá nhiều carbohydrate calory.

Đối với cá nhân có máu cao cholesterol, đề nghị đương thời là cho ăn uống tránh những thực phẩm có cao chất béo như thịt tươi. Khuyến nghị này có thể giúp giảm mức độ cholesterol trong máu một người nếu lượng chất béo trong khẩu phần ăn uống là nguyên nhân duy nhất cho người có máu cao cholesterol. Tuy nhiên, đề nghị tránh thịt tươi đặt cá nhân vào nguy cơ lớn hơn của sự thiếu hụt protein. Hơn nữa, họ vẫn có thể còn cholesterol cao khi việc tránh chất béo trong thịt tươi không là một trần tình đầy đủ về máu cao cholesterol. Phần khác của trần tình này là ăn quá nhiều lượng carbohydrate.

Nghi vấn quan trọng hơn để hỏi ở đây là, "Có nguyên nhân khác gây ra xơ vữa động mạch (atherosclerosis) bên cạnh sự tiêu thụ carbohydrate dư thừa khiến gan sản xuất quá nhiều chất béo - hoặc theo y sĩ nói, đó là kết quả của sự chuyển hóa nội sinh làm tăng cholesterol trong máu?" Tôi tin là có. Tôi đề nghị là sự thiếu hụt protein và vitamin D cũng có thể đóng một vai trò cho sự gia tăng lượng lipid. Tôi sẽ bàn sau về những điều này trong thảo luận cho những nguyên nhân gây ra các bệnh tim mạch và thiếu vitamin D.

Vitamins và Khoáng Chất

Được phân loại là chất vi mô dinh dưỡng, vitamin và khoáng chất rất cần thiết cho một sức khoẻ phong phú. Bạn cần chất vi mô dinh dưỡng hàng ngày và sự sẵn sàng của chúng là thiết yếu. Không giống như chất vĩ mô dinh dưỡng, cơ thể bạn không có khả năng lưu trữ bất kỳ số lượng quá nhiều chất vi mô dinh dưỡng được tiêu thụ từ một bữa ăn. Chất vi mô dinh dưỡng sẽ được sử dụng hoặc bị thải ra ngoài. Số lượng cần thiết của một loại vitamin đặc biệt hay khoáng chất phụ thuộc vào nhu cầu chuyển hóa chất hàng ngày của một người. Vitamin tan trong béo là một ngoại lệ vì chúng có thể được lưu trữ trong các mô mỡ của bạn khi được tiêu thụ với số lượng quá nhiều. Tuy nhiên, theo thời gian, sự thiếu sót trong ăn uống hàng ngày sẽ làm cạn kiệt các kiểu lưu trữ này và lượng lưu trữ của vitamin tan trong béo không còn có thể đáp ứng nhu cầu của bạn.

Vai trò vitamin và khoáng chất trong sức khoẻ bạn phụ thuộc vào số lượng cụ thể của chính chúng khi được tiêu thụ. Khả năng mà bạn thiếu bất kỳ vitamin, khoáng chất cụ thể nào sẽ phụ thuộc vào các loại thực phẩm bạn ăn hàng ngày. *Ảnh hưởng có lợi cho sức khoẻ khi ăn loại thực phẩm như trái cây hoặc rau là do các vitamin, khoáng chất và các đặc tính chống oxy hóa mà chúng chứa đựng.*

Ảnh hưởng tốt cho sức khoẻ khi ăn trái cây và rau quả, với sự phong phú vitamin và khoáng chất của chúng thì vô tận, đặc biệt là khi sự tiêu thụ quá độ và độc tính từ các vitamin và khoáng chất trong thực phẩm là cực kỳ hiếm hoi. Cơ thể bạn có cơ chế để đối phó với sự tiêu thụ quá độ các chất vi mô dinh dưỡng, điều này rất độc đáo khác nhau so với sự quá mức tiêu thụ chất vĩ mô dinh dưỡng.

Sự quá độ tiêu thụ chất vĩ mô dinh dưỡng khiến cơ thể bạn lưu trữ năng lượng không sử dụng của chất này dưới dạng chất béo. Đối với các chất vi mô dinh dưỡng, cơ thể bạn có thể tự điều chỉnh số lượng các vitamin và khoáng chất cần thiết cho tiêu thụ hàng ngày, và sẽ bài tiết những gì nó không cần với ngoại lệ là các vitamin tan trong béo như vitamin A, D, E và K. Tuy vậy, ăn quá nhiều trái cây và rau quả vẫn có thể dẫn đến một tiêu thụ qúa độ calory đường, cho đến nay chuyện này không được nêu ra. Sự vụ này có thể không là một quan tâm vì hầu hết người Mỹ ăn quá ít trái cây. Tuy nhiên, các loại rau tiêu thụ nhiều nhất là khoai tây, ngô và các sản phẩm làm băng bắp (tất cả đều có carbohydrates cao).

Mặc dù hầu hết mọi người coi đậu Hà Lan và hạt đậu là rau, về mặt kỹ thuật chúng là rau đậu (legumes) và trái cây thuộc giống Leguminosae hoặc Fabaceae. Ví dụ của các rau đậu thông dụng là alfalfa, clover, peas, beans, lupines, mesquite, carot và đậu phộng. Rau họ đậu là loại thực phẩm thường được sử dụng bởi người ăn chay như là nguồn chất đạm (protein). Chúng là một nguồn không đầy đủ protein và cần phải được kết hợp với thức ăn khác để làm chúng thành trở thành một loại protein hoàn chỉnh.

Màu sắc của trái cây và rau quả có ích lợi vì các hóa chất thực vật tạo ra chúng và đặc tính chống oxy hóa của chúng. Hãy coi chất chống oxy hóa như các vitamin và khoáng chất giúp cơ thể loại bỏ các chất tồn tại (free radicals) được sản xuất trong quá trình thông thường của sửa chữa, thay thế, hoặc bảo trì tế bào. Chất tồn tại sau phản ứng cơ thể là các sản phẩm của sự chuyển hóa tế bào thông thường. Chất chống oxy hóa giúp bảo vệ tế bào từ các tác hại của các chất tồn tại này. Những tồn tại sau phản ứng cơ thể gây tổn hại đến tế bào bạn theo trong cách tương tự như "năng lượng tĩnh điện" có thể làm chập mạch điện một bản mạch điện tử.

Có các chỉ dẫn được xuất bản về lượng vitamin và khoáng chất mà người lớn nên dùng hàng ngày. Trong hầu hết các vitamin tổng hợp, lượng vitamin hay khoáng chất được xem như là một tỷ lệ phần trăm của lượng đề nghị cho phép hàng ngày (RDA). RDA cho hầu hết vitamin hoặc khoáng chất được tìm thấy trong vitamin tổng hợp, tuy nhiên, không là số lượng cần thiết cho sức khoẻ tối ưu. Lý do cho điền này là RDA thực sự là số lượng tối thiểu được xác định để ngăn chặn một căn bệnh hoặc dịch bệnh xảy ra và không cho sức khoẻ tối ưu.

Một ví dụ có thể là vitamin C. Hiện nay RDA cho vitamin C chỉ có 67 mg mỗi ngày. Sự thiếu hụt vitamin C gây bệnh scurvy, một căn bệnh xảy ra do thiếu sự hoán chuyển collagen. Một liều hàng ngày là 67 mg vitamin C mỗi ngày được cho là có thể ngăn chặn một người mắc bệnh scurvy. Vì vậy, 67 mg vitamin C là số lượng cần thiết hàng ngày và là 100% RDA đối với vitamin C. Tuy nhiên, tôi tin rằng liều lượng này rất ít hơn đáng kể số lượng cần thiết cho sức khoẻ tối ưu. Vitamin C là một chất chống oxy hóa và vì vậy, số lượng thực tế cần thiết là một lượng lớn hơn RDA đương thời.

Một vitamin khác được đề nghị với một số lượng không đầy đủ là vitamin D. Hiện hành RDA đối với vitamin D là 600 IU (đơn vị quốc tế) mỗi ngày cho người lớn. Đề nghị cho vitamin D ở mức độ trên, mà không có bất kỳ tác dụng tác hại từ ngộ độc vitamin D, là 4000 IU mỗi ngày. Có nhiều nghiên cứu hiện tại kết luận là số lượng này không đủ vì liều lượng thực tế cần thiết có thể lên đến 10.000 IU cho một số cá nhân.

Vitamin D được cảm nhận rộng rãi là vitamin của ánh nắng mặt trời bởi vì cơ thể ta có thể làm ra vitamin D từ ánh sáng cực tím B (UV-B) của mặt trời. Sự thật về vitamin D là mọi người làm việc 9-5 giờ trong sở, họ và những người khác, người ở nhà thì gần như chắc chắn thiếu vitamin D. Sự thịnh hành của thiếu vitamin D lên đến 80% người trưởng thành Mỹ. Trong New England Journal of Medicine, Michael F. Holick, MD, Ph.D., trình làng một bài tham luận trong đó ông kê khai một phạm vi rộng của các điều kiện liên quan đến thiếu hụt vitamin D, bao gồm cả bệnh tim mạch (cardiovascular), đái tháo đường (diabetes mellitus), bệnh đa xơ cứng (multiple sclerosis), và ung thư. Từ một phân tích meta (meta-analysis) của 18 lần thử nghiệm ngẫu nhiên cùng đối chứng về việc sử dụng thuốc bổ vitamin D, các nhà nghiên cứu kết luận rằng các cá nhân ngẫu nhiên được uống thuốc bổ vitamin D đã có thống kê giảm 7% tỷ lệ tử vong từ mọi nguyên nhân.

Ngoại trừ sự sử dụng hiện tại của vitamin D trong việc duy trì sức khoẻ của xương, tiềm năng rộng lớn cho sức khoẻ của nó tiếp tục được dùng chưa đúng mức. Tôi tin rằng vì nó là một chất vi mô dinh dưỡng quan trọng, rất xứng đáng có một cuộc thảo luận riêng biệt cho chính nó. Vì vậy, tôi muốn dành thời gian để thảo luận đầy đủ hơn vai trò của sự thiếu hụt vitamin D trong sức khoẻ con người. Tôi cũng sẽ cung cấp cụ thể bằng chứng sinh lý cho lý do tại sao thiếu hụt vitamin D là nguyên nhân gây ra các bệnh như loãng xương (osteoporosis) và suy yếu vì đói đường trong máu (impaired fasting glucose), hoặc một thuật ngữ mà mọi người có thể nghe đến nhiều hơn: "sự đối kháng insulin."

Trong chương tiếp theo, tôi sẽ thảo luận các đáng chú ý về bệnh của thiếu hụt vitamin D trong vai trò điều hoà cân bằng nội tại (homeostasis) của calcium và trong cái ít được biết đến hơn qua vai trò nhận tín hiệu hạt nhân (nuclear receptor signal). Ngoài ra, tôi sẽ cung cấp những ví dụ của các tác dụng tai hại gây ra bởi sự thiếu hụt vitamin D lên những bệnh nhân, họ dùng các loại thuốc thông thường được sử dụng như thuốc giảm cholesterol hoặc các thuốc tim nào đó.

Vitamin D

Vitamin tan trong béo (fat-soluble vitamin) có rất nhiều nếu bạn tiêu thụ chất béo từ động vật. Theo một quan điểm tiến hóa, các vitamin tan trong béo là một cách khéo léo để bảo tồn các vitamin dinh dưỡng thiết yếu cần thiết trong thời điểm khan hiếm. Tuy nhiên, giả định này chỉ đúng nếu bạn có một lượng đầy đủ của các vitamin tan trong béo đã được lưu trữ cho thời điểm khan hiếm. Điều này không luôn luôn đúng như trường hợp của vitamin D. Vitamin D là một vitamin tan trong béo và khi thiếu hụt xảy ra, sẽ phải tốn thời gian để nó được điều chỉnh vì kho dự trữ chất béo của bạn bị cạn kiệt. (Chất vi mô dinh dưỡng như khoáng sản và hầu hết các vitamin, ngược lại không được lưu trữ cho những khi khan hiếm. Các vitamin tan trong nước dư thừa được bài tiết qua thận, ruột.)

Thiếu hụt Vitamin D thì rất phổ biến. Khoảng 90% bệnh nhân tôi chăm sóc đều không đủ hoặc thiếu vitamin D. Điều này có nghĩa là mức độ vitamin D 25-OH trong huyết thanh họ ít hơn mức mà hiện tại được xác định là tối ưu cho sức khoẻ. Phát hiện sự thiếu hụt vitamin D là từ việc xét nghiệm máu có 25-hydroxy vitamin D. (Giá trị đúng về giới hạn dưới của vitamin D thay đổi tùy thuộc vào con số phòng thí nghiệm sử dụng.) Theo bác sĩ Michael Holick, chuyên gia y tế về vitamin D, một giá trị 32 ng/ml là giới hạn thấp hơn cho sức khoẻ tối ưu. Một mức độ cao hơn giới hạn này sẽ giúp bảo vệ chống lại sạn thận (hyperparathyroidism) cấp hai và các chứng bệnh nẩy sinh từ nó.

Tôi tin rằng lượng vitamin D 25-OH ít hơn 32 ng/ml tạo đầy nguy hại. Mức độ tối ưu của vitamin D 25-OH chưa được biết. Tuy nhiên, tôi tin rằng nó phải là ít nhất 70 ng/dl. Đối với tất cả bệnh nhân, tôi coi điều này là một ưu tiên để thảo luận về sự thịnh hành rộng rãi của thiếu hụt vitamin D và sự cần thiết để điều trị thiếu hụt này.

Một trong những câu hỏi phổ biến nhất mà tôi nhận được sau khi các bệnh nhân phát hiện ra họ không đủ hoặc thiếu vitamin D là: "Tại sao là mức vitamin D của tôi quá thấp?" Nói cách khác, "Tại sao thiếu hụt vitamin D phổ biến như vậy?" Giải đáp đơn giản cho câu hỏi này là hầu hết các cá nhân không ở bên ngoài dưới ánh sáng mặt trời tại lúc cần thiết để tổng hợp vitamin D.

Ta có được vitamin D từ hai nguồn. Đầu tiên là từ sự tổng hợp vitamin D khi tia sáng UV-B phát ra và thứ hai là từ các loại thực phẩm ta ăn. Từ một quan điểm về ăn uống, rất ít thực phẩm tự nhiên có vitamin D. Một số thực phẩm có như cá béo, dầu gan cá tuyết, và lòng đỏ trứng. Tôi đôi khi vui lòng ngạc nhiên rằng dầu gan cá tuyết là thứ một số bệnh nhân tôi đã dùng khi còn là trẻ em. Tôi thấy rằng thực phẩm là một nguồn nghèo vitamin D vì nhu cầu vitamin D hàng ngày cao hơn nhiều so với thực phẩm có thể tổng quát cung cấp. Vì vậy, để có đủ lượng vitamin D hàng ngày, thuốc bổ vitamin D thay vì tiếp xúc nhiều hơn với ánh sáng mặt trời UV-B là cách điều trị ưa thích của tôi.

Sự Tổng Hợp của vitamin D

Ta có thể tổng hợp vitamin D từ ánh sáng UV-B chiếu vào da ta. Sự tổng hợp Vitamin D xảy ra tại hai lớp bên trong của lớp biểu bì (epidemis) của ta.

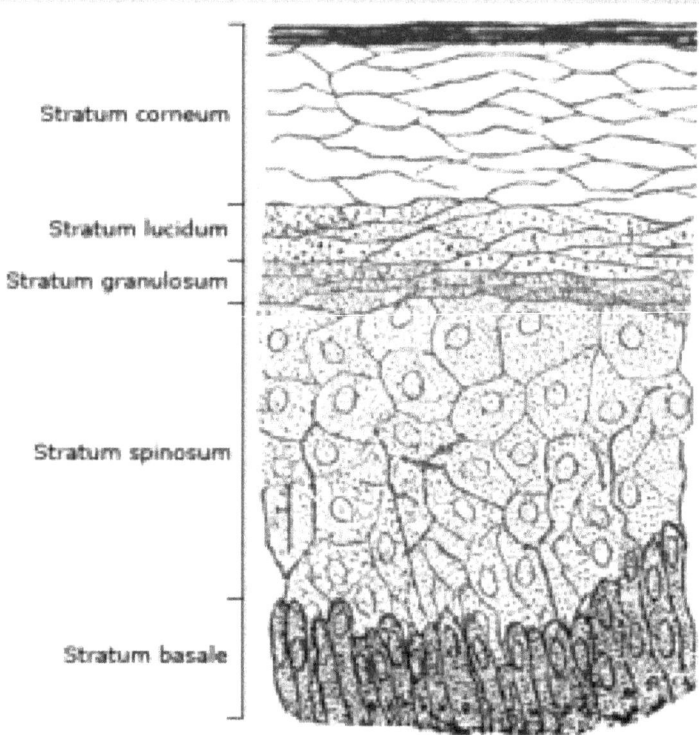

Stratum corneum

Stratum lucidum

Stratum granulosum

Stratum spinosum

Stratum basale

Các tầng lớp biểu bì của da. Sự sản xuất Vitamin D nhiều nhất trong tầng basale (lớp dưới) và tầng spinosum (lớp dầy nhất).

http://en.wikipedia.org/wiki/File:Skinlayers.png

Thời gian tiếp xúc với ánh mặt trời cần thiết để tổng hợp vitamin D là khoảng 10 đến 15 phút lên da mặt, tay, hay lưng ta. Việc tiếp xúc ánh sáng mặt trời cần phải được trực tiếp trên mặt da và không thông qua cửa kính, cửa xe, hoặc da bôi kem chống nắng. Cửa sổ và kem chống nắng sẽ làm cho ánh sáng mặt trời không hiệu quả cho quá trình tổng hợp vitamin D. Ngoài ra, nếu bạn có da ngâm ngâm đen hoặc lớn tuổi, bạn sẽ sản xuất ít vitamin D từ bất kỳ ánh nắng mặt trời, ngay cả khi bạn phơi đủ ánh sáng UV-B.

Sự tổng hợp vitamin D là một quá trình nhiều bước đòi hỏi sự tiếp xúc của da với bức xạ UV-B. Khi điều này xảy ra, một chuỗi phản ứng kích thích gan và thận để sản xuất các phân tử linh động 1-25 OH của vitamin D. Bất kỳ sự gián đoạn hoặc rối loạn nào trong quá trình nhiều bước này có thể khiến bạn thiếu vitamin D. Bức xạ cực tím UV-B cần thiết để kích hoạt sự tổng hợp vitamin D là khi mặt trời ở 45 độ trên đường chân trời cho người sống ở mực nước biển. Thời gian tối ưu của ban ngày tương ứng với 45 độ trên đường chân trời là từ khoảng 10 giờ sáng đến khoảng 4 giờ chiều .

Các yếu tố khác ảnh hưởng đến vai trò của bức xạ UV-B cho tổng hợp vitamin D phải liên hệ đến vị trí địa lý một người sống so với đường xích đạo. Kích thước của bức xạ tia cực tím B có hiệu quả để tổng hợp vitamin D là dưới 35 độ phía bắc của đường xích đạo. Cá nhân sinh sống ở 37 độ phía bắc của đường xích đạo -- một đường đại khái từ Richmond, Virginia đến San Francisco -- là các khu vực mà không có bất kỳ vitamin D tổng hợp từ tháng Mười đến tháng Hai bất kể khoảng thời gian tiếp xúc với ánh sáng mặt trời. Những người sống giữa 30 đến 35 độ vĩ độ, gồm cả New Mexico và Texas có không đủ ánh sáng mặt trời UVB cho hai tháng trong năm.

Vitamin D được gọi là vitamin nhưng nó thực sự có chức năng như một nội tiết tố (hormone). Nó được tổng hợp từ một phân tử cholesterol và có chức năng điều tiết nội tiết tố và gen. Bức xạ tia cực tím B lên da bạn kích hoạt sự tổng hợp vitamin D. Bạn cần có đủ lượng vitamin D mỗi ngày cho chức năng cụ thể của tế bào. Nếu bạn ở ngoài trời vào đúng thời điểm để tiếp xúc với tia cực tím B cho kích hoạt sự tổng hợp vitamin D, cơ thể bạn sẽ có nhiều hơn đủ vitamin D trong ngày. Nếu vitamin D được tạo ra trong ngày là không được sử dụng hết, cơ thể bạn có khả năng lưu trữ lượng dư thừa trong mô mỡ bạn.

Khi bạn không phơi nắng hàng ngày đầy đủ, cơ thể bạn sẽ không có đủ lượng vitamin D cần thiết cho nhu cầu hoán chuyển chất. Hậu quả từ không có khả năng tổng hợp đủ vitamin D cho một ngày hoặc cho một khoảng thời gian ngắn sẽ không đáng kể vì cơ thể bạn đã lưu trữ vitamin D dư thừa trong mô mỡ bạn. Tuy nhiên, theo thời gian, bởi vì tổng hợp không đầy đủ vitamin D hàng ngày cho cơ thể, bạn sẽ làm cạn kiệt vitamin D được lưu trữ trong mô mỡ. Cạn kiệt vitamin D trong mô mỡ bạn là bước đầu tiên của nhiều bước tiến đến các ảnh hưởng sức khoẻ có hại của sự thiếu hụt vitamin D.

Những Hậu Quả Bất Lợi Của Thiếu Vitamin D
1. Hypocalcemia (nồng độ calcium thấp) với sạn thận cấp hai
2. Sự suy giảm chức năng điều hành gen

Có hai hậu quả bất lợi của thiếu hụt vitamin D Đầu tiên là thông qua vai trò của vitamin D trong điều hoà calcium. Cái hình thức linh động của vitamin D, cái (1, 25-dihydroxyvitamin D3), là không thể thiếu cho tiến trình cân bằng calcium (calcium homeostasis) (sự thăng bằng). Các 1, 25-dihydroxyvitamin D3 tác động lên ruột, thận, và xương, để điều chỉnh sự cân bằng calcium. Hơn nữa, bằng chứng cho thấy sự hiện diện của các thụ thể (bộ phận cảm nhận – receptors) về 1, 25-dihydroxyvitamin D3 có trong gần như mọi loại tế bào cơ thể. Sự thiếu hụt của các linh hoạt 1, 25-dihydroxyvitamin D3 có thể ảnh hưởng đến sự thăng bằng calcium ở mỗi một tế bào, và có khả năng dẫn đến sự "tương đối" thiếu cân bằng calcium trong máu (nồng độ thấp bất thường calcium trong máu). Các thể linh động của vitamin D cũng rất quan trọng để điều hòa sự hấp thụ calcium qua ăn uống.

Thiếu hụt vitamin D có tác dụng kích thích tuyến cận giáp (parathyroid glands) của bạn dẫn đến sạn thận cấp hai (một mở rộng của một hoặc nhiều tuyến cận giáp, gây ra sản xuất quá nhiều hóc môn, khiến máu có mức độ cao calcium). Các tác dụng có hại cho sức khoẻ của thiếu hụt vitamin D là từ mức calcium thấp (hypocalcemia) với kết quả của sự thiếu hụt và sạn thận cấp hai do hậu quả từ sự khởi đầu của mức calcium thấp.

Ảnh hưởng bất lợi thứ hai của thiếu hụt vitamin D là thông qua vai trò của vitamin D trong việc điều hòa gen. Các linh hoạt phân tử 1-25 OH vitamin D, như bạn có thể nhớ, có liên quan đến việc điều hòa gen. Trong thảo luận về vai trò vitamin D trong việc điều hòa gen, tôi sẽ giải thích tại sao sự suy yếu của chức năng điều hoà gen của các linh động vitamin D có thể là một nguyên nhân của sự kháng insulin, suy giảm đường trong màu, và béo phì.

Nếu không có các linh hoạt vitamin D hoạt động trên ruột, sự hấp thu calcium trong ruột bị ức chế. Sự hấp thu calcium trong ruột bị giảm sẽ tạo ra một trạng thái calcium thấp (hypocalcemic). Tuy nhiên, trước khi sự thấp calcium có thể hoàn toàn xảy ra, cơ thể bạn sẽ tiết ra hormone của tuyến cận giáp. Secondary hyperparathyroidism sau đó sẽ khởi động các tế bào ossteoclasts của xương bạn (các tế bào hấp thụ lại xương) để bắt đầu phá vỡ xương bạn cho lượng calcium cần thiết.

Nhưng đây là điều đanh đá (kicker): Ngay cả khi sự thiếu hụt vitamin D trầm trọng tồn tại, độ calcium trong huyết thanh bạn sẽ vẫn bình thường. Lý do cho việc này là secondary hyperparathyroidism sẽ tác động trên bộ xương bạn vì nó là cái hồ tự nhiên chứa calcium của cơ thể bạn.

Trong thực hành bệnh xá, nguyên nhân và hiệu quả giữa thiếu hụt vitamin D và bệnh loãng xương không được công nhận. Trên thực tế, nếu một người xem xét đến năm yếu tố nguy cơ hàng đầu cho bệnh loãng xương (ostiopolosis), tôi có thể cho bạn biết rằng thiếu hụt vitamin D không có trong danh sách đó. Tôi tin rằng thiếu hụt vitamin D thì nhiều hơn là "chỉ một yếu tố nguy cơ," mà là nguyên nhân thực tế cho thiếu xương và loãng xương. Thực sự, thiếu hụt vitamin D có thể là nguyên nhân gây ra rất nhiều bệnh "tuổi tác" - liên quan đến bệnh cơ xương khớp thoái hóa (degenerative musculoskeletal disease) mà ta mắc phải khi già đi.

Vì lý do này, bệnh loãng xương khi được chẩn đoán, thử nghiệm đầu tiên nên được thi hành (sau khi phân hình mật độ xương, mất xương được tiết lộ) là mức độ vitamin D của bệnh nhân. Tuy nhiên, tôi thấy thử nghiệm này rất hiếm được thực hiện ở bệnh xá. Thay vào đó, bệnh nhân được gợi ý một cách thủ tục là nên uống thuốc bổ calcium với vitamin D thêm vào, và bisphosphonates nếu bác sĩ cảm thấy thích ứng. Trong khi khuyến nghị này là điều bình thường, nó bỏ sót sự cần thiết phải phát hiện và điều trị cái khiếm khuyết chính - hoặc là căn nguyên như tôi muốn nghĩ như vậy - một sự thiếu hụt vitamin D. Giải quyết thiếu hụt vitamin D có nhiều khả năng dẫn đến một cải tiến lớn cho mật độ xương. Vì không có đầy đủ các linh động vitamin D, calcium được tiêu thụ sẽ không được hấp thụ đầy đủ. Đề nghị trợ cấp hàng ngày hiện tại (RDA) của vitamin D chỉ là 600 IU một ngày cho người lớn. Số lượng này rất nghiêm trọng không đủ cho hầu hết người lớn và đặc biệt là những người đã có triệu chứng của thiếu xương hoặc loãng xương. Hầu hết người bị thiếu xương và loãng xương có thể dùng vitamin D quá ít để khắc phục sự thiếu hụt vitamin D hiện hữu. Lý do cho điều này là liều vitamin D dùng mỗi ngày lại thậm chí không đủ liều cho yêu cầu hàng ngày duy trì sức khoẻ, hãy có để cập riêng chỉ cho sự thiếu hụt hiện hữu này.

Một trong năm yếu tố nguy cơ hàng đầu cho thiếu xương (mật độ khoáng chất của xương thấp hơn bình thường) và loãng xương là di truyền vì cả hai dường như bị truyền trong gia đình của một người. Ví dụ, nếu bạn bị loãng xương và mẹ lẫn bà ngoại bạn cả hai đều bị vậy, bạn có cơ hội được cho biết là bệnh loãng xương "truyền trong gia đình bạn." Nói rằng một bệnh tật truyền trong gia đình của một người là để ám chỉ rằng nó là di truyền. Tôi tin rằng di truyền không phải là lý do tại sao loãng xương thường xảy ra. Việc thiếu sự công nhận của thiếu hụt vitamin D và các hiệu ứng sức khoẻ của nó đã làm một căn bệnh như loãng xương được coi như nó được xác định bởi di truyền. Ngược lại, tôi tin rằng loãng xương là không bị thừa kế, nhưng là biểu hiện qua hiệu ứng của sự thiếu hụt vitamin D. Đó là do thiếu các linh động vitamin D cần thiết cho điều hòa calcium thích hợp.

Việc sử dụng bisphosphonates cho bệnh nhân bị loãng xương là phổ biến. Trong thực hành lâm sàng, bisphosphonates là một loại theo toa thuốc được sử dụng để điều trị bệnh loãng xương. Triệu chứng phổ biến trải qua cho các cá nhân sử dụng một trong các bisphosphonates là đau khớp xương (đau khớp) và ngay cả chết xương (chết mô xương). Tôi tin rằng đau khớp và xương chết là do sự gia tăng trầm trọng các tác động của thiếu hụt vitamin D qua sử dụng bisphosphonates. Khi bisphosphonates có hiệu lực ức chế các tác động của osteoclasts, thuốc này lại có thể làm trầm trọng thêm trạng thái thấp calcium hiện hữu trong một bệnh nhân bị thiếu hụt vitamin D. Thấp calcium, như chúng ta đã thảo luận, dẫn đến secondary hyperparathyroidism. Secondary hyperparathyroidism gây loãng xương (làm mềm xương) và chỉ dấu như đau xương âm ẩm và yếu nơi đầu cơ bắp . Ảnh phóng xạ của bệnh nhân bị loãng xương cho thấy mật độ khoáng xương thấp hơn bình thường (xương teo).

Sự có thể trở nên nghiêm trọng, đôi khi suy nhược xương, khớp, và / hoặc đau cơ xương ở những bệnh nhân dùng bisphosphonates được biết đến trong một lá thư cảnh báo của FDA ngày 7/1/2008 cho các bác sĩ; ngày 30/11/2010, FDA đã gửi một lá thư khác cho bác sĩ cảnh báo rằng các bệnh nhân ung thư dùng bisphosphonates nhất định nào đó có nguy cơ cao hơn trong phát triển sự chết của xương hàm (hoại tử xương hàm). Vấn đề với loại thư cảnh báo này là bác sĩ vẫn không hay biết gì đến ngụ ý của cảnh báo này về loại bisphosphonates của thuốc chống loãng xương.

Trong một trạng thái thiếu vitamin D, yêu cầu calcium của cơ thể thường xuyên vượt quá lượng calcium có sẵn. Khi điều này xảy ra, cơ thể bạn cố gắng để duy trì một mức bình thường huyết thanh calcium thông qua secondary hyperparathyroidism. Tuy nhiên, khi secondary hyperparathyroidism cố gắng sửa chữa một trạng thái cacium thấp tương đối, lượng calcium cao tạm thời ngoài ý muốn và phosphate cao có thể là hậu quả. Hiệu quả y tế bất lợi từ calcium / phosphate ở mức độ cao không thường xuyên được công nhận là bị gây ra bởi thiếu hụt vitamin D. Bệnh nhân bị sạn thận, suy thận, và người phải lọc máu, thường xuyên biểu lộ sự hiện diện của hydroxyapatite cao, một khoáng sản chủ yếu được tìm thấy trong xương và răng. Tương tự như vậy, hydroxyapatite có trong dịch khớp xương của 50% bệnh nhân bị viêm khớp xương (osteoarthritis). Tôi tin rằng kết quả của secondary hyperparathyroidism qua sự thiếu hụt vitamin D có thể gây ra tình trạng được gọi là viêm khớp xương.

Những dấu hiệu và triệu chứng khác của secondary hyperparathyroidism bao gồm các biểu hiện thuộc sự tiêu hóa, chẳng hạn như đau bụng khơi khơi và rối loạn dạ dày. Tăng acid dạ dày có thể bị ợ nóng, viêm dạ dày, hoặc loét. Sự thành công của thuốc ức chế acid, chẳng hạn như H2 blockers hoặc PPI, trong việc giúp đỡ bệnh nhân bị bệnh "axit bị tăng không triệu chứng (increased acid disease live symptom-free)" không thể phủ nhận được. Tuy nhiên, bệnh nhân thường bị tái phát các triệu chứng này khi ngưng dùng các loại thuốc ấy. Do đó một số bệnh nhân đòi hỏi sử dụng liên tục một loại thuốc ức chế acid với thời gian vô hạn định. Mối liên hệ giữa secondary hyperparathyroidism và các triệu chứng tiêu hóa nêu lên sự mất cân bằng trong quá trình trao đổi chất calcium như là một tiềm năng căn bản cho ợ nóng, viêm dạ dày, và / hoặc lở loét.

Một ảnh hưởng bất lợi của secondary hyperparathyroidism từ sự thiếu hụt vitamin D có thể được nhìn thấy, nhưng thường vẫn không được công nhận là bệnh tim mạch (cardiovascular disease), chẳng hạn như tăng huyết áp (hypertension) và đặc biệt, bệnh vôi hóa động mạch (arterial calcification). Calciphylaxis là một hội chứng của mô chết (tissue necrosis) do bệnh vôi hóa động mạch. Bệnh nhân bị bệnh thận (renal disease) giai đoạn cuối đang sống với phương pháp thay máu (hemodilysis) thường có calciphylaxis. Sự phát sinh bệnh của calciphylaxis thì không rõ ràng, nhưng có hai yếu tố nguy cơ liên hệ được là hyperparathyroidism và một sản phẩm calcium-phosphorous bị cao. Khi ta già, vôi hóa động mạch là phổ biến. Các giảng dạy truyền thống cho rằng nguyên nhân của vôi hóa động mạch liên quan đến quá trình lão hóa là thứ yếu so với nồng độ trong máu cao chất béo (hyperlipidemia), và vôi hóa động mạch do nồng độ trong máu cao chất béo là xơ vữa động mạch. Tuy nhiên, trong đời sống của một cá nhân với thiếu hụt vitamin D, người ta có thể hỏi, "Có thể vôi hóa động mạch dẫn đến một mức độ nào không phải từ mỡ trong máu cao, nhưng từ những yếu tố nguy cơ tương tự như calciphylaxis hay không?"

Sản phẩm calcium-phosphorous cao thường không phải là một điều kiện liên quan với secondary hyperparathyroidism, trừ trường hợp có thận làm việc bất bình thường và tertiary hyperparathyroidism. Tuy nhiên, có thể trạng thái của thiếu hụt nghiêm trọng vitamin D đưa đến một hình ảnh tương tự hay không? Lý thuyết của tôi là viêm xương khớp, loãng xương, GERD, và cao huyết áp có thể được liên kết trực tiếp đến sự thiếu hụt vitamin D thông qua secondary hyperparathyroidism.

Thuốc Thang và Sự Thiếu Vitamin D Deficiency

Cho một bệnh nhân thiếu vitamin D, loại thuốc nào đó phải được sử dụng cẩn thận. Như thảo luận trước đó, sử dụng bisphosphonates có thể làm hypocalcemia trở nên tồi tệ hơn, gây đau cơ xương, và các triệu chứng về khớp xương cho bệnh nhân thiếu vitamin D. Như vậy, điều để có thể tránh được các hậu quả bên lề liên quan đến việc sử dụng một số thuốc trong tình trạng thiếu vitamin D, cũng nới dài đến các loại thuốc khác -- các thuốc men thuộc loại thuốc được gọi là "thuốc giảm mỡ (statins)."

Xu hướng cho một số thuốc hạ cholesterol gây ra các tác hại phụ như bệnh rối loạn cơ bắp (myopathy) (bệnh bắp thịt không phải do một rối loạn thần kinh), gan hoạt động bất thường, và hủy hoại bắp thịt xương (rhabdomyolysis) (sự nhanh chóng, có khả năng tai hại gây tử vong cho bắp thịt xương vì chấn thương mô cơ) thường được quy cho cái cách mà các loại thuốc này được chuyển hóa qua hệ thống cytochrome P450 enzyme của gan - - đặc biệt, sự chuyển hóa chất qua CYP3A4 enzyme. Thuốc nằm trong thể loại này, được gọi là "thuốc giảm mỡ," được liên quan đến với một nguy cơ đau bắp thịt (đau cơ), gan nhiễm độc (tổn thương chất hóa học làm gan hoạt động), và hủy hoại bắp thịt xương.

Dưới sự hiện diện của các chất cạnh tranh sử dụng cùng cách của cytochrome P450, sự phân hủy của một trong những loại thuốc này bị hạn chế. Sự trở ngại này tạo ra một nguy cơ của hậu quả bị nối dài hoặc làm tăng mức độ của thuốc. Ví dụ, tiêu thụ nước ép bưởi bởi bệnh nhân đang hàng ngày dùng 80 mg lovastatin hoặc 60 mg của simvastatin khiến cấp độ thuốc tăng 15 lần. Một mức độ cao hơn của các thuốc làm giảm cholesterol này nên được coi là một khả năng lớn hơn cho loại thuốc này để ức chế sự chuyển hóa cholesterol. Có khả năng hơn để ức chế sự chuyển hóa cholesterol không thể là một kết quả mong muốn, vì cholesterol không thể thiếu để tổng hợp acid cho mật gan và phục vụ như là một tiền chất để tổng hợp vitamin D.

Các thuốc giảm mỡ có thể ảnh hưởng đến mức độ vitamin D qua việc làm thấp hơn mức độ của acid mật gan và lượng cholesterol, một tiền chất của vitamin D. Độ giảm càng lớn của acid mật gan, càng làm thấp hơn các cơ hội để việc tiêu thụ vitamin D bổ sung sự thiếu hụt đã đang hiện diện ở mức cơ bản. Do đó, các thuốc giảm mỡ có thể gây ra một thiếu hụt lớn hơn, từ đó dẫn đến các triệu chứng liên quan với tình trạng thiếu nghiêm trọng của các linh động 1, 25-dihydroxy vitamin D3. Hypocalcemia gây bệnh rối loạn cơ bắp (bệnh bắp thịt); chứng tăng phosphate huyết (tăng nồng độ phốt phát vô cơ trong máu) từ secondary hyperparathyroidism có thể gây tiêu hủy cơ xương (phá hủy nhanh chóng của cơ xương). Các hậu quả của thiếu hụt vitamin D giải thích các tác dụng phụ liên quan với các loại thuốc hạ cholesterol.

Một cách khác mà các thuốc hạ cholesterol có thể ảnh hưởng đến mức độ vitamin D là do ức chế sự tổng hợp acid mật gan thông qua sự kềm chế của một phân họ thuộc hệ thống cytochrome P450, CYP27, hệ thống này chịu trách nhiệm tổng hợp acid mật gan. Các tác động qua lại được biết không giống như thuốc-từ-thuốc, thuốc-từ-thực phẩm, hoặc thuốc-từ-dung dịch, chẳng hạn như QT-prolongations, là do sự biến đổi của cân bằng calcium.

Thiếu hụt vitamin D đang bắt đầu phổ biến. Trong chương này, tôi đã cố gắng làm sáng tỏ cơ chế tác động của sự thiếu hụt vitamin D đối với sức khoẻ của xương, và sẽ thăm dò sự có thể liên kết đến béo phì, mỡ trong máu cao và kháng insulin trong các chương tiếp theo. Các thông tin về hypocalcemia và secondary hyperparathyroidism là sự thực. Trình bày của tôi về cơ chế của một số thuốc được biết đến và có tác dụng phụ bất lợi, đều liên quan đến kiến thức về hậu quả của thiếu hụt vitamin D, đặc biệt là sự biến đổi của cân bằng calcium.

Mục tiêu của tôi khi nhấn mạnh các tác động sức khoẻ của vitamin D là để làm nổi bật các liên hệ bị bỏ sót giữa sự thiếu hụt vitamin D và các bệnh y tế khác cùng các dịch bệnh. Rõ ràng là điều trị sự thiếu hụt vitamin then chốt này có thể không chỉ có kết quả trong cải thiện sức khoẻ, nhưng có thể giúp ngăn ngừa một loạt các bệnh mãn tính gây suy nhược.

Tế Bào

Trong cố gắng để hiểu làm thế nào khẩu phần dinh dưỡng ảnh hưởng đến sức khoẻ bạn, điều quan trọng là hiểu được tế bào của con người hoạt động ra sao. Tôi sẽ chỉ đề cập sơ về một số dữ kiện cơ bản để bạn có thể cảm kích những kỳ diệu của nó. Hãy tin khi tôi nói rằng một sự hiểu biết đầy đủ về một tế bào sẽ là bước đầu tiên để hiểu được sự phức tạp của cơ thể con người. Một kỳ diệu nhỏ mà tôi không tự cho là đã hiểu hoàn toàn các hoạt động trong tế bào con người.

Khi bạn soi gương, cái phản ánh bạn thấy là một công trình mạng lưới được tổ chức rất phức tạp của các tế bào. Những tế bào này ăn khớp với nhau để đưa ra một hình tượng mà bạn nhận là chính mình. Nếu bạn phân tích những gì bạn được tổng hợp qua một kính hiển vi có năng lực cao, câu trả lời sẽ là các tế bào. Tất cả chúng ta được tổng hợp bởi khoảng 10 nghìn tỷ tế bào. Trong suốt cuộc đời, con người trung bình trải qua các khoảng 10^{16} sự phân chia của tế bào. Mỗi ngày có khoảng 10^{11} tế bào được phân chia và phát triển . Các tế bào lớn nhất có đường kính khoảng 100 micron. Một tế bào có đường kính 100 micron dày như một sợi tóc con người.

Hầu hết các tế bào nhỏ hơn nhiều so với đường kính của sợi tóc con người và có lẽ chỉ là một phần mười đường kính của tóc bạn (10 micron). Để cung cấp cho một ít quan điểm về số lượng tế bào có trong cơ thể ta - ước tính 10 nghìn tỷ tế bào - đây là một ví dụ. Nghìn tỷ là 1000 tỷ. Có khoảng hai hoặc ba tỷ tế bào trong ngón út của chân bạn.

Tất cả mọi thứ từ thời điểm thụ thai bạn cho đến chết đều xảy ra ở cấp độ tế bào. Các tế bào được gọi là tế bào nhân chuẩn (eukaryotes). Một tế bào có màng bao nhân (eukaryotic) là một tế bào có một hạt nhân được bao quanh bởi màng riêng của mình. (Điều này khác với các tế bào không màng bao (prokaryote) chẳng hạn như một tế bào vi khuẩn. Tế bào prokaryote không có một màng bao quanh hạt nhân của nó. Tế bào prokaryote cũng còn thiếu cấu trúc quan trọng khác được tìm thấy trong một tế bào nhân chuẩn.) Khi một hoặc nhiều tế bào nhân chuẩn đến với nhau, chúng hình thành các tế bào đa bào. Các tế bào đa bào bao gồm các tế bào epithelia, các tế bào mô liên kết, các tế bào cơ, và cuối cùng là các tế bào thần kinh. Những loại tế bào khác nhau này phục vụ như là một phần quan trọng trong việc hình thành một hệ thống cao hơn từ một tế bào đơn đến các mô, các bộ phận nội tạng, và sau đó hệ thống của nội tạng.

Tế bào hình thành các tế bào đa bào được chuyển hóa từ những khác biệt của các tế bào gốc (stem cell) có khả năng trở thành một tế bào hoàn chỉnh. Tế bào gốc có thể biệt hóa thành khoảng 200 loại tế bào khác nhau. Một số ví dụ về những gì tế bào gốc có thể biến thành là tế bào cơ, tế bào da, tế bào xương và tế bào thần kinh.

Tế bào gồm một vỏ bên ngoài được gọi là màng nhầy tế bào. Màng tế bào này được hình thành từ các phospholipid, protein và các phân tử cholesterol. Màng ngăn cách những gì được coi là bên ngoài tế bào so với cái chứa đựng bên trong của tế bào.

Trong màng tế bào có một chất lỏng được gọi là tế bào chất (cytoplasm). Tế bào chất bao gồm khoảng 70% nước, với 30% là organlles và protein. Nước là một chất dinh dưỡng quan trọng cần thiết cho cuộc sống bởi vai trò chủ yếu của nó trong rất nhiều các phản ứng hoán đổi chất cần thiết cho đời sống. Để cho phản ứng của tế bào xảy ra, nước thường là chủ yếu hoặc là một sản phẩm của phản ứng hoán đổi chất. Nước được sử dụng cho sự hình thành của chất xương (peptide bonds), chất xương này dùng để giữ các axit amino trong protein với nhau. Một phản ứng hóa học khiến nước là một sản phẩm thì thuộc chu trình Krebs (cách phổ biến để ôxi hóa các phân tử nhiên liệu). Trong việc chuyển đổi glucose trong cơ thể bạn thành năng lượng dùng được của ATP trong chu trình Krebs, các phân tử nước được hình thành.

Tại bất kỳ thời điểm nào, các loại enzymes khác nhau đều đang làm việc bên trong các tế bào của cơ thể bạn. Hiểu biết về các chức năng đa dạng của enzymes là rất quan trọng để hiểu các tế bào. Vi khuẩn E. coli, có khoảng 1.000 loại enzymes khác nhau trong tế bào chất của nó. Các enzymes đóng một chức năng đa dạng trong tế bào, chẳng hạn như hỗ trợ trong phản ứng hoán đổi chất. Mục đích của enzymes của tế bào là cho phép tế bào thực hiện rất nhanh chóng nhiều phản ứng hóa học. Trong thực tế enzymes là các protein cho phép các phản ứng hóa học xảy ra với một tốc độ nhanh hơn. Nếu không có sự giúp đỡ từ các enzymes, vài phản ứng hóa học nào đó sẽ không xảy ra tại lúc khởi đầu. Các phản ứng hóa học mà các enzymes thực hiện cho phép các tế bào tổng hợp các phân tử mới hoặc để phá vỡ các phân tử hiện có. Điều này giải thích như thế nào tế bào có thể phát triển và sinh sản.

Mặc dù các enzymes là các protein, chúng cụ thể hơn là các chuỗi axit amino. Axit amino là các khối xây dựng cơ bản làm thành protein. Protein là mối nối của một chuỗi từ hàng trăm đến hàng ngàn các axit amino liên kết với nhau bởi peptite bonds. Mỗi protein có một đặc tính độc đáo, cụ thể phụ thuộc vào trình tự của các axit amino. Một protein có thể sắp xếp thành các hình dạng độc đáo tùy thuộc vào trình tự ra sao của các chuỗi axit amino. Mỗi protein với hình dạng độc đáo của nó cho phép nó hoạt động như một loại enzyme để thực hiện phản ứng hóa học cụ thể. Có lẽ cách tốt nhất để nói là: Các enzyme là chất xúc tác cho những phản ứng hóa học cụ thể, để tốc độ của một phản ứng xẩy ra hiệu quả và với một tốc độ nhanh hơn. Đặc tính di truyền của bạn hoặc DNA xác định những trình tự của các axit amino. Những tổng hợp của bất kỳ enzyme nào cần thiết trong cơ thể bạn phụ thuộc vào chức năng của chúng và kế đó có lẽ là sự hiện hữu của các axit amino khác nhau trong các enzymes. Các khía cạnh của điều không có một amino axit cụ thể cần thiết cho sự tổng hợp của một protein có thể không được quan tâm. Trong y khoa thực hành, những thiếu sót các axit amino cần thiết cho sự tổng hợp protein sẽ không được nhận thấy như là một sự thiếu khả năng cấu tạo một loại enzyme nhất định nào. Trong thực tại, những tình huống vừa mô tả trên sẽ xảy ra và biểu hiện như là những nhạy cảm cho ốm đau hoặc là một dịch bệnh nếu chúng trở thành mãn tính.

Axit amino là các phân tử nhỏ, chúng hoạt động như các khối xây dựng cho bất kỳ protein nào. Nếu không có các axit amino hay không đúng số lượng cần thiết, sự tổng hợp protein bị hạn chế và giới hạn. Thực tế này ảnh hưởng trực tiếp đến sức khoẻ và sự lành mạnh của cơ thể bạn.

Tại trung tâm của tế bào là một chất có màng bao gọi là hạt nhân. Hạt nhân chứa đựng các genes của tế bào, và nó là chất di truyền, đó là bản mã của bạn là ai. Mỗi một trong số 10 nghìn tỷ tế bào có hạt nhân của bạn đều có bản mã này. Hạt nhân chứa các hướng dẫn cho tất cả các chức năng tế bào trong cơ thể bạn. Hạt nhân cũng có các hướng dẫn sẽ chi phối tuổi thọ của mỗi tế bào. Các hướng dẫn nằm trong hạt nhân xác định khi nào tế bào này sẽ phân chia và khi nào nó sẽ ngừng phân chia và đi đến sự chết tế bào, gọi là tế bào tự hủy (apoptosis).

Tất cả các chương trình cho sự tổng hợp các loại enzyme khác nhau cần thiết cho cuộc sống, nằm trong nhân tế bào hay DNA (deoxyribonucleic acid). DNA là chất di truyền, nó lập chương trình cho tất cả các protein cần thiết của cuộc sống. Nó bao gồm chuỗi axit nucleotide, tương tự như các axit amino đã kết hợp ra một protein. DNA trong các tế bào bạn gồm bốn nucleotide hoặc những cơ bản. Hãy tưởng tượng rằng các genes bạn gồm một bảng chữ cái chỉ có bốn chữ khác nhau. Những nucleotides lập ra các thông điệp cần thiết cho một tế bào để tạo protein và các nhiệm vụ khác như sự phân chia tế bào.

Một tế bào prokaryote như là một tế bào E. coli có DNA kích thước dài khoảng 4 triệu nucleotide. Nếu bạn kéo căng ra DNA của một vi khuẩn E. coli, một DNA duy nhất này sẽ dài khoảng 1,36 mm. Kích thước này đáng kể dài hơn các vi khuẩn - khoảng 1.000 lần. Trong tế bào vi khuẩn, các sợi DNA cuốn với nhau như một quả bóng. Sợi hạt nhân DNA của con người dài khoảng 3 tỷ nucleotides, hoặc hơn gần 1.000 lần một vi khuẩn E. coli. Một sợi DNA của con người dài hơn một vi khuẩn DNA và không thể được cuốn lại như quả bóng giống vi khuẩn. Tuy nhiên, thay vì sắp xếp DNA bạn giống như quả bóng, DNA của con người là một mô hình xoắn ốc đôi, giống như một chiếc thang. Ngoài ra, để làm cho chiều dài của genes bạn "dễ quản lý," chuỗi xoắn kép không là một sợi dài duy nhất mà được cắt thành 23 đường cấu trúc gọi là nhiễm sắc thể (chromosomes). Sự sắp xếp này cho phép DNA của tế bào con người được thu gọn chặt chẽ vào nhân tế bào.

Não bạn được tạo bởi khoảng 100 tỷ tế bào thần kinh, được gọi là tế bào thần kinh. Những tế bào thần kinh có thể nhận và truyền các tín hiệu điện. Mỗi tế bào thần kinh chia sẻ những đặc điểm tương tự và có phần tử giống như bất kỳ tế bào khác trong cơ thể bạn. Trong thực tế, các bộ phận tạo nên tế bào thần kinh bạn có lẽ giống như bất kỳ loài động vật khác sống trên trái đất này.Các phân biệt giữa tế bào thần kinh và các tế bào khác trong cơ thể bạn là: 1) chiều dài của các tế bào thần kinh và 2) tuổi thọ của tế bào thần kinh. Những khác biệt này phân biệt chúng với các loại tế bào khác trong cơ thể bạn.

Một tế bào thần kinh có ba phần cơ bản: một cơ thể tế bào, dây trục thần kinh (axon), và dendrites hay đuôi dây thần kinh. Cơ thể tế bào là phần có tất cả các thành phần cần thiết của tế bào, chẳng hạn như hạt nhân (trong đó có chứa DNA), lưới nội chất (endoplasmic) và ribosome (để xây dựng protein) và ty thể (mitochondria) (để làm ra năng lượng). Axon là sợi cáp dài biểu hiện chiều dài thân tế bào, nó đem các thông điệp điện như nhịp đập thần kinh hoặc các có thể hành xử dọc theo chiều dài tế bào.

Tùy thuộc vào loại tế bào thần kinh, các axons được bao phủ bởi một lớp mỏng myelin, tương tự như nhựa cách điện quanh dây điện. Myelin được tạo bởi các phân tử chất béo như cholesterol và axit béo omega 3. Myelin giúp tăng tốc độ truyền tải của một xung động thần kinh xuống các axons dài. Tế bào thần kinh có bọc myelin thường được thấy trong các dây thần kinh ngoại vi (tế bào thần kinh cảm giác và vận động), trong khi các tế bào thần kinh không bọc myelin được tìm thấy trong não và tủy sống.

Dendrites hoặc đuôi dây thần kinh rất nhỏ, giống như một chi nhánh từ thân tế bào, để kết nối một tế bào thần kinh đến một tế bào thần kinh khác. Điều này cho phép các tế bào thần kinh liên lạc với nhau hoặc để cảm nhận môi trường. Dendrites ở một hoặc cả hai đầu của thân tế bào. Các tế bào thần kinh não bộ là các nối kết không thay đổi (hard-wired connections), giống như một máy tính hoặc nhà được sắp xếp hệ thống dây điện. Trong trường hợp của não bộ, các nối kết là bởi tế bào thần kinh, chúng kết nối các yếu tố nhận được qua cảm giác và thành quả của dây thần kinh vận động (motor outputs) với các trung tâm ở các thùy (lobes) khác nhau của vỏ não (cortex). Ngoài ra còn có các kết nối giữa các trung tâm vỏ não này và các bộ phận khác của não.

Tế bào tự hủy là một từ ngữ sinh học được sử dụng để chỉ sự chết tế bào. Một tế bào có thể chết theo một trong ba cách. Đầu tiên là qua quy trình cho cái chết tế bào. Thứ hai là do tế bào yểu tử (necrosis) -- cái chết sớm của tế bào và của các cơ mô còn sống do chứng thiếu máu cục bộ (ischemia) (một hạn chế trong việc cung cấp máu). Thứ ba là do tế bào tự tiêu thụ (autophagy) (một quá trình xảy ra khi các tế bào đối đầu với một nguồn cung cấp không đầy đủ các chất dinh dưỡng trong dịch ngoại bào của chúng và có thể bắt đầu tiêu thụ một số tế bào nội bộ chẳng hạn như các ty thể (mitochondria)). Khi các chu kỳ bình thường điều hòa của tế bào bị mất, một tế bào có thể phát triển không kiểm soát được và có thể trở thành một tế bào ung thư. Vì vậy, các tiến trình bình thường của cuộc sống cũng là của sự phân biệt, sự phân chia, và sự chết của tế bào. Các tiến trình này xảy đi xảy lại từ thời điểm thụ tinh ban đầu của một spermatocyte và tế bào trứng (oocyte) đến lúc chết của cá nhân. Điều này có nghĩa là bạn hoạt động như một cá nhân đa bào phức tạp, có thể giống nhau nhìn từ bên ngoài; tế bào bạn liên tục trải qua những thay đổi mà bạn không cảm nhận được. Một số những thay đổi xảy ra đối với tế bào bạn hàng ngày là sự sửa chữa tế bào, sự thay thế hoặc sự chết tế bào.

Từ những dữ kiện đã thảo luận, bạn phải biết rằng một số tế bào được cấu tạo ngày hôm nay có thể không tương tự như tế bào bạn đã có ngày hôm qua, và chắc chắn không giống như tế bào đã có lúc sinh ra. Lý do là một số lượng to lớn của các tế bào được chuyển hóa hàng ngày. Hãy nhớ rằng, có khoảng 10^{11} tế bào phát triển và phân chia hàng ngày. Các chuyển giao của các tế bào này xảy ra vì lý do -- tăng trưởng, phát triển và lão hóa. Nhiên liệu cho sự tăng trưởng và phát triển của tế bào từ các chất dinh dưỡng từ thực phẩm bạn tiêu thụ. Điều này là lý do tại sao các chất dinh dưỡng thực phẩm bạn tiêu thụ đóng một vai trò quan trọng trong sức khoẻ bạn. *Sự thiếu hụt các chất vi mô và vĩ mô dinh dưỡng cần thiết so với thực tế tiêu thụ hàng ngày rất có thể là lý do ta bị ốm đau và các bệnh mãn tính.*

Mối Liên Kết Giữa Protein và Trí Nhớ: Một Lý Thuyết

Các thông tin mà tôi sắp thảo luận tiếp theo thì rất lý thuyết. Đó là giả thuyết từ đó tôi cố gắng hiểu và giải thích một tiến trình mà chưa ai thực sự hiểu. Tức là: Dữ kiện nhìn thấy qua mắt bạn cần được xử lý và lưu trữ trong một số cách. Chưa được biết bộ não bạn xử lý thông tin ra sao, càng biết ít hơn chúng được lưu trữ như thế nào. Tuy vậy, tôi sẽ cố gắng suy đoán dữ kiện được lưu trữ trong não bạn như thế nào. Nếu ta so sánh mắt bạn với một máy quay phim, thì tất cả các hình ảnh được chụp qua đôi mắt từ thời điểm sinh ra đến khi bạn chết sẽ cần phải được lưu trữ trong một số loại môi giới để có thể được thu hồi. Sự lưu trữ và thu hồi những hình ảnh này được cảm nhận dễ dàng hơn khi nghĩ theo cách "phim" trong máy ảnh. Phim trong thời đại điện tử không còn là phim, nhưng là dữ liệu trong bộ phận nhớ.

Để cho một cái gì đó có thể thu hồi lại được, đầu tiên nó phải được lưu trữ theo một cách có đặc tính lâu dài hoặc vĩnh viễn. Từ một quan điểm sinh học, không giống như một bộ nhớ đĩa phim hoặc chip, câu hỏi làm sao một tế bào sống có thể đạt được mục tiêu này, cần được giải đáp. Người ta tin rằng tất cả các tế bào của bạn có một tuổi thọ hữu hạn. Các trường hợp ngoại lệ về tuổi thọ này là tế bào thần kinh (dây thần kinh), được cho là có tuổi thọ dài hơn. Điều này có nghĩa là các tế bào thần kinh có thể lưu trữ dữ kiện, và dữ kiện này có tiềm năng là "vĩnh viễn." Các tế bào não -- cho dù là tế bào thần kinh hay không-thần kinh -- tế bào hỗ trợ gọi là tế bào thần kinh đệm (glial cell), cần lưu trữ thông tin trong một thể mà không chỉ thường xuyên nhưng cũng chính xác và có thể truy cập được. Các thông tin được lưu trữ cần được phục hồi để sử dụng sau này. Tuy nhiên, trước khi thông tin có thể được lấy ra, nó phải đã được "viết" trong một số hình thức nào đó ở não bạn. Hãy suy nghĩ về cách bạn sắp viết thông tin bạn muốn gợi lại sau đó theo thời gian. Bạn có thể viết trên bảng đen, một mảnh giấy, hoặc gõ nó trên một máy tính mà dữ kiện sẽ được lưu trữ như các bit thông tin bằng cách sử dụng 1 và 0 trên bộ nhớ của một bảng mạch điện. Liệu bộ não bạn có thể sử dụng kỹ thuật tương tự như máy tính để lưu trữ thông tin hay không?

Câu hỏi để hỏi tiếp là, "Ở đâu và làm thế nào bạn lưu trữ các thông tin thấy mỗi ngày?" Điều luôn làm tôi kinh ngạc là sao mà bộ não bạn có thể giống như một máy tính. Một máy tính có thể lưu trữ thông tin trên một bảng mạch bao gồm các chip nhớ. Các chip bộ nhớ chứa các bóng bán dẫn (transistors) đang giữ các điện nạp (electronic charges) như 1 hoặc 0. Những 1 và 0 đại diện cho một dòng điện trên các bóng bán dẫn của chip bộ nhớ như là bị nạp điện hoặc không bị nạp. Do đó, 1 và 0 là ngôn ngữ nhị phân (binary) mà máy tính sử dụng để lưu trữ dữ liệu. Đối với bộ não bạn, có thể những tương tự như 1 và 0 dưới hình thức các protein hay axit amino, giúp các tế bào thần kinh lưu trữ thông tin hay không?

Tôi tin rằng các protein tìm thấy trong tế bào thần kinh của bộ não có thể hoạt động như một thể lưu trữ dữ liệu tương tự như 1 và 0 của bóng bán dẫn của một bộ nhớ. Protein đóng một vai trò quan trọng trong hầu hết mọi khía cạnh của chức năng tế bào. Như vậy, khả năng protein được cơ thể bạn sử dụng để lưu trữ thông tin không có thể là không xảy ra được. Khả năng có thể đúng là các tế bào thần kinh chọn protein trong vai trò quan trọng của việc lưu trữ dữ liệu, kể từ khi protein có các nạp điện nội tại. Mỗi cấu trúc protein sở hữu các nạp điện có nhiệm vụ tương tự như 1 và 0 của một bộ nhớ. Trong thực tế, nếu protein thực sự là những gì mà não bạn sử dụng để lưu trữ thông tin, cái giả thuyết này sẽ giải thích những nguyên nhân gây bệnh Alzheimer.

Khả năng protein phục vụ như chip nhớ có đặt ra một số vấn đề. Để cho não bạn sử dụng các protein để ghi nhớ dữ kiện, protein phải luôn luôn có sẵn. Ngoài ra, phải có một cơ chế đảm bảo sự ổn định của protein, vì protein có thể không được ổn định vô thời hạn. Điều này đòi hỏi là các dữ kiện mà protein ghi nhớ được thường xuyên để chúng có thể được truy cập bất cứ lúc nào. Để cho các protein làm chức năng như bộ nhớ, chúng phải có thể được tái sản xuất nếu cần.

"Như thế, chúng có thể được tái sản xuất như thế nào?" Hãy xem xét DNA của tế bào. Chức năng DNA của tế bào như một bảng in cho cuộc sống. DNA của bạn thực sự là kế hoạch mà cơ thể bạn dùng để tạo ra các protein linh hoạt như enzymes và các cấu trúc protein khác. Nếu không có protein, cuộc sống như ta biết sẽ không tồn tại. Francis Crick đã phát họa lối đi của DNA đến protein vào năm 1958, được biết đến như là "giáo điều chủ yếu của phân tử sinh vật (central dogma of molecular biology)." Lối đi này thiết yếu phải là một chiều. Con đường một chiều của DNA qua RNA tới protein chủ yếu có nghĩa rằng một khi dòng dữ kiện đến protein, chúng không thể chảy ngược lại thành RNA hoặc DNA.

Tuy nhiên, có những ví dụ mà dòng chảy của thông tin này không phải theo một hướng. Trong "bệnh bò điên" và trong tình trạng thoái hóa não nơi con người được gọi là bệnh Creutzfeldt-Jakob (CJD), các nhà khoa học nghĩ rằng bất kỳ các tác nhân truyền nhiễm gây ra căn bệnh con người này phải được trong các hình thức của một DNA hoặc ít nhất là một tác nhân mang RNA. Sự suy nghĩ giáo điều của DNA qua RNA rồi tới protein đã khiến nó khó xác định các tác nhân truyền nhiễm chịu trách nhiệm về căn bệnh này.

Trong một khoảng thời gian, khả năng có thể là một protein -- và không phải là một DNA hoặc RNA -- có thể hoạt động như một tác nhân truyền bệnh không bao giờ được quan tâm.

Trong Creutzfeldt-Jakob viêm não và bệnh bò điên, prions hay protein là tác nhân gây bệnh. Một protein đóng vai trò là tác nhân gây bệnh thì ngược lại nguyên tắc một chiều của sinh học phân tử. Để protein là một tác nhân truyền nhiễm và hay lây, protein phải được "chuyển hóa" vào DNA hoặc ít nhất là RNA. Từ ví dụ này, ta có thể thấy rằng con đường một chiều của DNA qua RNA tới protein thực sự là sai. Tôi tin rằng một con đường hai chiều - từ DNA sang RNA tới protein hoặc từ protein tới RNA và DNA – là có thể có. Từ đó, một đường hai chiều từ protein đến DNA làm cho protein là một ứng viên khả thi của cái thực chất chứa dữ kiện và trí nhớ.

Tôi tin rằng bạn có thể thảo chương (code) protein đến RNA và sau đó đến DNA. Lý do cho có thể là nếu protein là "thực chất" mà cơ thể bạn sử dụng để lưu trữ và duy trì trí nhớ, các protein sẽ cần phải được ổn định theo thời gian. Tuy nhiên, nếu protein lưu trữ dữ liệu, như các bóng bán dẫn của một bộ nhớ, protein có thể phá vỡ hoặc trở nên không ổn định theo thời gian. Để phòng ngừa các sai sót trong trí nhớ vì protein bị phá vỡ, protein cần ở một hình thức ổn định như RNA hoặc DNA. Ngoài ra, khả năng để truyền kinh nghiệm cuộc sống của một người sang thế hệ kế, đòi hỏi phải lưu truyền chúng qua di truyền của bạn -- đó là, DNA.

Với điều này trong tâm trí, ta hãy xem lại ba hình thức của sự chết tế bào. Autophagy -- một cơ chế tự vệ trong việc đối phó với sự thiếu hụt dinh dưỡng -- là khác với tế bào hoại tử (necrosis). Tế bào hoại tử có liên quan đến tế bào bị tổn thương cấp tính từ thiếu máu cục bộ, sau đó gây ra cái chết của tế bào. Mặt khác, tế bào tự hủy (apoptosis) là một tế bào chết được quy định kể từ khi nó ngừng phân chia bằng cách thoát khỏi chu kỳ tế bào của nó. Apoptosis là một tiến trình tự nhiên mà cơ thể bạn dùng để duy trì cấu trúc nội tạng bình thường của nó. Nếu không có sự tự hủy diệt, số lượng tế bào sẽ quá nhiều. Ví dụ, nếu một tế bào tự phân thành hai tế bào và hai tế bào này tiếp tục tự phân để có bốn tế bào, bạn sẽ cuối cùng có một số lượng bất thường của tế bào. Nếu số lượng tế bào tăng qua việc tự phân không bằng con số tế bào chết, một con số bất thường của tế bào sẽ xảy ra. Apoptosis là cách của cơ thể để điều hành số lượng "hoàn hảo" cần thiết của các tế bào. Khi tiến trình tự phân tế bào trở thành "không thể điều hợp," tế bào có thể tự phân chia không kiểm soát được. Các tế bào này sau đó trở thành một tế bào ung thư -- nguyên nhân tử vong hàng đầu trong thời đại chúng ta.

Sự Thật #4

Những Gì Bạn Ăn và Ai Chịu Trách Nhiệm

Vấn đề cần xem xét về dinh dưỡng là hiểu những gì bạn đang ăn và ai chịu trách nhiệm về nội dung dinh dưỡng của các loại thực phẩm bạn ăn hàng ngày. Giải đáp đơn giản cho câu hỏi này, là chính phủ Hoa Kỳ. Câu trả lời dài hơn là chính phủ Hoa Kỳ và các nhà sản xuất thực phẩm. Chính phủ Mỹ chịu trách nhiệm về các thông tin dinh dưỡng để tạo ra hệ thống kim tự tháp THỰC PHẨM CỦA TÔI. Các cơ quan chính phủ được giao nhiệm vụ cung cấp thông tin dinh dưỡng cụ thể về khẩu phần ăn uống đáp ứng các khuyến nghị cho sức khoẻ dinh dưỡng là Bộ Y Tế và Dịch Vụ Con Người (HHS) và Bộ Nông Nghiệp Hoa Kỳ (USDA). Hai cơ quan này chịu trách nhiệm về Hướng Dẫn Khẩu Phần Ăn Uống Cho Người Mỹ.

Bảng Hướng Dẫn Khẩu phần Ăn Uống Cho Người Mỹ (một tập hợp các giá trị dinh dưỡng) lần đầu tiên được phát hành vào năm 1980 và sửa đổi vào năm 1985, 1990, 1995, 2000, 2005 và gần đây nhất là tháng 12 năm 2010. Bảng này là một trong những hình thức thông tin được sử dụng để tạo ra các Kim Tự Tháp Hướng Dẫn Thực Phẩm. Bảng Kim Tự Tháp Thực Phẩm đầu tiên được phát triển vào năm 1992 là một công cụ giáo dục được thiết kế để giúp người Mỹ chọn một khẩu phần ăn uống lành mạnh.

Sở Nông Nghiệp Hoa Kỳ sử dụng thông tin từ các chuyên gia của Viện Hàn lâm Khoa học Quốc gia (NAS) để cơ sở hóa hệ thống Kim Tự Tháp Hướng Dẫn Thực Phẩm của họ. Tổng thống Abraham Lincoln đã ký thành luật cho Viện Hàn lâm Khoa học Quốc Gia vào ngày 03 tháng 3 năm 1863 như là một đạo luật của Quốc Hội. Mục tiêu của Học viện Khoa học Quốc gia là "điều tra, kiểm soát, thử nghiệm và báo cáo về các chủ đề của khoa học hay nghệ thuật" bất cứ khi nào cần thiết cho bất kỳ cơ quan chính phủ nào. Học Viện Khoa Học Quốc Gia thường xuyên thành lập các ủy ban để xem xét lại các kiến thức khoa học mới nhất về dinh dưỡng và đưa ra đề nghị về việc bạn nên ăn ra sao. Bộ Nông Nghiệp Mỹ có thể sử dụng bất kỳ thông tin dinh dưỡng tạo ra bởi NAS, nhưng không bắt buộc phải làm như vậy.

Sở Nông Nghiệp Hoa Kỳ chịu trách nhiệm về cái Kim Tự Tháp Hướng Dẫn Thực Phẩm và Các Giá Trị Hàng Ngày. (Các giá trị hàng ngày, được tìm thấy trên nhãn thực phẩm, cung cấp cho người tiêu dùng thông tin dinh dưỡng như các chất dinh dưỡng được tìm thấy trong các loại thực phẩm họ ăn.)

Kim Tự Tháp Hướng Dẫn Thực Phẩm

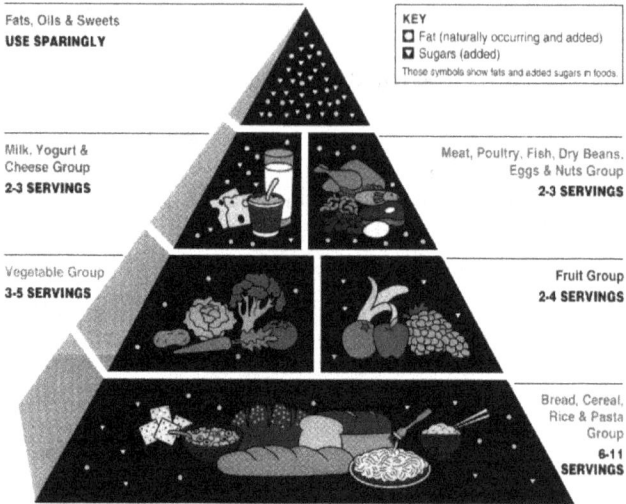

http://en.wikipedia.org/wiki/Food_guide_pyramid

USDA Liều Lượng Hàng Ngày cho Chất Vĩ Mô Dinh Dưỡng

(Dựa trên lượng tiêu thụ 2000 Calorie)

Chất Dinh Dưỡng	Đơn Vị Đo Lường	Liều Lượng Hàng Ngày (% của Calory Hàng Ngày)
Carbohydrate	300 grams	60%
Protein	50 grams	10%
Total Fat	67 grams	30%

Các Đề Nghị về Khẩu Phần Ăn Uống (Recommended Dietary Allowances - RDA) là lượng các chất dinh dưỡng được cho là cần thiết cho nhu cầu hàng ngày của cơ thể. Ngày nay, RDA không còn được sử dụng và được thay thế bằng các Tham Khảo về Khẩu Phần Ăn Uống (Dietary Reference Intake - DRIs). DRIs là một sự kết hợp thông tin từ bảng Hướng Dẫn Khẩu Phần Ăn Uống cho Mỹ và RDA. Nó là một đề nghị duy nhất mà người tiêu dùng có thể sử dụng để lựa chọn các loại và số lượng thực phẩm ăn hàng ngày.

DRIs cho chất vĩ mô dinh dưỡng xuất bản năm 2002, bao gồm các chất dinh dưỡng dựa theo giá trị sau:

Ước Tính Yêu Cầu Trung Bình

Đề Nghị về Khẩu Phần Ăn Uống (RDA)

Tiêu Thụ Đầy Đủ

Tiêu Thụ ở Giới Hạn Cao Hơn có thể chấp nhận

Ước Tính Năng Lượng Yêu Cầu

Phạm Vi Phân Phối Chất Vĩ Mô Dinh Dưỡng có thể chấp nhận được (AMDR)

Tham Khảo về Khẩu Phần Ăn Uống (DRIs) cho chất vĩ mô dinh dưỡng diễn đạt phạm vi tỷ lệ phần trăm phân phối, được gọi là Phạm Vi Phân Phối Chất Vĩ Mô Dinh Dưỡng Có Thể Chấp Nhận Được (AMDR). AMDR hiện hành theo đề nghị của Viện Hàn lâm Khoa học Quốc gia (NAS) là như sau:

Carbohydrate: 45-65%
Protein: 10-35%
Chất béo: 20-35%

AMDR có nghĩa vụ cung cấp các chất vĩ mô dinh dưỡng thiết yếu theo độ lượng cần thiết để giảm nguy cơ các bệnh mãn tính. Tuy nhiên, một lo ngại trong thực tế là các giới hạn AMDR về chất vĩ mô dinh dưỡng được sử dụng ưu tiên cho carbohydrate. Điều này có thể được thấy rõ trong USDA độ lượng hàng ngày hay Kim Tự Tháp Hướng Dẫn Thực Phẩm. Trong thực tế, bạn sẽ thấy rằng nó không cân bằng vì các đề nghị này quá quắt ủng hộ carbohydrates so với protein.

Tùy thuộc vào tỷ lệ phần trăm AMDR được sử dụng, sự tiêu thụ carbohydrate lớn hơn lượng protein 70% đến 600%. Tương tự như vậy, tùy thuộc vào phạm vi tỷ lệ phần trăm của chất vĩ mô dinh dưỡng từ AMDR NAS, bạn có thể chọn từ một mô hình khẩu phần ăn ít chất béo (nghĩa là, 60% carbohydrate, 10% protein, và 30% khẩu phần chất béo) đến khẩu phần "protein cao" (tức là, Vùng Ăn Kiêng trong đó tỷ lệ phần trăm của chất vĩ mô dinh dưỡng là 40% carbohydrate, 30% protein, 30% chất béo.)

Hãy nhớ rằng, chìa khóa cho sức khoẻ và sức sống là ăn một khẩu phần cân đối trong tỷ lệ phân bố của các chất vĩ mô dinh dưỡng được tiêu thụ. Phạm Vi Phân Phối Chất Vĩ Mô Dinh Dưỡng Có Thể Chấp Nhận Được (AMDR) đại diện cho Độ Lượng Hàng Ngày và hệ thống Kim Tự Tháp Thực Phẩm của USDA, cả hai đều phản ánh một khẩu phần ít chất béo. Cái mô hình của khẩu phần chất béo thấp này bị mất cân bằng theo những tỷ lệ của carbohydrate với protein, với chất béo và là một khẩu phần ăn nhiều carbohydrate được cải trang cao độ.

Một mô hình chế độ ăn uống ở một trong hai cực đoan, chẳng hạn như khẩu phần ít chất béo hoặc một khẩu phần ăn ít carbohydrate, thì không tối ưu cho sức khoẻ. Chỉ với đề nghị một chất vĩ mô dinh dưỡng nhiều hơn cái khác, chẳng hạn như carbohydrate nhiều hơn protein hoặc chất béo, hay chất béo nhiều hơn so với carbohydrate hoặc protein, là có thể không được tối ưu. Nguyên tắc của cân bằng tiêu thụ các chất vĩ mô dinh dưỡng khiến sức khoẻ và sức sống được tối ưu vì cá nhân dùng khẩu phần cân bằng này, có thể sẽ lọt vào trong trạng thái hoán đổi chất có thể gần hơn hoặc tại trạng thái cân bằng nội tại. Trong thực tế, một mô hình chế độ ăn uống không cân bằng, mặc dù nó có thể đạt được mục tiêu nhất định, không là tốt nhất. Nó sẽ làm tăng nguy cơ sức khoẻ bạn qua kích thích các cơ chế ổn định nội tại nào đó đang hoạt động để kiểm soát sự mất cân bằng hoặc thiếu hụt dinh dưỡng.

Một cách riêng tư, tiến trình hoán đổi chất của một cá nhân sẽ bức chế cái mô hình khẩu phần nào sẽ hoạt động tốt và cái nào sẽ không. Tiến trình hoán đổi chất hiện tại của họ được xác định bởi khẩu phần ăn uống trong suốt cuộc đời họ. Vì vậy, mô hình chế độ ăn uống tốt nhất cho bạn không nên được xác định qua di truyền, mà nên được xác định qua dinh dưỡng. Thật sự, không một mô hình chế độ ăn uống đặc biệt của một người sẽ có hiệu lực cho mọi cá nhân, cho mọi tình huống hoặc tại mọi thời điểm. Nếu bạn đồng ý rằng một mô hình chế độ ăn uống cân bằng là giải đáp cho sức khoẻ, bạn sẽ có thể học hỏi thêm nếu tiếp tục đọc.

Như đã đề cập, USDA đã đặt ra một tiêu chuẩn DRI chấp nhận được về phân phối chất vĩ mô dinh dưỡng như là các Độ Lượng Hàng Ngày (DV). DV tiêu biểu cho sự phân phối các chất vĩ mô dinh dưỡng như là một tỷ lệ phần trăm của tổng lượng tiêu thụ calory hàng ngày. DV là những giá trị tham khảo về khẩu phần ăn uống, có nghĩa vụ giúp đỡ người tiêu dùng qua dữ kiện in trên nhãn thực phẩm để có thể chọn một chế độ ăn uống lành mạnh. Ghi Nhãn Dinh Dưỡng và Luật Giáo Dục năm 1990 đòi hỏi các nhãn hiệu thức ăn có dữ kiện phản ảnh các chất dinh dưỡng tìm thấy trong thực phẩm này, theo một cách mà công chúng có thể quan sát và hiểu các thông tin và cảm nhận tầm quan trọng tương đối của nó trong bối cảnh của một tổng số khẩu phần ăn uống hàng ngày. DV dựa trên một khẩu phần ăn uống với 2000 calory mỗi ngày.

Ví Dụ về Nhãn Hiệu Thông Tin Dinh Dưỡng

Sample label for
Macaroni & Cheese

Nutrition Facts

Serving Size 1 cup (228g)
Servings Per Container 2

Amount Per Serving

Calories 250   Calories from Fat 110

	% Daily Value*
Total Fat 12g	18%
Saturated Fat 3g	15%
Trans Fat 3g	
Cholesterol 30mg	10%
Sodium 470mg	20%
Total Carbohydrate 31g	10%
Dietary Fiber 0g	0%
Sugars 5g	
Protein 5g	

Vitamin A	4%
Vitamin C	2%
Calcium	20%
Iron	4%

* Percent Daily Values are based on a 2,000 calorie diet.
Your Daily Values may be higher or lower depending on
your calorie needs.

		Calories:	2,000	2,500
Total Fat	Less than		65g	80g
Sat Fat	Less than		20g	25g
Cholesterol	Less than		300mg	300mg
Sodium	Less than		2,400mg	2,400mg
Total Carbohydrate			300g	375g
Dietary Fiber			25g	30g

(1) Start Here ⟹

(2) **Check Calories**

(3) Limit these
Nutrients

(4) Get Enough
of these
Nutrients

(5) **Footnote**

(6) Quick Guide
to % DV

• 5% or less
is Low

• 20% or more
is High

(Hướng dẫn từ Cục Quản Lý Dược và Thực Phẩm Hoa Kỳ)

Các Giá Trị Tham Khảo Hiện Tại Hàng Ngày Cho Các Chất Vi Mô Dinh Dưỡng

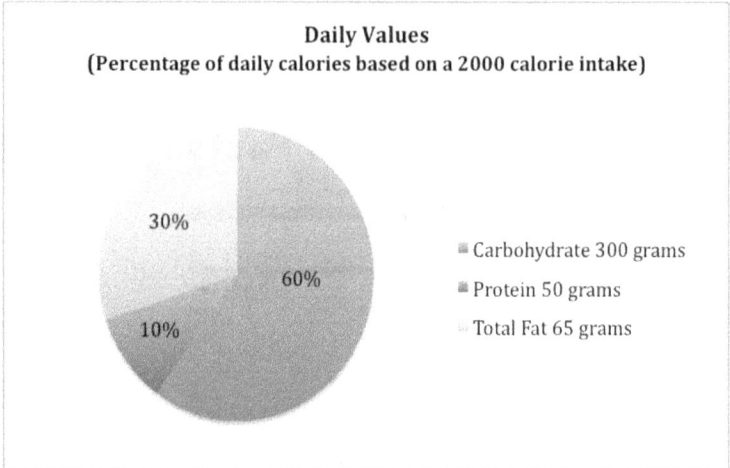

Daily Values
(Percentage of daily calories based on a 2000 calorie intake)

30%

60%

10%

- Carbohydrate 300 grams
- Protein 50 grams
- Total Fat 65 grams

Giải Thích Về Sự Tính Toán Của Độ Lượng Hàng Ngày

Sự tính toán cho các Độ Lượng Hàng Ngày dựa trên một cá nhân nặng 100 kg hay 222 pounds tiêu thụ 20 Kcal của calory mỗi kg cho một tổng số của 2000-calorie khẩu phần ăn uống hàng ngày. Các giá trị tham khảo hàng ngày là 65 gram chất béo là, 300 gram tổng số carbohydrate, và 50 gram protein. Có 9 calory cho mỗi gram chất béo vì thế nếu một người tiêu thụ 65 gram chất béo một ngày, tổng số calorie trong hình thức chất béo cho một ngày là 585 calory. Nếu bạn cũng dùng tương tự cho các protein, tổng số calory là 50 gram mỗi ngày nhân với 4 calory mỗi gram protein, tức là 200 calory mỗi ngày. Một khẩu phần ăn uống với 300 gram carbohydrate sẽ có tổng số 1.200 calory mỗi ngày, hoặc 300 gram carbohydrate nhân với 4 caloy mỗi gram carbohydrate. Chia tỷ lệ giữa 1.200 calory carbohydrate, 200 calory cho protein, và 585 calory chất béo với khẩu phần căn bản 2000 calory sẽ cung cấp cho bạn một phân phối 60% carbohydrate, 10% protein, và 30% chất béo. Một 60/10/30 phân phối cho các carbohydrate, protein, và chất béo không là một chế độ ăn uống cân bằng về các chất vĩ mô dinh dưỡng được tiêu thụ.

Một cách để xác định nếu một cá nhân là thiếu cân, bình thường, thừa cân hoặc béo phì là sử dụng chỉ số khối cơ thể, BMI. Giá trị BMI cho một người cân nặng bình thường là một BMI từ 20 đến 25. Qua sử dụng sức nặng của một cá nhân có 100 kg tiêu chuẩn để tính Độ Lượng Hàng Ngày, và để cho cá nhân 100 kg này có chỉ số BMI ít hơn 25, cá nhân này phải cao ít nhất sáu feet và bảy inch. Đa số các cá nhân tôi biết không cao tới sáu feet và bảy inch. *Độ lượng thực tế của các chất vĩ mô dinh dưỡng được đề nghị trong Độ Lượng Hàng Ngày không là tối ưu cho sức khoẻ.*

Mặc dù DV là một chế độ ăn uống ít chất béo, nó lại quá cao trong carbohydrates. Các loại thực phẩm tạo nên mô hình chế độ ăn ít chất béo là mất cân bằng khi thiên vị carbohydrate. Hãy nhớ rằng, "đường" là một loại carbohydrate. Danh từ đường ghi trên nhãn hiệu thực phẩm chỉ được dụng cho đường sucrose, đường ăn. Tinh bột, một carbohydrate trong khoai tây không được xem là một loại đường. Điều này cũng đến như là một bất ngờ cho hầu hết các bệnh nhân mà tôi thảo luận về dinh dưỡng. Nhiều người trong các cá nhân mà tôi nói chuyện, tin rằng họ có thể ăn quá nhiều đường thay vì quá nhiều carbohydrate.

Một tỷ lệ cao của bất kỳ chất vĩ mô dinh dưỡng đặc biệt nào trong một khẩu phần ăn uống sẽ làm cho chế độ ăn uống ấy mất cân bằng. Bất kỳ mô hình chế độ ăn uống mất cân bằng nào sẽ không là tối ưu cho sức khoẻ. Nhìn vào lượng gram thực sự của carbohydrate trong DV, bạn sẽ thấy rõ sự bất bình đẳng giữa carbohydrates với lượng của protein và chất béo. Thực ra, mô hình chế độ ăn uống ít chất béo lấy các độ lượng cực đoan cho cả hai carbohydrate và protein từ đề nghị khởi thuỷ của NAS và đặt chúng là tiêu chuẩn cho tất cả các giáo dục dinh dưỡng.

Một cách nhanh chóng và hữu ích để xác định tỷ lệ bao nhiêu carbohydrate so với protein bạn đang tiêu thụ là nhìn vào các nhãn hiệu thực phẩm. Hai con số để chú tâm trên nhãn hiệu thực phẩm là tổng số gram carbohydrate và tổng số gram protein. Bằng cách so sánh tỷ lệ của tổng số gram carbohydrate với tổng số gram protein, bạn sẽ dễ dàng thấy sự khác biệt tiềm ẩn giữa carbohydrate đối với protein. Tôi sẽ nhắc đến cái tỷ lệ giữa tổng số gram carbohydrate so với tổng số gram protein như Carbohydrate-Protein tỷ lệ hoặc tỷ lệ CP. Một tỷ lệ CP của một dinh dưỡng tối ưu về các chất vĩ mô dinh dưỡng là 1 hoặc ít hơn. Tỷ lệ CP trong một mô hình chế độ ăn ít chất béo là ít nhất 6:1 và có thể cao 10:1 hoặc 13:1 gram carbohydrate so với gram protein.

Điều quan trọng là cố gắng hiểu các mục tiêu và động cơ của các cơ quan chính phủ đang điều hành dinh dưỡng thực phẩm vì các hướng dẫn tạo ra bởi chúng là những gì mà các nhà sản xuất thực phẩm sử dụng để xác định giá trị dinh dưỡng tìm thấy trong các loại thực phẩm bạn ăn hàng ngày.

Thiên Vị Sai Trái Về Carbs

Tới lúc này, bạn có thể phân vân tại sao tỷ lệ hiện tại của tiêu thụ hàng ngày được đề nghị cho carbohydrate rất cao so với protein hoặc chất béo. Lý do mà DV có lợi cho carbohydrate là do hành động chính trị được thực hiện trong năm 1933.

Sự thật là sự tham gia của USDA và kiểm soát những loại thực phẩm gì nông dân có thể trồng bắt đầu trong thời kỳ Đại Suy Thoái. (USDA tăng ưu đãi cho carbohydrate so với protein và chất béo, điều này lại được tăng thêm bởi tổng thống Richard Nixon.) Trong cuộc Đại Suy Thoái, với sự sụp đổ của thị trường chứng khoán và giá cả của hàng hoá nông nghiệp, Tổng thống Franklin D Roosevelt (FDR) đã tạo ra các chương trình New Deal. Chương trình New Deal của Roosevelt được thiết kế để kích thích nền kinh tế Mỹ, do đó khiến cuộc Đại Khủng Hoảng chấm dứt.

Một trong các đạo luật đầu tiên trong New Deal là sự ra đời của Luật Điều Chỉnh Nông Nghiệp (AAA), ban hành ngày 12 tháng 5, 1933. Mục đích của AAA, luật Nông Trường (Farm Bill) khởi thủy, là kiểm soát giá cả. AAA được thiết kế để nâng cao giá cả của ngũ cốc bằng cách giảm thặng dư của nó. AAA đặt giới hạn trên những gì người nông dân có thể trồng và không thể trồng. Cơ bản là trả tiền nông dân để giảm sản xuất ngũ cốc khiến cho giá cả của chúng có thể cao hơn. AAA trả tiền nông dân cắt giảm sản lượng sản xuất như bơ, sữa và gia súc.

Số tiền trả cho nông dân không trồng trọt đã có thể thực hiện được qua trợ cấp thu thuế từ các công ty sản xuất sản phẩm nông nghiệp. Năm 1936, Tối Cao Pháp Viện tuyên bố AAA là vi hiến bởi vì tiền trả cho nông dân không trồng trọt là thuế má áp đặt cho hãng chế biến nông phẩm. Số tiền tạo ra từ các nhà sản xuất thực phẩm được sử dụng để trả lại nông dân. Luật Điều Chỉnh Nông Nghiệp năm 1938 thay đổi cách trả tiền nông dân. Hiện nay, nông dân nhận tiền không trồng trọt là từ tiền thuế tổng quát, thay vì từ các công ty chế biến sản phẩm nông nghiệp.

Lý do mà DV bị chính trị hóa vì cơ quan chính phủ chịu trách nhiệm về dinh dưỡng thực phẩm là USDA. Từ USDA, dĩ nhiên là viết tắt của Bộ Nông Nghiệp Hoa Kỳ. USDA chịu trách nhiệm đưa ra các khuyến nghị dinh dưỡng dựa trên thông tin khoa học của Viện Hàn lâm Khoa học Quốc gia (NAS).

Nếu bạn so sánh Phạm Vi Phân Phối Có Thể Chấp Nhận Được về Chất Vĩ Mô Dinh Dưỡng của NAS với DV của USDA, bạn sẽ thấy là USDA thực sự theo các khuyến nghị NAS. Tại sao lại có những khoảng trống quá lớn về mức giới hạn? Từ khi USDA theo khuyến cáo của NAS AMDR, bạn phân vân tại sao USDA đã chọn giới hạn bên trên là 60% cho giá trị carbohydrate và giới hạn ở dưới là 10% cho các protein?

	Giới Hạn ADMR	USDA Độ Lượng Hàng Ngày
Carbohydrates	45-65%	60%
Proteins	10-35%	10%
Fats	20-35%	30%

Qua chấp nhận 10% lượng protein hàng ngày như một lựa chọn, NAS cho phép Bộ Nông Nghiệp Mỹ bức chế tỷ lệ phần trăm của các chất vĩ mô dinh dưỡng sử dụng có lợi cho họ. Ý đồ của USDA là để có lợi cho nông nghiệp sản xuất thực phẩm như ngũ cốc và ngô so với chăn nuôi gia súc.

Công cụ chính của Chính Phủ Liên bang Hoa Kỳ sử dụng để điều chỉnh bất cứ gì dính với nông nghiệp là thông qua Đạo Luật Nông Nghiệp (Farm Bill) Mỹ. Đạo Luật Nông Nghiệp Mỹ là một dự luật được thiết kế để trợ cấp nông nghiệp. Trợ cấp nông nghiệp là cách Chính Phủ Liên Bang có thể kiểm soát giá cả các loại hàng như lúa mì, thức ăn ngũ cốc, bông,sữa, gạo, lạc, đường, đậu nành. Chính Phủ Liên Bang kiểm soát giá cả hàng hóa bằng cách quy định những gì nông dân có thể hoặc không thể trồng. Khả năng kiểm soát giá cả nông sản là một lý do cho sự thịnh hành sử dụng bắp và các sản phẩm làm từ ngô của chúng ta. Các lý do khác mà Chính Phủ Liên Bang Hoa Kỳ ủng hộ các nông sản là: 1) khả năng xuất khẩu mặt hàng nông nghiệp đến tất cả các quốc gia khác và 2) sự mong muốn tìm thấy một thực phẩm nông nghiệp bền vững có thể được hiệu quả sản xuất hàng loạt và với chi phí thấp.

Để công bằng, bạn có thể giả định rằng USDA không có bất kỳ chương trình ẩn dấu nào và đang quan tâm đến sức khoẻ tốt nhất của bạn. Có lẽ là sự đánh giá của họ cho rằng một lượng protein cao hơn là có hại cho sức khoẻ bạn. Nếu bạn nghiên cứu về protein, những gì bạn sẽ thấy là các lo ngại về một chế độ ăn protein cao có thể gây tổn hại thận và gan của một cá nhân. Thậm chí có những báo cáo rằng một chế độ ăn kiêng protein nhiều có thể gây loãng xương và sỏi thận. Tôi tin rằng những nỗi sợ này chỉ là những lo ngại không được bảo đảm bởi vì chúng đã bị xác định sai trái. Trong thực tế, các khuyến nghị quản lý bệnh loãng xương gần đây ủng hộ sự tiêu thụ protein và không đề bạt niềm tin là tiêu thụ protein gây ra bệnh loãng xương.

Tương tự như vậy, tại thời điểm này không có giới hạn bên trên của bao nhiêu protein một người có thể dùng hàng ngày là quá nhiều. Protein, khi tiêu thụ một lượng cân bằng với các chất vĩ mô dinh dưỡng khác và các chất vi mô dinh dưỡng cần thiết, thì an toàn và không nên được xem là có hại. Chỉ có thể là tác hại khi tiêu thụ quá nhiều protein, sẽ gây ra là cơ bắp to hơn và tăng cân do sự hoán đổi protein quá mức thành glucose qua tiến trình chuyển hóa đường (gluconeogenesis).

Sức khoẻ bạn tuỳ thuộc vào chất vi mô và vĩ mô dinh dưỡng ở trong thực phẩm bạn ăn. Nếu bạn nhận ra được thứ nào quan trọng cho sức khoẻ bạn, thì bạn tinh tiến hơn hầu hết các cá nhân. Tuy nhiên, tôi có thể suy đoán rằng hầu hết các cá nhân không biết hoặc có thể không quan tâm đến các hướng dẫn dinh dưỡng. Hầu hết chúng ta chỉ ăn những thức ăn bán trong các cửa hàng tạp hóa qua thực phẩm được thừa nhận, qua bề ngoài hay hương vị của chúng. Trong thực tế, đây là kiểu mà con người đã sống sót theo thời gian, từ thời tiền sử cho đến ngày nay. Theo truyền thống, ta ăn các thực phẩm có sẵn trong thiên nhiên. Tuy nhiên, đây không phải là trường hợp của hôm nay. Bây giờ, cá nhân đang ăn thực phẩm bị cải biến di truyền và kích thước khổng lồ do phân bón hay được tăng trưởng hormone. Khi bạn không hiểu rằng các chất dinh dưỡng trong thực phẩm có tính chất quan trọng và thức ăn nào có chứa chất dinh dưỡng nhất định gì, bạn chỉ ăn thực phẩm dù muốn hay không (willy-nilly). Theo thời gian, bạn bị đặt trong lòng từ bi của các nhà sản xuất thực phẩm lẫn các tay phát triển những hướng dẫn dinh dưỡng. Bạn có thể tín nhiệm và tin tưởng là các hướng dẫn dinh dưỡng ta có hiện nay là cho lợi ích sức khoẻ bạn, nhưng hãy dùng một giây để cân nhắc cái xác xuất có thể không đúng sự thật của suy tư này. Điều gì sẽ xảy ra nếu các động cơ của những người nắm độc quyền về dinh dưỡng hoặc nhà sản xuất thực phẩm không vì lợi ích sức khoẻ bạn?

Sự Thật #5

Dinh Dưỡng Tối Ưu Cho Sức Khoẻ Và Sức Sống

Tôi bắt đầu có một hiểu biết tốt hơn về dinh dưỡng trong những ngày tàn của cuộc sống cha tôi. Đó là lúc tôi nghiêm túc bắt đầu suy nghĩ về các cách cải thiện sức khoẻ. Các kiến thức y tế tôi đã không giúp đỡ được cha khi ông nằm chết dần. Bây giờ tôi biết rằng khi tôi sử dụng thuốc theo toa để giúp các bệnh nhân trị ốm đau hay bệnh tật, họ thực sự cảm thấy khoẻ hơn. Tuy nhiên, đối với hầu hết các bệnh tật, tôi không bao giờ thực sự có một cảm giác là tôi đã làm những gì cần thiết nhất để khiến chậm hơn hoặc đảo ngược căn bệnh của họ. Hơn nữa, nếu tôi đã không nghĩ về cái gì đó khác hơn những gì tôi đã biết, số phận tôi cũng sẽ giống như cha tôi. Tôi tin rằng hầu hết các tử vong đều xảy ra sớm hơn do thiếu kiến thức rộng rãi về dinh dưỡng. Để cải thiện sức khoẻ của người thông qua dinh dưỡng là làm sao tôi có thể ngăn ngừa bệnh tật và bệnh dịch.

Vì tôi đã mô tả dinh dưỡng tối ưu là gì, bây giờ tôi sẽ đưa ra ví dụ về những gì không phải là vậy. Dinh dưỡng tối ưu không phải là một giải pháp cho mọi tình huống. Nếu mục tiêu của bạn là giảm cân hoặc tăng cân, thì dinh dưỡng tối ưu không phải là phương pháp tốt nhất để đạt được mục tiêu này trong thời gian nhanh nhất. Để tăng cân, số lượng và phân phối của các chất vĩ mô dinh dưỡng một người cần tiêu thụ có calory cao, khẩu phần cao carbohydrate. Một chế độ ăn uống đặc biệt cao calory đến từ carbohydrates sẽ cho một kết quả khác với một chế độ ăn nhiều calory có nguồn gốc từ chất béo hoặc protein.

Hãy lấy ví dụ của hai chế độ ăn phổ biến được đề bạt ngày nay - Chế độ ăn uống Atkins cao chất béo và chế độ ăn uống ít chất béo - để xem chúng có thể ảnh hưởng đến mục tiêu sức khoẻ tổng thể của bạn ra sao.

Trong các loại khẩu phần khác nhau ngoài kia, mỗi thứ có một phân phối khác nhau về carbohydrate, protein, và chất béo. Ví dụ, một khẩu phần chất béo thấp có ít hơn 30% lượng calory từ chất béo. Các chất béo trong khẩu phần này thường được thay thế bởi calory từ carbohydrate dưới dạng các loại ngũ cốc, trái cây và các nhóm thực phẩm rau cỏ. Sự phân phối của các chất vĩ mô dinh dưỡng trong khẩu phần chất béo thấp là ít nhất 60% carbohydrates, 10% hoặc ít hơn protein, và khoảng 30% hoặc ít hơn chất béo trong một 60/10/30 phân phối. *Một trong những sự kiện đáng ngạc nhiên về thức ăn cho một khẩu phần thấp chất béo là chủ yếu dùng carbohydrate!* Trong thực tế, đúng là một khẩu phần thấp chất béo thực sự là một khẩu phần thấp đường, vì carbohydrate là đường.

Khẩu Phần	Carbohydrate	Protein	Chất Béo
Thấp Chất Béo	60%	≤ 10%	≤ 30%

Tuy nhiên, có các cá nhân, những người tin là khẩu phần ít chất béo này, được đề bạt bởi Bộ Nông Nghiệp Mỹ, là không chính xác cho sức khoẻ và sẽ ủng hộ số lượng ít nhất củacarbohydrate trong khẩu phần chẳng hạn như khẩu phần Atkins. Điều này đã gây ra một trận chiến giữa người ủng hộ khẩu phần ít chất béo và người tán thành khẩu phần ít carbohydrate. Bác sĩ quá cố Atkins đã thành lập cái mô hình của khẩu phần ít carbohydrate, nó được mang tên ông, khẩu phần Atkins. Khẩu phần Atkins đề xuất một tỷ lệ 10/20/70 của carbohydrate / protein / chất béo.

Khẩu Phần	Carbohydrate	Protein	Chất Béo
Atkins	10%	20%	70%

Mô hình khẩu phần Atkins là một cuộc cách mạng ở chỗ nó nhận ra rằng ăn một loại vĩ mô dinh dưỡng nhiều hơn loại khác cung cấp một số lợi thế sức khoẻ. Ví dụ, bằng cách ủng hộ ăn chất béo thay vì carbohydrate cho phần lớn lượng calory của bạn, khẩu phần Atkins đưa ra lợi thế hơn mô hình khẩu phần ăn ít chất béo. Tuy nhiên, mô hình khẩu phần Atkins bị những chỉ trích tương tự như là một khẩu phần không cân bằng vì lượng tiêu thụ chất béo lớn hơn. Hình như khẩu phần Atkins chủ yếu là một thứ để giải đáp cho bệnh béo phì và nguy cơ sức khoẻ từ một mô hình của chế độ ăn kiêng chất béo.

Mô hình chế độ ăn kiêng chất béo có xu hướng gây ra quá mức tiêu thụ lượng carbohydrate calory và do đó người trở nên béo phì từ sự mất cân bằng các chất vĩ mô dinh dưỡng được dùng. Carbohydrate có thể là một dinh dưỡng gây nghiện nếu tiêu thụ quá nhiều theo thời gian. Hãy hỏi bất cứ ai tại sao họ sẽ ăn quá nhiều carbohydrate và họ sẽ nói rằng "họ đang nghiện," và họ không thể ngừng ăn chúng.

Một carbohydrate thấp hoặc khẩu phần Atkins là mô hình đề nghị rằng hầu hết năng lượng đều lấy từ chất béo. Khẩu phần Atkins có hiệu quả để giảm cân lớn hơn qua một thời gian ngắn hơn cho các cá nhân đang thừa cân và béo phì. Khẩu phần này kích thích ít nhất sự thèm ăn vì chất béo được dùng kích thích sự sản xuất insulin ít hơn. Những lợi ích sức khoẻ của khẩu phần Atkins khác với khẩu phần kiêng chất béo và được sử dụng tốt nhất khi giảm cân là điều mong muốn. Tuy nhiên, lợi ích sức khoẻ tổng thể của khẩu phần Atkins không tốt lắm cho những người cân nặng bình thường. Ngoài ra, số lượng protein được đề nghị trong khẩu phần truyền thống Atkins, 20% tổng số calory tiêu thụ, lại thấp hơn con số tôi tin rằng cần thiết cho sức khoẻ tối ưu, đó là ít nhất 35%.

Ngược lại, mô hình khẩu phần ít chất béo sẽ khiến tăng sự thèm ăn và béo phì theo thời gian. Gồm chủ yếu là carbohydrate, khẩu phần ít chất béo kích thích sự tiết insulin, sự lắng đọng chất béo, và tăng sự thèm ăn. Đó cũng là lý do tại sao hạt và ngô được sử dụng để làm béo gia súc trong thời gian ngắn nhất để có thể đáp ứng thị trường.

USDA DV cho một cá nhân nặng 100 kg là 300 gram carbohydrate, 50 gram các protein, và 65 gram chất béo mỗi ngày. Mô hình khẩu phần ăn uống cho sức khoẻ của USDA là mô hình của khẩu phần chất béo thấp. Điều này là hiển nhiên nhìn từ Kim Tự tháp Thực Phẩm Của Tôi và Phạm Vi Phân Phối các Chất Vĩ Mô Dinh Dưỡng Có Thể Chấp Nhận Được (AMDR) Cho Độ Lượng Hàng Ngày. Những độ lượng AMDR này có quá ít protein và quá cao carbohydrates cho sức khoẻ tối ưu lâu dài. Ta cần phải xem lại AMDR nếu ta muốn tìm giải đáp cho sức khoẻ và sức sống.

Sự phân bố của các chất vĩ mô dinh dưỡng cho cả hai chế độ ăn uống thấp carbohydrate và thấp chất béo chẳng hạn như khẩu phần Atkins, có thể được thay đổi lượng phân phối các chất vĩ mô dinh dưỡng để cho mọi mục đích, những tỷ lệ phần trăm mà tôi đưa ra là gần đủ cho thảo luận. Chế độ ăn uống ít chất béo và khẩu phần Atkins cả hai là chế độ ăn kiêng dùng cho mục đích khác nhau và cho các cá nhân khác nhau.

Đối với các cá nhân muốn giảm cân một cách hiệu quả, mô hình chế độ ăn uống thích hợp nhất cho mục đích này là một khẩu phần carbohydrate thấp như chế độ ăn uống Atkins. Khẩu phần Atkins tập trung hầu hết lượng calory của vĩ mô dinh dưỡng dưới dạng chất béo (70%) và có số lượng ít nhất calory từ carbohydrate (10%). Ăn một khẩu phần Atkins sẽ làm giảm cơ hội cho tăng cân, do mức độ insulin thấp hơn, không giống như một khẩu phần ít chất béo cung cấp một cơ hội lớn hơn cho tăng cân. Đối với một số hâm mộ viên của khẩu phần Atkins, một giả định không chính xác có tồn tại là thực phẩm calorie không quan trọng trong cơ chế của bệnh béo phì. Nói một cách giản dị, họ tin chỉ đơn giản là tiêu thụ quá mức carbohydrate là nguyên nhân gây tăng cân và béo phì và tổng lượng calory tiêu thụ không có vấn đề gì nếu chúng sinh ra từ chất béo.

Một yếu tố quan trọng góp phần vào dịch béo phì là tiêu thụ quá mức carbohydrates. Thật vậy, tin rằng vì chỉ là carbohydrate và tổng lượng calory tiêu thụ không đóng một vai trò quan trọng trong tăng hoặc giảm cân là không chính xác. Calory từ thực phẩm có ảnh hưởng trong việc xác định trọng lượng của một người. Bao nhiêu calory thực phẩm ăn mỗi ngày có ảnh hưởng đến trọng lượng bạn? Điều này đúng cho ngay cả những calory thực phẩm từ chất béo. Các ủng hộ viên của Atkins tin rằng năng lượng không có ý nghĩa trong quá trình năng động của tăng hoặc mất cân. Lý do mà khẩu phần Atkins có hiệu lực cho giảm cân là nó loại bỏ hầu hết các carbohydrate từ khẩu phần của bạn và thay thế chúng bằng chất béo. Loại bỏ sự tiêu thụ quá mức carbohydrates sẽ triệt tiêu các quá trình bình thường hoán đổi chất, quá trình này có xu hướng thúc đẩy tăng cân, đó là chất béo lắng đọng.

Khẩu phần Atkins ít bất lợi cho sức khoẻ bạn hơn là khẩu phần thấp chất béo vì ảnh hưởng của nó đến sự tăng cân. Tuy nhiên đối với các vấn đề như sự ảnh hưởng đến sức khoẻ lâu dài, khẩu phần Atkins không là tối ưu cho sức khoẻ. Lý do là khẩu phần Atkins vẫn còn là một mô hình quá cực đoan, trong đó nó tập trung chủ yếu trên chất béo. Chất béo cho sức khoẻ là tốt, nhưng không phải trong thái cực thấy trong khẩu phần Atkins. Sự mất cân bằng của vĩ mô dinh dưỡng trong bất kỳ mô hình ăn uống nào, cho dù đó là carbohydrate, protein hay chất béo, đều không là tối ưu. Nếu bác sĩ Atkins nhấn mạnh tầm quan trọng của khẩu phần nhiều protein cùng với chất béo, khẩu phần của ông sẽ có một sự chấp nhận cao hơn và sẽ là một cuộc cách mạng thực sự về sức khoẻ. Một chế độ ăn uống cân bằng với carbohydrate, protein, và chất béo sẽ kéo được nhiều người sử dụng hơn.

Tiêu thụ chất béo có ít tiềm năng tăng cân vì tiến trình hoán chuyển chất của nó là khác với cái của carbohydrate. Tuy nhiên, sự nhấn mạnh vào chất béo trong chế độ ăn uống này không là tối ưu dinh dưỡng kể từ khi các vĩ mô dinh dưỡng vẫn còn mất cân đối. Từ cuộc thảo luận này, bạn có thể thấy khẩu phần ăn uống ít chất béo so với chế độ ăn uống Atkins - mỗi thứ đạt được mục tiêu nhất định nhưng đều có ảnh hưởng xấu đến sức khoẻ.

Sự giảm cân xảy ra do một trong hai cách, bằng cách tăng cường hoán chuyển chất và giữ lượng calory như nhau, hoặc bằng cách tiêu thụ ít calory hơn so với số lượng cơ thể bạn quen thuộc với, chủ yếu gây ra thâm hụt calory. Nói chung, bạn có thể mất một pound trọng lượng cơ thể khi có mức thâm hụt 30-500 calory. Ví dụ, nếu bạn ăn 500 calory ít hơn mỗi ngày, theo lý thuyết bạn nên giảm một pound trọng lượng cơ thể trong một tuần.

Một Calorie Chỉ Là Một Calorie...Phải Vậy Không?

Tôi vừa đem năng lượng vào các thảo luận về dinh dưỡng. Thực phẩm calory và ảnh hưởng của chúng trên trọng lượng và sức khoẻ của bạn nên là một vấn đề không phức tạp. Thực tế đơn giản là càng nhiều calory bạn tiêu thụ, trọng lượng bạn sẽ càng lớn theo thời gian. Tuy vậy, những ảnh hưởng của năng lượng lên trọng lượng bạn hiện đang là chủ đề của cuộc tranh luận nóng bỏng. Một số người tin rằng tiêu thụ carbohydrate gây tăng cân, trong khi tiêu thụ chất béo thì không. Tôi bác bỏ giả định này. Tôi sẽ làm sáng tỏ các chủ đề của thực phẩm calory bằng cách giải thích một số thừa nhận sai về calory thấp. Quan điểm rộng rãi về một calorie thực phẩm là "calory là một calory," khi nói đến tăng cân hoặc giảm cân. Nguyên tắc này có nghĩa cho tăng hay giảm cân là "calory vào calory ra." Các cá nhân tin vào nguyên tắc "calory vào, calo ra" nghĩ rằng trọng lượng được hay mất là do lượng thực phẩm calory ăn. Vì vậy, béo phì là một rối loạn lượng calory quá nhiều. Ngược lại, giảm cân là có thể vì bạn ăn ít calory hơn.

Tính Toán Năng Lượng Bạn Cần Duy Trì Tại Trọng Lượng Hiện Tại (ít hoạt động thể chất)

Trọng Lượng (lbs) X 10 kcal (thực phẩm calorie) = Yêu Cầu Calory Hàng Ngày

---

Một khái niệm khác gắn liền với phương trình "calory là một calory," là carbohydrate và protein đều chứa khoảng 4 kcal năng lượng mỗi gam thực phẩm. Chất béo thì khác vì nó sở hữu khoảng gấp đôi lượng calory so với carbohydrate hoặc protein. Chất béo có 9 kcal cho mỗi gram năng lượng. Tính đến thời điểm này, tất cả mọi thứ cho biết về một calorie thực phẩm là một thực tế. Tại sao cả hai khái niệm "calory là một calory" và "calory vào calo ra" đều đúng vì sự hoán chuyển chất của các vĩ mô dinh dưỡng khác nhau so với tiềm năng năng lượng những thực phẩm này có. Điều thừa nhận ở đây là sự chuyển hóa carbohydrate, protein và chất béo phải như nhau vì chúng cùng có đặc tính calorie thực phẩm. Đây là một giả định sai. Sự chuyển hóa carbohydrate khác với cái của protein hay chất béo.

Lý do mà các ủng hộ viên Atkins từ chối chấp nhận nguyên tắc "calory là một calory" và "calory vào calory ra" là họ biết rằng sự chuyển hóa chất béo khác với cái của carbohydrate. Các cá nhân ủng hộ khẩu phần Atkins làm như vậy bởi vì chất béo không gây tăng cân nhiều so với một chế độ ăn dựa trên carbohydrate. Thực tế mà cơ thể chuyển hóa chất béo khác hơn so với một protein hoặc carbohydrate không phải là khó hiểu. Carbohydrates kích thích sự phát hành insulin. Cao insulin từ tiêu thụ nhiều carbohydrate thúc đẩy sự tích tụ chất béo. Protein và chất béo không kích thích sự phát hành insulin theo cùng một cách và do đó không thúc đẩy việc tích tụ chất béo được thấy với carbohydrate.

Cái lý do tại sao các ủng hộ viên Atkins chống lại nguyên tắc "calory là một calory" và "calory vào calory ra" là nguyên tắc này quên đi những gì mà một calorie thực phẩm đại diện cho. Ta hãy nghe lại từ môn vật lý thời trung học: Một calory đại diện cho một đơn vị năng lượng. Giáo sư Nicolas Clement xác định đầu tiên một calory vào năm 1824 như một đơn vị nhiệt lượng -- một calory là một đơn vị năng lượng cần thiết để tăng nhiệt độ của một gam nước lên 1 ° C. Vì calory là một đo lường năng lượng, khái niệm rằng một calory tương đương với một calory khác là đúng. Điều mà khái niệm "calory là một calory" không nói rõ là một chất vĩ mô dinh dưỡng có một calorie thực phẩm được chuyển hóa giống như một chất khác cũng có một calorie thực phẩm. Carbohydrate, protein và chất béo không được chuyển hóa theo cùng một cách. Chỉ có tiềm năng năng lượng mà mỗi vĩ mô dinh dưỡng sở hữu theo calory mỗi gram là có thể so sánh được. Do đó, ăn một số lượng quá nhiều calory trong hình thức carbohydrate sẽ góp phần tăng cân nhiều hơn năng lượng từ protein hay chất béo.

Mọi Thứ Ở Mức Độ Vừa Phải

Khi bạn nghĩ về dinh dưỡng, hãy quên những gì bạn học được về Kim Tự Tháp Thực Phẩm. Đừng nghĩ nhiều về dinh dưỡng qua vẻ bên ngoài nhất định nào hay hương vị của thực phẩm. Làm sao mà dáng vẻ hay hương vị của thực phẩm là quan trọng! Tuy nhiên, hãy nhận ra rằng cái vẻ hay hương vị mà thực phẩm có, thường là nhân tạo và có thể khiến nó được dễ chọn hơn. *Học cách nghĩ về thực phẩm trên khía cạnh các chất dinh dưỡng chứa trong chúng và bạn sẽ hiểu lý do tại sao ăn nhiều một số thực phẩm nhất định có thể dẫn đến sự mất cân bằng dinh dưỡng.*

Giống như câu về "bông hồng có bất kỳ tên nào khác (a rose by any other name)," đường là một carbohydrate và ngược lại. Ăn quá nhiều một chất vĩ mô dinh dưỡng so với chất khác khác là căn nguyên của nhiều ốm đau và bệnh tật mà ta bị ngày hôm nay. Một số người tin fructose, một loại carbohydrate dưới các hình thức xi-rô bắp fructose cao (HFCS), gây ra bệnh béo phì và một số bệnh nhất định nào đó. Đúng là quá nhiều fructose có thể có tác động không tốt cho sức khoẻ. Tuy nhiên, hãy nhớ, fructose vẫn còn là một carbohydrate và không nhất thiết phải xấu khi tiêu thụ ở mức vừa phải. Đây là sự tiêu thụ quá mức fructose gây ra vấn đề chứ không phải là chính fructose.

Điều này khiến tôi có cơ hội nhắc lại một điểm quan trọng về sức khoẻ và dinh dưỡng tối ưu: Đó là về một mô hình chế độ ăn uống cân bằng của các vi mô và vĩ mô dinh dưỡng cần thiết. Tiêu thụ quá mức bất kỳ chất vĩ mô dinh dưỡng nào không phải là một ý định tốt.

Tôi sẽ phát thảo các tỷ lệ lý tưởng của chất vĩ mô dinh dưỡng cần thiết trong một mô hình chế độ ăn uống tối ưu cho sức khoẻ. Các điểm chính để suy nghĩ về bất kỳ khẩu phần ăn uống nào:

1) Xem xét sự phân bố của các vĩ mô dinh dưỡng cần thiết so với những gì thấy trong khẩu phần của bạn

2) Tiêu thụ đủ những vi mô và vĩ mô dinh dưỡng cần thiết hàng ngày

Hiểu biết và thực hiện hai yếu tố này sẽ cho phép bạn hoạt động tốt nhất vì cơ thể bạn sẽ được chuyển đổi chất trong trạng thái cân bằng nội tại (homeostasis).

Hãy xem xét những gì hầu hết các cá nhân đang ăn. Hầu hết chúng ta ăn các loại thực phẩm đến từ các cửa hàng tạp hóa điển hình. Chúng đến nhà ta dưới dạng các thành phần thô như một trái cây tươi, rau và thịt sống hoặc trong các hình thức thực phẩm đóng gói được chế biến sẵn sàng cho bạn ăn (gói sẵn, đông lạnh hoặc đóng hộp).

Qua ăn các thực phẩm chế biến đóng gói sẵn, kết quả của sức khoẻ lâu dài của bạn được xác định bởi các nhà sản xuất thực phẩm. Khi nhà sản xuất thực phẩm áp dụng hóa đơn của USDA Độ Lượng Hàng Ngày về dinh dưỡng, rất có thể là bạn đang ăn ít nhất 60% carbohydrate, ít hơn 30% chất béo, và chắc chắn ít hơn 35% protein được đề nghị ở mức cao của lượng protein hàng ngày của (AMDR) Phạm Vi Phân Phối Các Vĩ Mô Dinh Dưỡng Chấp Nhận Được của Viện Hàn lâm Quốc gia Khoa học (NAS) . Số lượng thực sự về protein mà bạn có từ hầu hết các loại thực phẩm đóng gói sẵn có lẽ là khoảng 10% hoặc ít hơn đối với tổng lượng calory hàng ngày.

Tổng lượng protein hàng ngày bạn cần phải phụ thuộc vào trọng lượng cơ thể bạn. Bạn nặng nhiều thì nhiều protein bạn cần. Hiện nay, sức nặng cơ thể bạn không phải là một yếu tố trong tính toán thực sự về độ lượng protein cần thiết hàng ngày.

Độ lượng protein mỗi ngày của 10% tổng lượng calory là khoảng 0,25 gram protein cho mỗi pound trọng lượng cơ thể. Đối với cá nhân nặng 100 lb, tiêu thụ lượng 10% protein trên tổng lượng calory là 25 gram protein mỗi ngày. Qua hình thức vật chất của thực phẩm, 25 gram protein là một chút lớn hơn ba ounce thịt như thịt tươi, thịt gà, thịt lợn hay cá. Ba ounce thức ăn có kích thước của một hộp chứa bài. Một ounce thịt có khoảng 7 gam protein. Dĩa thức ăn có kích thước là hộp chứa bài có 21 gram protein. Tiêu thụ 10% tổng lượng calory của bạn qua protein là không đủ cho nhu cầu hàng ngày của bạn. Số lượng này sẽ gây ra suy dinh dưỡng protein theo thời gian.

Những lý do cho sự thiếu hụt protein rất nhiều và phức tạp. Một lý do là Độ Lượng Hàng Ngày USDA cho các vĩ mô dinh dưỡng là một sự mất cân bằng. Điểm này rất quan trọng vì USDA thiết lập các hướng dẫn dinh dưỡng mà nhà sản xuất phải tuân theo để sản xuất các loại thực phẩm. Vì vậy, nếu hệ thống Kim Tự Tháp Thực Phẩm USDA và Độ Lượng Hàng Ngày không chính xác, thì qua đó nhà sản xuất thực phẩm có thể sản xuất các loại thực phẩm bị mất cân bằng cho các vĩ mô dinh dưỡng cần thiết. Hiện nay, thông tin dinh dưỡng từ hệ thống Kim Tự Tháp Thực Phẩm USDA và Độ Lượng Hàng Ngày được coi là tiêu chuẩn cho mọi người theo.

Một lý do khác cho sự thiếu hụt protein là do khẩu phần ăn uống mà các cá nhân đang dùng. Tiêu chuẩn của sự đề nghị khẩu phần ăn uống cho cá nhân với bệnh tim mạch hoặc mỡ cao là mô hình chế độ ăn uống chất béo thấp. Điều này được thực hiện bằng cách không ăn thịt tươi để tránh các chất béo trong khẩu phần ăn uống của họ. Tôi tin rằng đề nghị này đem lại hậu quả không lường được cho sức khoẻ bạn. *Tránh thịt tươi hoặc thịt nói chung vì chất béo sẽ tăng cơ hội lượng protein của bạn sẽ trở nên tồi tệ hơn theo thời gian.* Sự thật là bạn vẫn có thể ăn các loại thịt tươi -- ở mức độ vừa phải.

Trong thực tế, miễn là hàm lượng chất béo không quá cao, với không hơn 35% chất béo, thì tiêu thụ hầu như bất kỳ loại thực phẩm nào cũng đều được cả. Ngoài ra, đề nghị tránh thịt tươi như là một cách để giảm lipid máu bạn không giải quyết cái lý do thực sự là tại sao cao mỡ trong máu cao xảy ra. Nguyên nhân gây ra mỡ máu cao (hypercholesterolemia) trong hầu hết các cá nhân không có quá nhiều do ăn chất béo như do ăn quá nhiều thực phẩm là carbohydrate. Một khẩu phần ăn uống thiếu các loại thịt tươi (một nguồn cung cấp protein tốt) có thể sẽ làm trầm trọng thêm sự suy dinh dưỡng protein theo một thời gian dài.

Lý do tại sao tránh thịt tươi là lời khuyên đáng lo ngại vì khẩu phần ăn uống của hầu hết các cá nhân vốn đã bị thấp lượng protein cần thiết cho trọng lượng cơ thể họ. Tránh thịt tươi sẽ chỉ phóng đại mức độ nghiêm trọng của sự thiếu hụt protein cho cá nhân theo lời khuyên này. Lời khuyên tránh chất béo và các thực phẩm giàu cholesterol như là một cách để giảm cholesterol của bạn là chỉ dẫn sai lầm. Lý do cho điều này là sử dụng khẩu phần ăn kiêng chất béo không phải là lý do thực sự cho sự cao cholesterol trong máu bạn.

Ăn một chế độ ăn uống ít chất béo sẽ gây ra máu cao mỡ vì khẩu phần này có đầy đủ các thực phẩm giàu carbohydrate. Một khẩu phần giàu carbohydrate sẽ kích thích gan bạn khởi động tiến trình sản xuất mỡ nội tại. Cơ chế đằng sau máu cao mỡ, như chúng ta đã thảo luận, là do tiến trình sản xuất mỡ nội tại qua gan bạn và không phải từ ăn chất béo trong thịt. Sự hấp thụ mỡ qua ruột thì tối thiểu so với số lượng thực tế qua sự chuyển hóa mỡ từ gan bạn khi tiêu thụ quá nhiều carbohydrate.

Tránh chất béo bão hòa không nhất thiết là tư vấn dinh dưỡng tốt. Ăn chất béo bão hòa ở mức độ vừa phải là có lợi, vì đây là nơi mà các vitamin tan trong chất béo được lưu trữ. Điều của sự không nhận đủ các vitamin tan trong chất béo qua ăn chúng không được công nhận. Khi người ta cố gắng tránh thức ăn có chứa chất béo, khả năng của sự thiếu hụt protein và vitamin tan trong chất béo thì nhiều hơn. Các nguồn thực phẩm khác có protein và acid béo thiết yếu là thực phẩm như đậu nành và các loại hạt. Tuy nhiên, những thực phẩm này không có cùng số lượng protein như tìm thấy từ các nguồn động vật. Nếu ăn chay, hãy chắc chắn rằng bạn chọn một kết hợp các nguồn protein có tất cả các axit amino thiết yếu và một số vitamin cùng khoáng chất không dễ dàng tìm thấy trong khẩu phần độ ăn chay.

Daily Macronutrient Distribution

	Daily Value	Zone	Pho 1	Pho 2	Atkins
Fat	30	30	35	30	70
Protein	10	30	35	50	20
Carbohydrate	60	40	30	20	10

Diets

Percentage (%) of Daily Calories

Fat
Protein
Carbohydrate

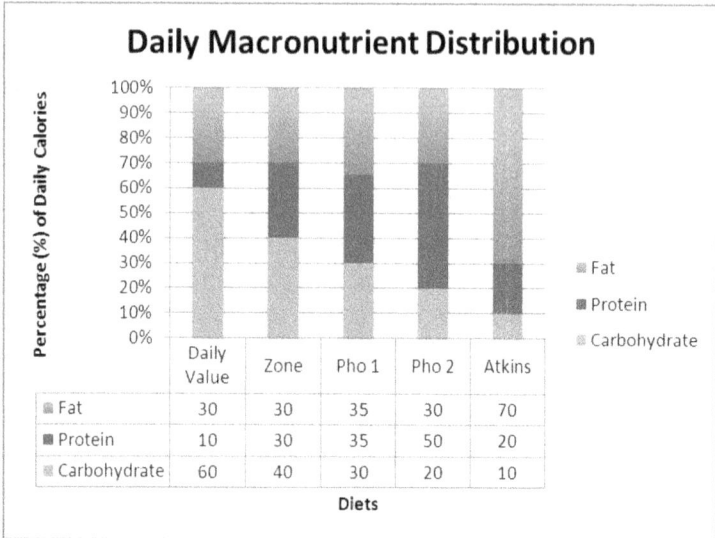

Sự phân phối lý tưởng cho các vĩ mô dinh dưỡng cần cho sức khoẻ là 30% carbohydrate hoặc ít hơn, ít nhất 35%-40% protein, và khoảng 30% chất béo. Tôi tin rằng sự phân bố các vĩ mô dinh dưỡng cần thiết về carbohydrate, protein, và chất béo (CPF) là đâu đó giữa phân phố 30/35/35 (CPF) và tiềm năng 20/50/30 (CPF). Từ cuộc thảo luận này, bạn có thể thấy rằng mô hình của khẩu phần ăn ít chất béo so với khẩu phần Atkins - mỗi thứ đều đạt được mục tiêu nhất định nhưng lại chống lại các tác động cho sức khoẻ.

Cái 30/35/35 tỷ lệ phân phối carbohydrate, protein, lipid là cân bằng hơn so với cái 60/10/30 tỷ lệ hiện tại của DV. Mô hình khẩu phần 40/30/30 là một mô hình đặc biệt của Khẩu Phần Khu Vực (The Zone Diet). Tuy nhiên, sự phân bố của các vĩ mô dinh dưỡng mà tôi ủng hộ khác với Khẩu Phần Khu Vực là tỷ lệ protein có ít nhất 35%, trong khi tỷ lệ carbohydrate nên được ít hơn hoặc bằng 30%.

Một phân bố tỷ lệ protein cao hơn được ưa chuộng so với carbohydrate và chất béo bởi vì như là một vĩ mô dinh dưỡng, protein phục vụ một tầm quan trọng lớn hơn so với carbohydrate hay chất béo. Protein đóng vai trò có chức năng vượt xa hơn một nguồn nhiên liệu, nó đóng một nhiệm vụ quan trọng trên mọi khía cạnh của sức khoẻ bạn. Tỷ lệ protein cần thiết cho sức khoẻ, ít nhất 35%, không khiến nó là một khẩu phần protein cao. Nó chỉ được coi là cao khi tiêu chuẩn bạn ở mức thấp - 10%. (Coi tiết Tham Khảo của cuốn sách về các tính toán về các loại khẩu phần ăn uống khác nhau.)

Tránh Sự Thiếu Hụt Protein

Sự thiếu hụt hoặc phong phú quá độ chất dinh dưỡng thực phẩm có thể xảy ra cho bất cứ ai trong chúng ta. Nó xảy ra cho cha tôi, và thậm chí còn xảy ra cho tôi. Các thông tin liên quan đến dinh dưỡng mà bạn cần phải hiểu là hệ thống thông tin hiện tại về dinh dưỡng là khó hiểu, không thực tế, và không nên theo. *Khuyến cáo y tế hiện hành được công nhận cho Đề Nghị Khẩu Phần Cho Phép (the Recommended Dietary Allowance) (RDA) về protein ở Hoa Kỳ, cho người lớn là 0,8 gram cho mỗi kg mỗi ngày.* Tiêu chuẩn cho lượng protein hàng ngày này đã được thiết lập vào năm 1974.

Cái 0.8 gram cho mỗi kg protein mỗi ngày tương đương với khoảng 0,37 gram protein cho mỗi pound trọng lượng cơ thể mỗi ngày. Vì vậy, cho cá nhân có sức nặng 100 lb, tổng lượng protein cần thiết là 37 gram protein. 37 gram protein tiêu biểu cho15% tổng số calory hàng ngày tiêu thụ cho cá nhân có trọng lượng 100 lb. Người này sử dụng khoảng 10 kcal năng lượng mỗi pound mỗi ngày (cho một người không hoạt động).

Theo y học, mức cơ bản của ít nhất là 0,8 gram cho mỗi kg hoặc 0,37 gram cho mỗi pound trọng lượng cơ thể về protein được đòi hỏi hàng ngày. Lượng protein từ USDA DV không dựa trên 0,8 gram cho mỗi kg protein được tiêu thụ hoặc 15% của tổng số calory hàng ngày nhưng lại ở một tỷ lệ thấp hơn 10% tổng lượng calory tiêu thụ.Con số 10% tổng lượng calory là khoảng 50 gram protein trong một tiêu chuẩn 2000 kcal (calorie thực phẩm) mỗi ngày của khẩu phần ăn uống. USDA DV về 10% protein thấp hơn so với số tối thiểu 15% tổng lượng calory hàng ngày của RDA. Sự khác biệt này nên cảnh giác bạn về những khó khăn sắp tới. USDA DV cho nhu cầu protein hàng ngày cần được ít nhất tăng lên đến số tối thiểu 15% tổng lượng calory và không là ở mức thấp 10% .

Tối nhất, lượng các protein cần hàng ngày thực sự có thể là khoảng 2 gram cho mỗi kg hoặc 1 gram cho mỗi pound trọng lượng cơ thể. Sự gia tăng này cần thiết bởi vì nó sẽ cung cấp cho bạn 40% lượng calory hàng ngày qua protein thay vì 10% như hiện nay. Từ đó, con số 2 gram cho mỗi kg hoặc 1 gram cho mỗi pound trọng lượng cơ thể cho protein nêu lên một sự gia tăng 400% so với mức cơ bản USDA DV hiện nay đang ở số 10% của tổng lượng calory.

Dữ kiện bạn cần biết là lượng protein cần thiết hàng ngày cho sức khoẻ thích hợp. Khi biết điều này, bạn sau đó có thể tìm ra cho chính mình nếu bạn đang thực sự ăn đủ chất đạm hàng ngày hay không. Số lượng protein thực sự của bất cứ ai trong chúng ta tiêu thụ hàng ngày thì thay đổi do sự lựa chọn các loại thực phẩm để ăn của ta. Tuy nhiên, như đã nêu trước đây, các nhà sản xuất thực phẩm, cùng với cơ quan kiểm soát như USDA, sẽ xác định một phần nào đó bao nhiêu protein bạn sẽ tiêu thụ chỉ đơn giản vì lượng protein cho phép đối với sức khoẻ dinh dưỡng. Lượng protein được coi là đầy đủ cho sức khoẻ, hiện thời được quyết định bởi USDA DV ở mức 10% tổng lượng calory hay khoảng 50 gram protein mỗi ngày cho một tiêu chuẩn 2000 kcal khẩu phần ăn uống mỗi ngày. Đối với những ai chỉ tiêu thụ 10% tổng lượng calory hay khoảng 50 gram protein theo yêu cầu một ngày, hãy cẩn thận -- bạn có thể bị suy dinh dưỡng protein.

Nếu bạn không muốn đáp ứng USDA DV protein hàng ngày với 10% tổng lượng calory hoặc khoảng 50 gram protein mỗi ngày, bạn có nhiều thứ phải làm. Hãy xem xét rằng nó thậm chí không phải là số lượng tối thiểu cần thiết cho sức khoẻ. Sẽ được thảo luận sau con số 10% tổng lượng calory của lượng protein tại sao nẩy ra.

Đề nghị y học về số lượng tối thiểu hàng ngày của protein là 0.8 gram cho mỗi kg trọng lượng cơ thể hoặc 15% tổng lượng calory mỗi ngày của bạn. Con số 0.8 gram protein cho mỗi kg là số lượng tối thiểu cần thiết hàng ngày để duy trì khối cơ bắp không mỡ của cơ thể. Đối với các mục đích tổng quát, theo ý kiến của tôi, thậm chí con số 0,8 gram vẫn không đủ.

Số lượng protein thực sự bạn cần hàng ngày cho sức khoẻ tối ưu có lẽ là 2 gram cho mỗi kg, hoặc 1 gram cho mỗi pound mỗi ngày. Đối với một cá nhân nặng 100 lb, số lượng là khoảng 100 gram protein hoặc tương đương với 14 ounce thịt hoặc khoảng 5 dĩa thịt một ngày. Bạn có thể nghĩ rằng số lượng protein là quá nhiều và không thể nào đạt được theo cách bạn đang ăn bây giờ. Bạn rất đúng về điều không thể tiêu thụ đủ được protein cần thiết cho sức năng cơ thể bạn nếu bạn tiếp tục ăn những loại thực phẩm bạn dang ăn. Tuy nhiên, bạn không chính xác khi cho rằng số lượng protein là quá nhiều. Ví dụ, trẻ mới biết đi có thể nhận được khoảng một gram protein cho mỗi pound khi uống 4-5 cốc sữa một ngày. Vấn đề là bạn không thể tiếp tục ăn theo cùng cách như bạn đang ăn. Bạn sẽ phải thay đổi bằng cách ăn ít hơn cerial, ngũ cốc, trái cây, rau quả và thức ăn dựa trên carbohydrate. Bạn sẽ cần phải ăn các loại thực phẩm có nhiều protein như thịt. Các loại thực phẩm có nhiều protein là những thứ mọi người đã dùng trong đầu thập niên 1900 và chắc chắn trước khi sự ra đời của nền kỹ nghệ nông nghiệp.

Hình như có hai lý giải cho các lý do mà không ai cho bạn biết bao nhiêu protein bạn thực sự cần hàng ngày. Đầu tiên và hợp lý nhất là "chúng ta" chỉ chưa hiểu được tầm quan trọng của protein cho sức khoẻ. Câu trả lời thứ hai không là một câu trả lời dễ chịu và không là "đúng cách chính trị" ngay từ đầu. Lý do loại thực phẩm dựa theo protein không được nhấn mạnh là vì những người "nên biết nhiều hơn" hoặc quá bận rộn với cố gắng hỗ trợ cái căn nguyên hoặc cưu mang một động lực dựa theo chính trị hay tiền tài. Sự sản xuất và sự đề xướng các sản phẩm thực phẩm nông nghiệp ngăn ngừa sự thật được công bố. Các sản phẩm này tạo lợi lộc nhưng lại có hại cho sức khoẻ.

Số lượng protein hàng ngày được đề nghị cho bất cứ ai trẻ hơn người lớn thậm chí còn cao hơn. Đề nghị RDA của Viện Hàn lâm Khoa học Quốc gia (NAS) về protein hàng ngày cho trẻ sơ sinh là 1,5 gram mỗi kg mỗi ngày. Đối với trẻ 1-3 năm tuổi, lượng RDA protein là 1,1 gram cho mỗi kg mỗi ngày. Cho trẻ 4-13 tuổi, lượng RDA protein là 0,95 gram cho mỗi kg mỗi ngày. Đối với trẻ 14-18 tuổi, lượng RDA protein là 0,85 gram cho mỗi kg mỗi ngày.

NAS RDA Recommendation for Daily Protein Intake

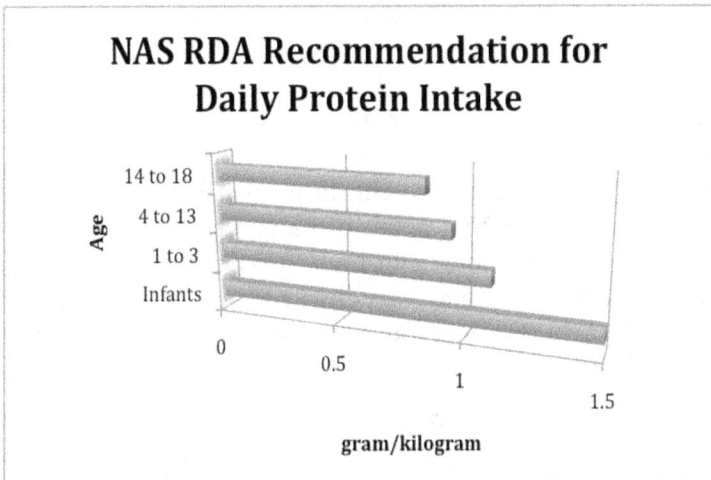

Nhìn vào chỉ đồ NAS RDA cho lượng protein tiêu thụ trên, ta có thể thấy là các đề nghị về lượng protein tiêu thụ hàng ngày giảm theo độ tuổi. Bằng chứng và lý lẽ hỗ trợ sự giảm lượng protein hàng ngày khi bạn già đi, là một nghi vấn. Tuy nhiên, niềm tin tưởng hiện tại là bạn đòi hỏi protein hàng ngày ít hơn khi bạn già đi.

Hãy xem xét lập luận này: Dinh dưỡng là một trong những yếu tố quyết định sức khoẻ bạn. Các yếu tố khác góp phần vào sức khoẻ bạn là di truyền. Thừa kế di truyền hoặc nhạy cảm, bạn không thể thay đổi chúng được. Ví dụ, bạn không thể thay đổi mái tóc hay màu da bạn. Tuy nhiên, so với dinh dưỡng, di truyền phần nhiều đóng vai trò thứ hai cho sức khoẻ tổng thể của bạn hơn là bạn nhận ra. Sau khi bạn được sinh ra, yếu tố dinh dưỡng và môi trường xác định những tính năng di truyền nào được thể hiện. Bạn có thể nghĩ di truyền là một kế hoạch. Tuy nhiên, dinh dưỡng là yếu tố chính ảnh hưởng đến kế hoạch được diễn ra như thế nào.

Hậu quả của tiêu thụ quá độ protein tương tự như carbohydrate. Protein tiêu thụ với số lượng quá nhiều sẽ không được lưu trữ như các protein. Lượng dư thừa sẽ được lưu trữ như chất béo nhưng **CHỈ** sau khi cơ thể bạn sử dụng các axit amino cần thiết. Do đó, bạn không có bất kỳ hình thức lưu trữ của các protein trong cơ thể bạn, ngoại trừ có thể là cơ bắp bạn. Tất cả các axit amino trong một protein mà bạn tiêu thụ và có sẵn đều phục vụ một mục đích nào đó trong cơ thể bạn. Ví dụ về các protein thực hiện chức năng quan trọng trong cơ thể bạn là enzyme, bắp thịt, và các mô liên kết được tìm thấy trong cơ thể bạn.

Các mô dưới mặt làn da bạn là những mô liên kết và được tạo bằng các protein. Các mô liên kết là những gì khiến bạn trẻ trung. Khi bạn "có tuổi," tính đàn hồi của làn da bạn bị mất. Lý do điều này xảy ra là da bạn đã mất cấu trúc hỗ trợ được cung cấp bởi các mô liên kết dưới da bạn. Lão hóa là lý do được đưa ra tại sao bạn bị mất cấu trúc hỗ trợ được cung cấp bởi các mô liên kết. Tuy nhiên, một giải thích tốt hơn cho lý do tại sao bạn đang mất đi cấu trúc mô liên kết hỗ trợ là vì protein và sự thiếu chất béo dưới da bị trầm trọng hơn trong quãng đời bạn. Thiếu hụt protein xảy ra hàng ngày và theo thời gian ảnh hưởng đến sự mất độ đàn hồi của làn da bạn thông qua sự mất mát các mô liên kết. Nhận thức được khả năng suy dinh dưỡng protein thể hiện là các nếp da nhăn sẽ giúp bạn nhận ra rằng thiếu hụt protein có thể khiến sức khoẻ bạn xấu đi qua các cách khác.

Khẩu phần tiêu thụ protein được chia nhỏ trong ruột non bạn bởi các enzyme được gọi là peptidase thành các axit amino đơn. Có thể là số lượng cần thiết các axit amino cá biệt và thiết yếu có sẵn là phụ thuộc vào nguồn thực phẩm được tiêu thụ. Một khi các axit amino được hấp thu vào giòng máu bạn, chúng được sử dụng cho sự chuyển hợp các cấu trúc protein cần thiết, enzymes hoặc thậm chí như một nguồn nhiên liệu dự bị. Những axit amino tự do trong máu bạn sẽ được sử dụng và không được "lưu trữ" như là axit amino tự do. Tất cả mọi axit amino trong máu bạn cuối cùng sẽ được sử dụng. Một số axit amino có thể trải qua tiến trình tạo đường (gluconeogenesis) để có glucose khi mức đường huyết trở nên thấp chẳng hạn như là một trạng thái chuyển đổi chất cao. Tiêu thụ nhiều axit amino hơn cần thiết sẽ làm cho chúng trải qua sự chuyển đổi thành glucose và sau đó thành chất béo nếu glucose được chuyển đổi không được sử dụng ngay lập tức.

Từ thảo luận trên, bạn bây giờ có thể thấy sự thiếu hụt dinh dưỡng có thể phát triển ra sao. Nó có thể phát triển từ từ và âm ỉ đằng sau cuộc sống hàng ngày. Thiếu hụt dinh dưỡng có thể phát triển bất cứ lúc nào khi cơ thể bạn là không nhận đủ lượng protein, chất béo, vitamin và khoáng chất hàng ngày. Bởi vì điều này, nguyên nhân gốc rễ của ốm đau và dịch bệnh đều liên quan đến sự thiếu hụt dinh dưỡng.

Trong quá trình sửa chữa, thay thế và bảo dưỡng tế bào, cơ thể bạn sẽ tái chế hầu hết các chất dinh dưỡng từ các tế bào được thay thế. *Việc tái chế chất dinh dưỡng từ tế bào "đang chết" làm giảm số lượng thực sự của các chất dinh dưỡng cần thiết mới.* Quá trình tái chế làm giảm khả năng thiếu hụt dinh dưỡng khó thấy mà nếu không có nó thiếu hụt sẽ xảy ra. Tái chế là một quá trình vốn có sẵn của cơ thể cho ta có thời gian để có thể bổ sung sự thiếu hụt dinh dưỡng. Tuy nhiên, khi nói điều này, những gì sẽ xảy ra nếu thiếu dinh dưỡng vẫn tiếp tục bị thiếu? Bạn đang tại khúc đầu ngọn của ốm đau hoặc bệnh tật. Có thể có một hoặc nhiều sự kiện đóng góp vào khúc ngọn khởi đầu này. Nếu bạn muốn tránh những sự kiện như vậy, thì chế độ dinh dưỡng đầy đủ là một đòi hỏi hàng ngày. Tôi tin rằng nếu các chất vi mô và vĩ mô dinh dưỡng cần thiết chỉ đang ở mức tối ưu, cơ thể bạn sẽ không cần phải tái chế nhiều chất dinh dưỡng như nó làm trong tình trạng thiếu dinh dưỡng. Để sử dụng chất dinh dưỡng được tái chế, hay có chất dinh dưỡng mới? Bạn quyết định.

Lý do tại sao sự thiếu hụt dinh dưỡng không được nhận thấy rõ ràng là do tiến trình gọi là autophagy. Autophagy, hoặc thực ra, sự tái chế các chất dinh dưỡng, là một trong ba tiến trình qua đó tế bào có thể chết. Như bạn có thể nhớ, tế bào chết xảy ra do tiến trình apoptosis, hoại tử và autophagy. Autophagy là một quá trình mà trong đó cơ thể tự buộc thoát khỏi cảnh nghèo túng qua "ăn" chính mình cho các chất dinh dưỡng cần thiết. Cơ thể bạn làm điều này ngay cả khi các bộ phận tế bào bị "ăn," nhưng không "bị hỏng" và đang phục vụ các chức năng cần thiết. *Nếu các chất vi mô và vĩ mô dinh dưỡng cần thiết từ khẩu phần ăn uống không có sẵn, thì cơ thể bạn sẽ sử dụng autophagy như là một cách để nắm bắt các nguồn tài nguyên cần thiết.*

Lời giải thích được đưa ra cho lý do tại sao các cá nhân lớn tuổi bị mất khối lượng cơ bắp là lão hóa. Thuật ngữ y tế cho sự mất mát khối lượng cơ bắp liên quan đến tuổi già là sarcopenia. Tuy nhiên, lão hóa thường là giải thích cho những tiến trình xảy ra, khi bạn lớn tuổi hơn và không có lời thanh minh cho nguyên nhân của nó. Ngoài lão hóa, có những giải thích hợp lý cho sự mất khối lượng cơ bắp nhìn thấy ở người cao tuổi. Đặt câu hỏi tại sao một người bị mất khối lượng cơ bắp cho các thể thao gia và vận động viên thể hình, và có cơ hội là họ có thể cho bạn câu trả lời đúng. Dưới đây là lời gợi ý: đừng quan tâm đến tuổi tác và chỉ cần tự hỏi những gì gây ra một người bị mất khối lượng cơ nạc. Các thể thao gia và vận động viên thể hình sẽ không nói rằng lão hóa là lý do khiến một người mất khối lượng cơ bắp. Giải đáp của họ cho lý do tại sao khối lượng cơ bắp bị mất là do sự không đầy đủ các protein cần thiết để duy trì nó.

Không có khả năng duy trì một lượng protein đầy đủ hàng ngày cần thiết cho trọng lượng cơ thể là lý do khối lượng cơ bắp bị mất. Thực tế này là sự thật bất kể tuổi tác. Cho dù bạn trẻ hay già, khối lượng cơ bắp bị hy sinh khi không có đủ nguồn protein sẵn sàng để cung cấp các axit amino cần thiết. Tiêu thụ không đầy đủ protein sẽ khiến cơ thể bạn để bắt đầu phá vỡ khối lượng bắp thịt nạc qua tiến trình autophagy. Khi khẩu phần protein chưa được đáp ứng do thiếu hụt hoặc nhu cầu tăng, khối lượng cơ bắp sẽ bị mất. Ví dụ này chỉ là cái ngọn của một vấn đề lớn hơn xuất phát từ sự thiếu hụt protein xảy ra theo thời gian.

Tôi đã thảo luận tầm quan trọng của dinh dưỡng đối với sức khoẻ theo tinh thần cho cơ thể chúng ta số lượng tốt nhất các chất dinh dưỡng cần thiết. Tại thời điểm này, tôi không tin rằng ta thực sự biết số lượng tối ưu cần cho mỗi chất vi mô và vĩ mô dinh dưỡng. Dữ kiện này cần phải được xác định để có thể đạt được sức khoẻ tốt nhất.

Đối với các bạn không có được 50 gram protein hoặc gram 0,8 kg protein hàng ngày, coi lại xem nếu bạn nghĩ rằng một đề nghị tiêu thụ protein cao hơn hàng ngày là điều bạn muốn theo. Một điểm mà bạn cần phải quan tâm là xem xét nguồn gốc của protein bạn đang dùng. Các loại thực phẩm bạn ăn có thể là đáng kể qua ý nghĩa của số lượng có sẵn và chất lượng của các protein thấy trong chúng. Điểm này quan trọng đối với những người ăn chay. Đối với những người đang ăn chay, những gì bạn cần phải biết, là nguồn protein bạn đang ăn cần được hoàn hảo về các axit amino thiết yếu và lẫn không thiết yếu. Ngũ cốc, ngô, hoặc hạt thực phẩm là protein không hoàn hảo vì chúng thiếu axit amino lysine cần thiết.

Ăn Đồ Địa Phương; Ăn Thực Phẩm Tươi

Thiên đàng của sức khoẻ và sức sống là khi cơ thể bạn đang trong hoặc tại trạng thái cân bằng nội tại (homeostasis). Lý do tại sao bất kỳ mô hình ăn uống hay các chất bổ sung nào có hiệu lực trong cải thiện sức khoẻ là nếu chúng dẫn cơ thể bạn đến trạng thái cân bằng nội tại. Bất kỳ mô hình ăn uống nào hiệu lực, có hiệu quả vì nó cho phép bạn gần gũi thế ổn định nội tại hơn với khẩu phần bạn dùng trước đó. Cho phép kề cận hơn một trạng thái cân bằng nội tại để cải thiện sức khoẻ giải thích lý do tại sao những thứ như là thuốc thang, thực phẩm, thảo dược, chất bổ sung, các hoạt động thể chất hay tôn giáo cũng tác động để cải thiện nó. Ví dụ, lý do ăn thực phẩm tươi của địa phương là có lợi vì cơ thể bạn nhận được nhiều hơn các chất dinh dưỡng cần có để ở trạng thái ổn định nội sinh mà không cần phải đối phó với sự thiếu hụt các chất dinh dưỡng hoặc các chất độc và hóa chất từ thực phẩm. Đây là nguyên tắc của các thực phẩm "hữu cơ."

Hãy thảo luận sâu xa hơn lý do tại sao ăn thực phẩm địa phương tươi có lợi cho bạn. Thực phẩm như trái cây và rau quả có sẵn ngoài mùa thì thuận tiện, nhưng tiện nghi này đi kèm với giá phải trả cho sức khoẻ bạn. Qua ăn các thực phẩm tươi, bạn không ở trong lòng thương hại của USDA DV hoặc nhà sản xuất thực phẩm và bất kỳ các ảnh hưởng tiêu cực có thể xảy ra cho sức khoẻ từ thực phẩm chế biến không là một vấn đề. Qua ăn thực phẩm "trồng tại địa phương," bạn làm giảm cơ hội tiêu thụ thực phẩm bị xử lý bằng hóa chất cho chín hoặc cho duy trì vỏ ngoài của các thực phẩm bạn đang ăn. Ăn thực phẩm nguyên chất là có lợi vì chúng có nhiều lượng dinh dưỡng hơn so với ăn thức ăn tinh chế sản xuất. Đối với người có ý thức về môi trường, ăn thực phẩm địa phương trồng cũng sẽ giảm "dấu chân" carbon của hiệu ứng từ thực phẩm sản xuất lên môi trường.

Khi quan tâm về thực phẩm hữu cơ, bạn đang cố gắng cải thiện sức khoẻ bằng cách cung cấp cho cơ thể bạn với các chất dinh dưỡng tự nhiên. Những lợi ích sức khoẻ của việc ăn các loại thực phẩm hữu cơ là chúng có ít hóa chất và thuốc trừ sâu sử dụng trong trồng trọt, trong chế biến và trong chặng cuối thực phẩm cho sự tiêu dùng. Thật sự là tiêu thụ thực phẩm với các chất dinh dưỡng ít hơn và nhiều hoá chất hoặc độc tố có thể có ảnh hưởng bất lợi đến sức khoẻ bạn.

Để sáng tỏ những ý nghĩa thực sự của tranh cãi giữa thực phẩm hữu cơ và thực phẩm chế biến, hãy nghĩ về điều ấy theo cách này: Thực phẩm chế biến thuận tiện cho bạn và cho lòng mong muốn của nhanh chóng có chúng "mọi thứ bây giờ ở đây." Bạn muốn thực phẩm có giá cả phải chăng, nhanh và hương vị tốt. Bạn đã yêu cầu có chúng, và ngành công nghiệp thực phẩm đáp ứng. Thực phẩm chế biến chẳng những có các vi mô dinh dưỡng ít hơn, mà chúng cũng đầy rẫy tất cả các vĩ mô dinh dưỡng quá quen thuộc, carbohydrates. Tương tự như vậy, thực phẩm chế biến sẽ có các hóa chất không thiên nhiên. Các hiệu ứng này sẽ có khả năng khiến sự mất cân bằng của các vi mô và vĩ mô dinh dưỡng cần thiết xảy ra theo thời gian. Đối với thực phẩm hữu cơ, sự trái ngược với những gì tôi đã nói về thực phẩm chế biến được áp dụng.

Khôn Ngoan Sử Dụng Thuốc Bổ

Bây giờ làm thế nào để ta chữa trị những vấn đề tôi đã nêu ra? Câu trả lời là thực tế nhìn vào dinh dưỡng và tìm một giải pháp mà bạn có thể theo. Từ sự ảnh hưởng đến sức khoẻ của thực phẩm chế biến so với thực phẩm hữu cơ, không thể được giả định rằng thực phẩm hữu cơ là giải đáp cho cải thiện sức khoẻ bạn. Thực phẩm hữu cơ cung cấp các thể "tinh khiết hơn" của các vi mô và vĩ mô dinh dưỡng cần thiết nhưng không nhất thiết có tỷ lệ phần trăm chính xác cần thiết. Chỉ có kiến thức trong việc lựa chọn các vi mô và vĩ mô dinh dưỡng mới cung cấp được số lượng chính xác cần thiết. Cho một giải pháp lâu dài, thực phẩm cung cấp các vi mô và vĩ mô dinh dưỡng với số lượng cần thiết cho sức khoẻ là lý tưởng. Sự thiếu các vi mô và vĩ mô dinh dưỡng tạo ảnh hưởng xấu đến sức khoẻ bạn và khiến bù đắp cái thiếu này khó khăn hơn theo thời gian. Ngoài ra, không có một thức ăn nào hiệu hữu, cho dù đó là hữu cơ hay không, có tất cả các vi mô và vĩ mô dinh dưỡng cần thiết với số lượng tối ưu.

Điều này mở ra cánh cửa cho thuốc bổ. Lợi ích của việc bổ sung là bạn có thể sử dụng có hệ thống bất kỳ các vi mô và vĩ mô dinh dưỡng nào để sửa chữa thiếu sót dinh dưỡng từ thực phẩm bạn ăn hàng ngày. Một thực phẩm nào đó có thể có vi mô và vĩ mô dinh dưỡng thiết yếu nhưng thiếu số lượng cần thiết. Ngoài ra, số lượng các vi một dinh dưỡng từ trái cây bạn cần rất khó khăn để có được trừ phi phải tiêu thụ quá nhiều chất vĩ mô dinh dưỡng kèm theo khác, chẳng hạn như carbohydrate. Thế thì, những chất dinh dưỡng nào bạn nên bổ sung? Bạn nên bổ sung bất cứ chất dinh dưỡng nào có khả năng bị thiếu hay ăn với số lượng không đầy đủ. Điều này đòi hỏi bạn phải có một số nỗ lực để biết loại thực phẩm bạn đang ăn và những chất dinh dưỡng nào để bổ sung. Các chất dinh dưỡng cần bổ sung, do tình trạng sức khoẻ của hầu hết mọi cá nhân và thói quen ăn uống là các protein, vitamin, khoáng chất, và các axit béo thiết yếu.

Ôn Lại Bao Nhiêu Protein Để Tiêu Thụ

Lượng protein cần thiết hàng ngày là riêng biệt cho trọng lượng cơ thể bạn. Số lượng tối thiểu của các protein cần thiết theo gam mỗi ngày là ít nhất một nửa trọng lượng cơ thể bạn theo pounds. Đối với cá nhân nặng 100 lb, đó là bằng 50 gram protein một ngày. Lượng protein là một nửa sức nặng cơ thể bạn theo lb, tương đương với 20% tổng lượng tiêu thụ calory của bạn. Nếu bạn tăng tổng lượng calory từ 20% đến có thể là 40-50%, lượng protein cần thiết bây giờ bằng 1 gram đến 1,25 gram mỗi lb trọng lượng cơ thể hàng ngày. Tôi không đưa ra một đề nghị cho tiêu thụ carbohydrate, không phải vì nó là không quan trọng, nhưng vì hầu hết các cá nhân bình thường tiêu thụ đủ carbohydrate hàng ngày. (Xem phụ lục ở phần cuối cuốn sách cho sự tính toán.)

Hãy bỏ ra 1 giây để xem xét sự khác biệt giữa số lượng hiện tại của đề nghị về protein mỗi ngày cho một người lớn bình thường, 10% tổng lượng calory hàng ngày, và con số 40-50% tổng lượng calory hàng ngày thực sự có nghĩa gì cho sức khoẻ bạn. Số lượng này ít nhất là bốn lần so với đề nghị từ các Độ Lượng Hàng Ngày hiện thời. Thoạt nhìn, bạn có thể nghĩ rằng số lượng này là quá cao và không thể tiêu thụ được như là một nguồn thực phẩm. Tin tôi đi, không những cần thiết có đến 40% tổng lượng calory hàng ngày của bạn, con số còn được sử dụng bởi các vận động viên và là số lượng tối thiểu của tiêu thụ protein cho các tay xây dựng thể hình. Vận động viên xây dựng thể hình và cử tạ tiêu thụ tối thiểu 1 gram đến mức cao của 2 gram protein cho mỗi pound trọng lượng cơ thể hàng ngày.

Bạn có thể phân vân tại sao có một khoảng cách rộng rãi trong tiêu thụ của vận động viên xây dựng thể hình và cử tạ so với các Độ Lượng Hàng Ngày. Sự khác biệt này khiến bạn phân vân là cái đề nghị nào để tin tưởng. Một người xây dựng thể hình có thể tiêu thụ trong khoảng 1-2 gram protein cho mỗi pound mỗi ngày trong khi các DV cho người lớn là chỉ có 0.25 gram protein cho mỗi pound mỗi ngày hoặc 10% tổng lượng calory.

Những lý do cho sự khác biệt giữa DV đương thời và các nhà xây dựng thể hình thì rất nhiều. Một lý do là đề nghị của DV chỉ đại diện cho số lượng vừa tối thiểu của protein cần thiết và không phải là số lượng tốt nhất hoặc tối đa của protein cần thiết hàng ngày. Hãy nhớ rằng, giới hạn AMDR tiêu thụ protein hàng ngày là 10-35% lượng calory. Qua thiết lập DV cho lượng 10% protein, USDA đã hướng dẫn sự giáo dục dinh dưỡng tin rằng đây là số lượng tiêu chuẩn "tối ưu." Không có gì đáng ngạc nhiên, một vấn đề khác với DV là lượng carbohydrate hàng ngày được thiết lập ở mức 60% của tổng số calory môi ngày. Giá trị này gần với giới hạn trên cùng của carbohydrate được đề nghị bởi khuyến cáo của AMDR, NAS Giới Hạn Phân Phối Chấp Nhận Được về Vĩ Mô Dinh Dưỡng.

Sự Thật #6

Ống Hút Làm Qụy Lưng Lạc Đà

Câu vè nói rằng, "Một Bức Tranh Có Thể Nói Ngàn Lời." Vì vậy, khi tôi nói, "Ống Hút Làm Qụy Lưng Lạc Đà," bạn có thể tưởng tượng được một ống hút thực sự làm qụy lưng con lạc đà không? Tất nhiên, điều này không thể thực sự xảy ra, bạn nói. Ừ, bạn đúng. Sự thật đây là chỉ là một lối nói tượng trưng cho rằng đã có quá nhiều thứ chất trên lưng lạc đà khiến nó không thể gồng gánh thêm bất cứ thứ gì khác. Cái gì khác có thể là thứ gì là một câu hỏi. Cho sức khoẻ, cái gì khác là một sự kiện hoặc một chuỗi sự kiện khi trong chuyển hóa, sẽ làm qụy lưng lạc đà.

Một cách khác để suy nghĩ những gì đã làm qụy lưng lạc đà - tác động cuối cùng, là những gì tôi sẽ đề cập như là "Điểm Tới Hạn." Lần đầu tiên tôi nghe nhóm từ "Điểm Tới Hạn" là từ cuốn sách của Malcolm Gladwell, "The Tipping Point." Đối với những người đã đọc cuốn sách này, bạn đã quen thuộc với thuật ngữ này và ý nghĩa ngụ ý của nó. Đối với những người chưa đọc, một ví dụ về một sự kiện về điểm tới hạn liên quan đến sức khoẻ bạn như sau: Đây là điểm mà tại đó sự cân bằng tinh tế giữa trạng thái sức khoẻ bình thường của bạn chuyển sang một trạng thái khác. Sự chuyển đổi này thường là từ sức khoẻ tốt đến ốm đau và bệnh tật. Sự thay đổi ngược lại rất hiếm, từ sức khoẻ kém đến sức khoẻ tốt.

Sự suy sụp sức khoẻ bạn hoặc ốm đau được xác định bởi cả hai yếu tố trong và ngoài. Các yếu tố nội tại ảnh hưởng đến sức khoẻ bạn là từ di truyền. Các yếu tố bên ngoài ảnh hưởng đến sức khoẻ bạn là môi trường. Yếu tố môi trường có ảnh hưởng lớn nhất đến sức khoẻ bạn là dinh dưỡng của bạn, hoặc, chỉ đơn giản là các loại thực phẩm bạn ăn hàng ngày. Chúng sẽ giữ cho bạn sống và nếu các chất dinh dưỡng trong chúng được đầy đủ, bạn có thể khoẻ mạnh. Các yếu tố khác có ảnh hưởng đến sức khoẻ bạn là mức độ hoạt động hàng ngày và những căng thẳng của bạn. Những căng thẳng này đòi hỏi nhu cầu hoán chuyển chất trên cái khối dự trữ dinh dưỡng của bạn. Chúng có thể dẫn đến sự vụ của một điểm tới hạn khi nhu cầu hoán đổi chất làm cạn kiệt khối dự trữ dinh dưỡng của bạn. Tác động cuối cùng hoặc điểm tới hạn sẽ dẫn đến một thay đổi sức khoẻ đáng kể.

Một cách để minh họa cho khái niệm này là chỉ số đồng hồ cảnh cáo xăng thấp hoặc đèn báo trong xe hơi. Một khi đèn báo cho chỉ số xăng thấp sáng lên, bạn có một thời gian giới hạn trước khi chiếc xe sẽ không còn chạy. Bây giờ nghĩ về chỉ số xăng thấp của xe trong cùng một cách như cái cảm giác đói và khát. Khi bạn cảm thấy đói hoặc khát nước, bạn sẽ đáp ứng cảm giác này bằng cách ăn hoặc uống. Đói và khát có thể tương tự như chỉ số xăng thấp của xe. Nếu bạn không ăn uống hoặc đổ đầy bình xăng khi đèn báo xăng thấp sang lên, cuối cùng cơ thể bạn hoặc xe sẽ ngừng hoạt động.

Điều rút tỉa các điểm về đói, khát, hoặc cảnh báo xe xăng thấp là một chỉ báo cho sự thiếu hụt sắp xảy ra về nhiên liệu cần thiết để chạy "cái động cơ." Sự tồn tại của bạn -- hoặc cái chức năng của xe -- sẽ dừng lại nếu đói hoặc đèn báo xăng thấp không được quan tâm đến. Điểm quan trọng về chỉ dấu của đói, khát, hoặc chỉ số xăng thấp là nó chỉ cảnh báo cho bạn về sự cần thiết phải cung cấp thêm nhiên liệu cho cơ thể hoặc xăng cho xe. Nó không cảnh báo bạn về bất kỳ các thiếu hụt tiềm tàng khác của các dinh dưỡng cần thiết cho sức khoẻ.

Bạn không có một chỉ số cảnh báo cho bất kỳ các thiếu hụt tiềm tàng của bất kỳ chất vi mô và vĩ mô dinh dưỡng cụ thể nào. Chỉ số duy nhất cơ thể bạn có là sự cần ăn cho calory thực phẩm. Ăn thực phẩm mà không nhận ra sự mất cân bằng giữa các vi mô và vĩ mô dinh dưỡng tìm thấy trong chúng sẽ ảnh hưởng bất lợi đến sức khoẻ bạn. Bất kỳ thực phẩm calory bạn ăn sẽ giữ cho bạn sống chỉ bằng cách đổ vào bình xăng của cơ thể, đó là dạ dày bạn. Ăn thức ăn thiếu chất dinh dưỡng cần thiết để giữ cho bạn khoẻ mạnh sẽ làm cho bạn kiệt quệ theo thời gian. Bạn có thể chăm sóc cơ thể bằng cách cung cấp cho nó các vi mô và vĩ mô dinh dưỡng cần thiết, các chất này sẽ giữ cho bạn khoẻ mạnh.

Ví dụ về đời sống thực tế cho các sự kiện của điểm tới hạn: tôi thường nghe bệnh nhân mô tả sức khoẻ của họ như sau, "Tôi đã khoẻ mạnh hay tốt cho đến khi tuổi tôi là - - -." Một tuyên bố tương tự, "Tôi đã khoẻ mạnh hay tốt cho đến khi sự kiện X này xảy ra cho tôi." Tuổi tác hay sự kiện X có thể ở tại bất kỳ tuổi tác hay sự kiện nào mà bạn muốn thoát khỏi chúng. Vấn đề là một số cá nhân thường mô tả sức khoẻ của họ tốt ở một thời điểm và tồi tệ hơn ở thời điểm tiếp theo. Giải thích hoặc lý do cho loại sự kiện này là gì? Sao sức khoẻ của một người lại có thể thực sự suy giảm đi chỉ vì bất kỳ một sự kiện đơn lẻ hay tuổi tác? Sao sức khoẻ bạn lại có thể xoay trong trạng thái cân bằng từ khoẻ mạnh tại một thời điểm đến bệnh tật và ốm yếu vì chỉ đơn giản là bạn già hơn một tuổi? Sao bất kỳ sự kiện nào lại có thể thực sự khiến sức khoẻ bạn tồi tệ hơn? Sau khi nghe các loại ý kiến này, tôi bắt đầu suy nghĩ về làm sao để giải thích những sự vụ này. Tôi muốn tìm hiểu làm thế nào sức khoẻ bạn thực sự có thể thay đổi từ một lúc này đến một lúc kế đó.

Ống hút làm qụy lưng lạc đà hoặc điểm tới hạn nói lên một thời điểm lúc sự vụ dường như xảy ra, điều đó đã không xảy ra trước đó. Theo y tế, ống hút và điểm tới hạn là các thời điểm sự thiếu hụt dinh dưỡng đã phát triển chậm theo suốt cuộc đời bạn trở nên có liên quan và đáng kể đủ để cuối cùng ảnh hưởng đến sức khoẻ bạn. Một khi sự thiếu hụt dinh dưỡng xảy ra, khả năng là nó sẽ tiếp tục và trở nên tồi tệ hơn theo thời gian. Thiếu hụt dinh dưỡng không xảy ra qua đêm và thường xảy ra từ từ, theo thời gian. Nó cũng có xu hướng trở nên tồi tệ hơn bởi vì bạn không có một mức "cảnh báo" cho bất kỳ chất dinh dưỡng nào bạn bị mất. Qua thói quen tiếp tục ăn thực phẩm không lành mạnh nào đó, cơ thể và sức khoẻ bạn sẽ từ từ bị suy kiệt đi theo thời gian.

Tôi đã mô tả đói, khát và cảnh báo xăng thấp của xe như là một chỉ số của nhu cầu đổ xăng cho "động cơ." Điều cần quan tâm tới là,vì bạn làm không có bất kỳ chỉ số khác hoặc đèn báo động nào, làm sao bạn sẽ biết nếu bạn thiếu một chất dinh dưỡng nhất định? Câu trả lời là,bạn sẽ không biết. Bạn sẽ không bao giờ biết vì không có cảnh báo cho bất kỳ chất dinh dưỡng ngoài đói như là sự đòi hỏi của ăn và khát như là sự đòi hỏi của uống.

Cá nhân bị thiếu hụt dinh dưỡng sẽ lộ ra với các dấu hiệu và triệu chứng của bệnh tật, và bệnh tật sẽ được chẩn đoán như một điều kiện y tế. Tuy nhiên, sự điều trị các dấu hiệu và triệu chứng hay chẩn đoán y tế sẽ không cải thiện sức khoẻ bạn. Điều này là khác với việc giải quyết thiếu hụt dinh dưỡng. Giải quyết vấn đề thiếu hụt dinh dưỡng là bước đầu tiên để điều trị các nguyên nhân gốc rễ của các bệnh tật và dịch bệnh. Bệnh tật và dịch bệnh không tự nhiên mà phát sinh. Chúng liên quan đến sự thiếu hụt chất dinh dưỡng. Sự công nhận và chấp nhận nguyên tắc này sẽ là bước đầu tiên trong việc giải quyết căn nguyên gốc rễ của các bệnh tật và dịch bệnh.

Một ví dụ về sự thiếu hụt dinh dưỡng phát triển theo thời gian là của vitamin D. Vitamin D là một nội tiết tố quan trọng cần thiết cho việc điều hòa calcium. Theo thời gian, do thiếu tiếp xúc với bức xạ tia cực tím B, bạn có thể trở thành thiếu vitamin D. Việc thiếu vitamin D sẽ không có bất kỳ tác động xấu nào đáng chú ý trừ khi bạn nhận ra những dấu hiệu và triệu chứng của thiếu hụt vitamin D. Tương tự như vậy, thiếu hụt protein hiện nay rất phổ biến. Thiếu hụt protein đang xảy ra ở những người ăn một khẩu phần ít chất béo. Cả sự thiếu hụt vitamin D lẫn protein đều không lộ ra sự thiếu hụt dinh dưỡng, ngoài dấu hiệu của bệnh tật và dịch bệnh.

Các lý do phổ biến nhất được trích dẫn cho sự thiếu hụt vitamin D là do không tiếp xúc với đầy đủ ánh sáng mặt trời cần thiết cho sự tổng hợp vitamin D. Mặc dù điều này đúng về mặt lý thuyết, tôi nghĩ rằng sự lan tràn cao độ về thiếu hụt vitamin D hướng đến các yếu tố vượt ra ngoài sự thiếu ánh nắng mặt trời. Cá nhân có thể tổng hợp vitamin D thực sự là "cá nhân khoẻ mạnh lý tưởng." Thật không may, có không nhiều các loại người này ngày hôm nay như là đã có trong quá khứ. Tôi tin rằng có một lý do khác cho sự gia tăng phổ biến của tình trạng thiếu vitamin D.

Lý do thực sự tại sao cá nhân có tiếp xúc với ánh sáng mặt trời đầy đủ, nhưng không thể tổng hợp vitamin D, là vì da của họ không thể làm như vậy. Sự suy giảm khả năng tổng hợp vitamin D của da là vì thiếu các chất dinh dưỡng đầy đủ. Thiếu hụt dinh dưỡng sẽ ảnh hưởng đến khả năng của làn da bạn để tổng hợp vitamin D giống như nó có thể ảnh hưởng đến chất lượng của làn da khi bạn già đi. Nếu bạn thiếu protein, vitamin, khoáng chất, và / hoặc các axit béo thiết yếu gọi là omega-3, điều này sẽ ảnh hưởng đến sự toàn vẹn của làn da bạn. Các lý do mà da bạn nhăn da khi già đi không phải do lão hóa nhưng do thiếu hụt dinh dưỡng và phơi ánh nắng mặt trời quá nhiều. Thiếu hụt Vitamin D và tác động của nó đối với sức khoẻ không được hiểu rõ và không được đánh giá đúng.

Cơ hội mà dinh dưỡng của bạn được tối ưu phụ thuộc vào những gì bạn đã làm đúng cho tới thời điểm này liên quan đến dinh dưỡng. Sự thật là, cơ thể bạn vẫn hoạt động thậm chí nếu không có gì hoàn hảo hay tốt nhất. Cơ thể bạn có lợi thế xử dụng các protein bạn đã có sẵn dưới các hình thức của cơ bắp và mô liên kết khi tiêu thụ thiếu các axit amino cần thiết hàng ngày.

Đây là nơi mà mức dinh dưỡng cơ bản của bạn có tính chất quan trọng, vì điều này sẽ xác định làm sao bạn có thể đối phó với sự thiếu hụt trong hiện tại và tương lai. Cái bất lợi của việc kêu gọi giúp đỡ từ cơ bắp bạn và các mô liên kết như là một hồ tài nguyên là sự thiếu hụt các chất dinh dưỡng cần thiết không được thấy rõ. Kết quả? Cá nhân sẽ bị mất khối lượng cơ bắp và mô liên kết theo thời gian. Sự mất khối lượng cơ bắp và các mô liên kết không phải là quá trình lão hóa bình thường, nó là những dấu hiệu của suy dinh dưỡng protein.

Cơ thể bạn có thể sử dụng bất kỳ chất vĩ mô dinh dưỡng nào; đường, chất béo và protein cho nhiên liệu. Tuy nhiên, khi bạn tiêu thụ hầu hết lượng calory dưới dạng đường và chất béo, cơ thể bạn sẽ bắt đầu phá vỡ các mô được tạo bằng các protein. Đây là lý do tại sao cơ bắp bạn không thể duy trì kích thước của chúng, cho dù bạn vận động tích cực như thế nào, nếu lượng protein hàng ngày của bạn không đầy đủ. Chất dinh dưỡng giúp cơ thể khoẻ mạnh là protein.

Protein là những khối xây dựng thiết yếu nhất cho cơ thể bạn. Một khi sự thiếu hụt protein hoặc bất kỳ các chất dinh dưỡng khác bắt đầu, điều có thể đúng là nó sẽ trở nên tồi tệ hơn theo thời gian cho đến khi một sự kiện nguy ngập hay điểm tới hạn xảy ra. Tại lúc này, bệnh sẽ phát triển. Tốc độ và thời gian khi nào sự thiếu hụt dinh dưỡng trở nên nguy kịch thì không được biết vì đặc tính biến đổi của lối sống và khẩu phần ăn uống. Lý do tại sao những điểm tới hạn đến để gây ra ốm đau và bệnh tật là từ một sự gia tăng đột ngột trong nhu cầu đôi co với cái nền tảng của một cơ bản dinh dưỡng hạn chế.

Căng Thẳng: Gánh Nặng Trên Khối Dự Trữ Dinh Dưỡng Của Cơ Thể Bạn

Trong cuộc sống, mỗi chúng ta có những căng thẳng riêng tư phải đối phó hàng ngày. Căng thẳng của cuộc sống không thể tránh khỏi và không thể đoán được thời điểm và mức độ nghiêm trọng. Tuy nhiên, sự kết hợp của thời điểm, khoảng thời gian và mức độ nghiêm trọng của các căng thẳng hàng ngày xác định bạn bị thiếu ra sao qua khối dự trữ dinh dưỡng của bạn. Căng thẳng có thể sử dụng hết các chất dinh dưỡng của cơ thể giống như ai đó đạp chân tăng tốc của một chiếc xe và dùng hết xăng ở cái tốc độ nhanh hơn. Một khi cơ thể bạn đang thiếu các chất dinh dưỡng cần thiết, nó sẵn sàng bị ốm đau và dịch bệnh. Sau đó, các sự kiện xảy ra có vẻ như "từ trời rơi xuống." Đúng vậy, sự thật là sức khoẻ bạn không trở thành tồi tệ hơn do tuổi bạn hoặc do một sự kiện cụ thể. Bệnh và dịch bệnh là những hiệu ứng tích lũy của suy dinh dưỡng xảy ra theo thời gian, dẫn đến ốm đau.

Từ thảo luận trên, ốm đau và dịch bệnh được lý giải cho các cá nhân đang trải qua giai đoạn cực kỳ căng thẳng, chẳng hạn như sự khởi phát đột ngột của bệnh trầm cảm nơi một cá nhân, y ta đã có mọi thứ nhưng sau đó đột nhiên mất tất cả. Bạn có thể nói rằng áp lực của sự mất mát cùng cực tạo ra một trạng thái không chuẩn đoán được và có khuynh hướng tiến đến bệnh trầm cảm. Đúng, không chẩn đoán được hoặc khuynh hướng thiên về trầm cảm có thể đóng góp cho vấn đề, nhưng lời lý giải này không giải thích làm thế nào những căng thẳng đã tạo ra sự rối loạn này. Cho dù điều này đúng cho ví dụ này hay cái gì khác mà bạn có thể quen thuộc, không còn nghi ngờ gì nữa, có lúc tình trạng sức khoẻ của một cá nhân thay đổi sau một cuộc sống căng thẳng cấp tính.

Lượng protein cần thiết hàng ngày tăng trong các tình huống như tổn thương, nhiễm trùng, hoặc các trường hợp khác mà cơ thể đòi hỏi được tăng nhu cầu. Ví dụ, trong sự căng thẳng từ nhiễm trùng nghiêm trọng hoặc bỏng, yêu cầu protein hàng ngày tăng từ 0,8 gram đến 1,5 gram hoặc 2 gram cho mỗi kg mỗi ngày. Một câu hỏi để hỏi là, "Có bao giờ chúng ta cân nhắc về đề nghị một người tăng lượng protein hàng ngày của họ như là một cách đối phó với những căng thẳng khác ngoài bỏng hay nhiễm trùng?" Liệu là điều không hợp lý cho các sự kiện căng thẳng khác, qua đó cơ thể một người đòi hỏi được tăng nhu cầu protein?

Như thường lệ, là điều không được coi là một thực hành bình thường khi đề nghị người ta tăng lượng tiêu thụ protein mỗi ngày như là một cách đối phó với những căng thẳng của cuộc sống, những điều ngoài tầm một tình trạng y tế. Tôi nghĩ rằng đã đến lúc xem xét lại lượng yêu cầu RDA hiện tại là 0,8 gram protein mỗi kg hoặc 0,37 gram protein cho mỗi pound mỗi ngày là cực thấp. *Tôi tin rằng một trong những lý do cá nhân bị "lão hóa," với bệnh mãn tính, là do tiêu thụ một lượng không đầy đủ các protein hàng ngày trong suốt cuộc đời họ.* Ví dụ về hai căn bệnh mà tôi tin rằng là do thiếu hụt các chất vi mô và và vĩ mô dinh dưỡng cụ thể là bệnh Parkinson và Alzheimer. Những thiếu hụt các vi và vĩ mô dinh dưỡng cụ thể có thể góp phần gây ra chứng Parkinson và bệnh Alzheimer sẽ được thảo luận sau.

Các điểm tới hạn là các thời điểm mà ốm đau và bệnh tật sẽ xảy ra do sự suy dinh dưỡng. Điều này không nhất thiết đảm bảo là sức khoẻ của cá nhân sẽ không tránh khỏi suy sụp. Các sự kiện của điểm tới hạn có thể được đảo ngược nếu nguyên nhân được nhận biết. Tuy nhiên, nếu thiếu hụt dinh dưỡng không được thấy, sức khoẻ suy sụp thường là trường hợp xảy ra. Hầu hết theo thời gian, các yếu tố kích động dẫn đến điểm tới hạn không bao giờ thay đổi. Để đảo ngược các điểm tới hạn, người ta phải nhận ra tầm quan trọng của dinh dưỡng hợp lý cho sức khoẻ. Ví dụ, người có bệnh Parkinson, người bị ngọng (dysphasia) (khó khăn khi nuốt) và có thể phải hút thực phẩm khi ăn, sự suy dinh dưỡng sẽ có thể tiếp tục phát triển ngày càng tồi tệ. Suy dinh dưỡng gia tăng sẽ làm phức tạp tình trạng dinh dưỡng của mình và do đó khiến sức khoẻ suy giảm dần. Bất kỳ thay đổi hoặc cải tiến chế độ ăn uống nào làm giảm căng thẳng hiện tại sẽ hỗ trợ bởi vì nó sẽ giúp giữ cho cơ thể không hao tổn nguồn dinh dưỡng hạn chế của nó. Bằng cách này, cơ thể bạn có khả năng tốt hơn để chống đỡ sự suy nhược gây ra từ căng thẳng. Đây là những lý do tại sao một cải tiến trong chế độ ăn uống hay lối sống bạn sau ốm đau hoặc bệnh tật có thể giúp cải thiện sức khoẻ bạn.

Hai ví dụ về những tác động xấu của những căng thẳng -- một thuộc thể chất và cái khác thuộc tâm lý -- được sử dụng để làm nổi bật điểm này. Đối với tiến trình tổng hợp vitamin D, tiếp xúc với ánh sáng mặt trời là thiết yếu. Tuy nhiên, phơi da bạn với tia cực tím của mặt trời có thể gây tổn thương da vì ánh sáng mặt trời là một dạng bức xạ. Tiếp xúc với tia bức xạ gây thiệt hại tế bào trong cơ thể bạn. Phơi quá nhiều da bạn với tia cực tím của mặt trời khiến bạn có cơ hội tăng các nếp nhăn da vượt quá những dự kiến cho tuổi bạn. Nguyên nhân cho các nếp nhăn da sớm rất đơn giản. Nếp nhăn da sớm xảy ra khi khả năng cho cơ thể bạn để sửa chữa hoặc thay thế các tế bào da hỏng, bị suy yếu. Sự suy yếu là yếu tố thứ nhì do thiếu hụt các chất vi mô và vĩ mô dinh dưỡng cần thiết để sửa chữa tế bào.

Một trường hợp khác của sự lão hóa sớm xảy ra ở những người bị căng thẳng như các công chức. Một ví dụ là các tổng thống Hoa Kỳ hoặc bất kỳ công chức cao cấp nào. Bạn thường có thể thấy lão hóa sớm qua hình thức tóc bạc màu trong thời gian họ đương nhiệm.

Nguyên nhân của lão hóa sớm như bạc tóc thì không được biết. Tuy nhiên, tôi tin rằng nguyên nhân của da nhăn do phơi nắng và bạc tóc của một người thì giống nhau. Lão hóa sớm là kết quả của sự thiếu hụt dinh dưỡng đến từ sự căng thẳng thể chất hoặc tinh thần gia tăng trên một cá nhân. Các cá nhân, người bị dinh dưỡng không đầy đủ hoặc thiếu, không có nguồn dự trữ dinh dưỡng cần thiết để duy trì nhu cầu hoán đổi chất cơ thể họ đòi hỏi từ những căng thẳng. Khi căng thẳng giảm bớt, sự lão hóa từ suy dinh dưỡng dinh dưỡng sẽ ổn định nhưng không nhất thiết được đảo ngược. Như vậy, các cá nhân sẽ không quay trở lại cùng một trạng thái như trước khi bị căng thẳng.

Các thống kê về sự phổ biến của căng thẳng tại Hoa Kỳ được tiết lộ. Một cuộc thăm dò Gallup điện thoại của 1,010 người thực hiện trong tháng 12 năm 2006, cho thấy rằng hơn 3 trong 4 người Mỹ cho biết đôi khi họ trải qua căng thẳng trong cuộc sống hàng ngày, bao gồm khoảng 4 trong 10 người bị căng thẳng "thường xuyên." Nhìn chung, tỷ lệ mức độ căng thẳng được báo cáo không thay đổi nhiều, từ năm 1994, giữa 33% và 42% người Mỹ báo cáo thường xuyên cảm thấy căng thẳng. Chỉ có 1 trong 5 cá nhân nói là họ hiếm có căng thẳng.

Ngoài ra, chỉ có 3% nói rằng họ không bao giờ bị căng thẳng. Sau đây là các tần số của những báo cáo căng thẳng giữa các nhóm tuổi: 44% của 18 - 29 tuổi, 46% của 30 - 49 tuổi, 47% các bậc cha mẹ có con dưới 18 tuổi, 43% người lao động toàn thời gian và 46% của nhân viên bán thời gian. 40% phụ nữ báo cáo bị căng thẳng, so với 35% nam giới. Hơn một nửa số người được hỏi - 55% - nói họ không có đủ thời gian làm những việc họ muốn làm.

Các thống kê này nói ra hầu hết mọi người cảm thấy "căng thẳng" như thế nào. Vì có rất nhiều người cảm thấy họ bị căng thẳng, những cá nhân này có thể làm gì để tự giúp mình đối phó với những căng thẳng hàng ngày của họ? Cách tốt nhất là loại bỏ hoặc làm giảm các nguồn tạo căng thẳng. Một cách khác, hiếm khi được quan tâm đến, là khiến những cá nhân này tăng lượng dinh dưỡng để đáp ứng nhu cầu gia tăng hàng ngày từ cuộc sống căng thẳng của họ.

Trạng Thái Cân Bằng Nội Tại
(Sự Thăng Bằng Hoặc Quân Bình)

Trạng thái cân bằng nội tại được định nghĩa là "Tính chất của một hệ thống mở, đặc biệt ở sinh vật sống, điều hoà môi trường nội tại của mình để duy trì một tình trạng ổn định và bất biến, qua nhiều năng động điều chỉnh cân bằng, được kiểm soát bởi các cơ chế điều hòa liên quan với nhau." Để đạt được sức khoẻ tối ưu và sức sống, tiến trình hoán đổi chất của cơ thể bạn phải được ở trong trạng thái cân bằng nội tại hoặc thăng bằng.

Tại trạng thái cân bằng nội tại khi tất cả các nhu cầu dinh dưỡng được đáp ứng, cơ thể bạn ít bị căng thẳng hơn nhiều nếu nó đạt được thăng bằng từ "nhiều năng động điều chỉnh cân bằng, được kiểm soát bởi các cơ chế điều hòa liên quan với nhau." Khả năng cung cấp cho cơ thể bạn các vi mô và vĩ mô dinh dưỡng cần thiết sẽ ảnh hưởng đến như thế nào bạn có thể điều chỉnh "môi trường nội tại để duy trì một tình trạng ổn định và bất biến."

Sức khoẻ tối ưu phụ thuộc vào vài yếu tố nội bộ và bên ngoài được coi là quan trọng cho quá trình hoán đổi chất. Yếu tố nội bộ ảnh hưởng đến tiến trình hoán đổi chất của bạn được xác định bởi một phần nào của di truyền. Ví dụ, "hệ thống lục phủ ngũ tạng" của bạn hoạt động tốt ra sao được xác định bởi di truyền. Yếu tố di truyền là những gì không thuộc sự kiểm soát của bạn.

Các yếu tố bên ngoài tác động đến tiến trình hoán đổi chất bao gồm môi trường của bạn. Yếu tố môi trường có ảnh hưởng tiêu cực đến tiến trình hoán đổi chất của bạn là suy dinh dưỡng, chất độc, và tổn thương. Các yếu tố môi trường mà bạn có nhiều kiểm soát nhất là chế độ ăn uống của bạn. Các loại thực phẩm bạn ăn hàng ngày xác định sức khoẻ của "hệ thống nội tạng." Điều này rồi sẽ định đoạt tiến trình hoán đổi chất và những gì giữ cho bạn khoẻ mạnh. Từ quan điểm này, môi trường dinh dưỡng bên ngoài của bạn cai quản "hệ thống nội tạng," và xác định khả năng cho trạng thái cân bằng nội tại. Trong thực tế, dinh dưỡng đóng một vai trò lớn hơn cho sức khoẻ và sự khoẻ mạnh của bạn so với các yếu tố di truyền. Bác sĩ Francis Collins, giám đốc của NIH về di truyền học, tuyên bố, *"Gene tải đạn vào súng và môi trường bóp cò súng."* Tôi đồng ý với đánh giá này.

Trong thực tế, mỗi người chúng ta có một cá tính riêng tư được định hình bởi di truyền và môi trường xung quanh. Ở một mức độ di truyền, tôi có thể nói mà không có một nghi ngờ nào là mỗi con gái tôi có các dấu vết về cá tính riêng của tôi và của mẹ chúng. Những dấu vết về cá tính này xuất hiện từ sự thừa hưởng di truyền chứ không phải phát sinh từ những kinh nghiệm học được qua môi trường. Tuy nhiên, các kinh nghiệm môi trường của bạn sẽ ảnh hưởng và uốn nắn bạn trở thành một người duy nhất mà bạn đang là. Chúng sẽ uốn nắn cái cá tính tổng thể của bạn có thể nhiều hơn các di truyền của bạn làm. Như vậy, không có ai khác có thể có cùng một cá tính tổng thể giống chính xác như bạn. Tương tự như vậy, dinh dưỡng mà bạn nhận được từ môi trường đóng một vai trò quan trọng cho sức khoẻ bạn hơn so với di truyền của bạn.

Lý do để đạt được sức khoẻ tối ưu là nó mang lại cho bạn những cơ hội lớn nhất để giảm thiểu ốm đau và bệnh tật. Hãy coi nó như là một trạng thái sức khoẻ qua đó bạn có thể là "tất cả bạn có thể là" nếu mong muốn của bạn là cho sức khoẻ và sức sống. Đây là một tình trạng sức khoẻ mỗi người chúng ta có thể đạt được với nỗ lực liên tục.Thông qua dinh dưỡng tối ưu, có thể khiến cho tiến trình hoán đổi chất nội bộ của cơ thể được ở trạng thái cân bằng nội tại. Đây là chìa khóa cho sức khoẻ vì nó phản ánh trạng thái cân bằng nội tại. Sự quân bình, cân bằng, và trạng thái cân bằng nội tại tất cả là các từ khác nhau cho cùng một nguyên tắc. Bất kỳ cố gắng nào để đạt được sức khoẻ tốt nhất và sức sống phải bao gồm nguyên tắc cần thiết này. *Tối ưu, cân bằng dinh dưỡng – được định nghĩa là cung cấp cho cơ thể bạn với sự cân bằng đúng đắn về các vi mô và vĩ mô dinh dưỡng cần hàng ngày – là chìa khóa để duy trì cơ thể bạn trong trạng thái cân bằng nội tại.*

Hàng ngàn ngàn người đã nghiên cứu bệnh tật.

Hầu như không có ai đã nghiên cứu sức khoẻ.

– Adelle Davis

Sự Thật #7

Tầm Quan Trọng Thuộc Y Khoa Của Dinh Dưỡng

Tôi đang ở một ngã tư quan trọng trong thảo luận của tôi về dinh dưỡng. Ngã tư đó một phần là do tôi đang cố gắng thuyết phục bạn rằng không đúng dinh dưỡng hoặc suy dinh dưỡng là nguyên nhân gây ra ốm đau và bệnh tật. Suy dinh dưỡng thường đề cập đến một tình trạng gây ra do thiếu calory thực phẩm cần thiết để duy trì sức khoẻ. Loại suy dinh dưỡng này là điều hiển nhiên trong các tình huống cá nhân chỉ đơn giản không có đủ lương thực để ăn. Cái gọi là nạn đói là tại lúc tồi tệ nhất của nó.

Từ ngữ suy dinh dưỡng tôi đề cập đến không phải là về năng lượng thực phẩm. Nó ít hiển nhiên hơn, do đó không được cảm nhận rõ ràng. Đó là về sự dinh dưỡng không hợp vì sự mất quân bình của các vi mô và vĩ mô dinh dưỡng cần thiết. Đây là loại suy dinh dưỡng đang xảy ra trong xã hội "hiện đại ngày nay" của ta, xã hội có rất nhiều lượng calory thực phẩm để ăn nhưng lại thiếu các chất dinh dưỡng thực phẩm thích hợp. Loại suy dinh dưỡng này không những chỉ về sự thiếu hụt mà còn về một phong phú quá độ các vĩ mô dinh dưỡng. Nếu suy dinh dưỡng gây ra ốm đau và bệnh tật, thì đường hướng cho sức khoẻ là bằng cách nhận ra các chất dinh dưỡng cần thiết và như thế nào một người có thể tiêu thụ đầy đủ chúng. Khi tôi nói dinh dưỡng thích hợp là câu trả lời để cải thiện sức khoẻ bạn, bệnh nhân tôi cũng đồng ý.

Các câu hỏi mà bạn có thể muốn biết là, "Làm thế nào và có những bằng chứng gì để cho sự dinh dưỡng thích hợp sẽ hiệu lực?" Phần "làm thế nào" của cải thiện sức khoẻ qua dinh dưỡng, tôi hy vọng đã đưa cho bạn một số giải đáp. Đối với các bằng chứng liên quan đến dinh dưỡng và sức khoẻ, tôi sẽ đưa ra các ví dụ

Sự Thật #7 | 177

của các chẩn đoán y tế mặc dù các căn nguyên chưa được biết, câu trả lời có thể nằm trong sự suy dinh dưỡng. Thay vì nhìn vào các chẩn đoán ngẫu nhiên, tôi sẽ xem xét các nguyên nhân hàng đầu hiện nay về cái chết của con người tại Hoa Kỳ năm 2006 và giải thích nó như thế nào xuất phát từ sự dinh dưỡng không đúng.

Mười lăm nguyên nhân gây tử vong hàng đầu ở năm 2006:

- Bệnh tim (bệnh tim)
- Ung thư ác tính (ung thư)
- Tai biến mạch máu não (đột quỵ)
- Mãn tính thấp về bệnh hô hấp
- Tai nạn (vô ý bị thương)
- Đái tháo đường (tiểu đường)
- Bệnh Alzheimer
- Bệnh cúm và viêm phổi
- Viêm thận, hội chứng thận hư và nephrosis (bệnh thận)
- Nhiễm trùng huyết
- Cố ý tự làm hại (tự tử)
- Bệnh gan mãn tính và xơ gan
- Cao huyết áp và bệnh thận tăng huyết áp (tăng huyết áp)
- Bệnh Parkinson
- Hành hung (giết người)

Nếu bạn loại bỏ các tai nạn, tự gây tổn hại, và hành hung từ danh sách trên, nguyên nhân còn lại là thực sự do dinh dưỡng không đúng. Các căn nguyên từ những chẩn đoán các bệnh này thì không rõ. Tuy nhiên, các chẩn đoán của bệnh tim mạch, ung thư, tiểu đường, bệnh Alzheimer, bệnh Parkinson và bệnh truyền nhiễm được liên hệ thuộc nguyên nhân đến sự mất cân bằng của các vi mô và vĩ mô dinh dưỡng cần thiết.

Chứng cớ gần đây chỉ đến một thực tế là các bệnh con người thực sự do viêm tế bào. Các bệnh liên quan với viêm tế bào là bệnh tim mạch, xơ vữa động mạch, và các bệnh mất kháng tố (autoimmune deseases). Bằng chứng viêm tế bào là từ các chỉ dấu sinh học của viêm, được phát hiện bằng xét nghiệm máu cho thấy C-phản ứng (C-ractive) protein, nhịp độ đóng cặn (sedimentation rate), và homocysteine. *(Tôi tin rằng tổng số cholesterol và LDL là những yếu tố nguy cơ tim mạch vì chúng thực sự là các chỉ dấu sinh hóa (biomarkers) của tế bào viêm.)* Nồng độ C-phản ứng protein (CRP) cao trong các bệnh tim mạch và bệnh vì nhiễm trùng. Nhịp độ đóng cặn cao trong bệnh viêm khớp, bệnh mất kháng tố, và một lần nữa, bệnh vì nhiễm trùng. Tương tự như vậy, một mức độ homocysteine cao thì phổ biến ở một số cá nhân bị các bệnh tim mạch.

Mối liên quan giữa viêm tế bào và mối quan hệ của nó đến bệnh tật của con người thì không được biết. Giả định hiện hành trong việc quản lý bệnh với các chỉ dấu sinh hóa cao của viêm là bằng cách hạ thấp các giá trị bất thường của chỉ dấu sinh hóa, người ta có thể làm giảm nguy cơ của bệnh tật liên hệ với mức độ đang bị nâng cao. Thí dụ, vì homocysteine hoặc C- phản ứng protein (CRP) bị nâng cao trong bệnh tim mạch, bằng cách làm giảm homocysteine hoặc CRP, điều này sẽ làm giảm nguy cơ của bệnh tim mạch. Tuy nhiên, giả định này là sai, vì nó được dựa trên những tiền đề sai lầm, đó là việc xử lý các chỉ dấu sinh hóa của viêm sẽ điều trị những tai ương này (bệnh tật).

Tuy nhiên, tế bào viêm và bệnh tật con người có thể giải thích được nếu bạn xem xét các điểm sau đây. Ta biết rằng tế bào viêm xảy ra như một tiến trình bình thường của trạng thái cân bằng nội tại. Trạng thái cân bằng nội tại chứa đựng tất cả các tiến trình hoán đổi chất cần thiết để giữ cho bạn sống và bảo vệ bạn từ môi trường luôn thay đổi. Các lý do mà tế bào viêm nhiễm xảy ra được giải thích tốt nhất bằng cách nhìn vào cơ chế của cơ thể bạn tự bảo vệ như thế nào để chống lại các chất độc, nhiễm trùng, tổn thương tế bào và yếu tố bên ngoài "những kẻ xâm lược." Khi nói các yếu tố bên ngoài xâm lược, tôi muốn đề cập đến bất cứ những gì mà cơ thể bạn nhận ra là "không phải của chính nó," chẳng hạn như một bộ phận nội tạng được ghép vào cơ thể. Theo mục đích, tế bào viêm là một dấu hiệu cho thấy hệ thống kháng tố (immune system) của bạn được kích hoạt. Điều này trở nên bất lợi cho sức khoẻ khi tiến trình viêm tế bào cấp tính trở thành viêm tế bào mãn tính. Các cơ chế của ốm đau hoặc bệnh tật thì tùy theo tế bào viêm cấp tính hoặc mãn tính không kiểm soát được. Lý do tại sao tình trạng viêm cấp tính hoặc mãn tính trở nên không kiểm soát được là các câu trả lời cho bệnh tật hoặc dịch bệnh.

Hệ thống kháng tố của bạn hoạt đông qua hai cơ chế: phản ứng kháng tố bẩm sinh và phản ứng kháng tố thích ứng. Phản ứng kháng tố bẩm sinh, còn được biết là hệ thống kháng tố cánh tay (humeral) của bạn, là tiến hóa cổ xưa và được tìm thấy trong tất cả các sinh vật đa bào có nhân . Kháng tố thích nghi hoặc thuộc tế bào hiện diện trong các sinh vật cao cấp, như là những động vật có xương sống. Hệ thống kháng tố của bạn có chức năng bảo vệ bạn chống lại các chất độc, nhiễm trùng và trong tiến trình quản lý cho sửa chữa tế bào. Trong những khía cạnh này, hệ thống kháng tố của bạn hoạt động như một hệ thống cân bằng nội tại, chức năng chính của nó là đầu tiên bảo vệ bạn chống lại những gì mà bên ngoài xâm nhập vào cơ thể bạn. Chức năng thứ hai của nó thì nhiều hơn một chức vụ của "quản gia" là giúp khôi phục lại sự cân bằng tế bào.

Khi nhìn vào những nguyên nhân của bệnh tật và dịch bệnh, hãy lưu những điểm này trong tâm trí. Sức khoẻ và sức sống có thể đạt được khi cơ thể bạn ở tại trạng thái cân bằng nội tại hoặc quân bình. Cân bằng nội tại là một trạng thái quân bình và là một tình trạng mà cơ thể mong muốn giữ bạn trong ấy tại mọi lúc. Bất kỳ yếu tố nào tách bạn ra khỏi cân bằng nội tại đều không được hoan nghênh.

Các yếu tố ảnh hưởng đến cân bằng nội tại là ngoại lai hoặc nội sinh. Các yếu tố ngoại lai gồm các chất độc, nhiễm trùng, chấn thương, và quan trọng nhất là các chất dinh dưỡng. Những yếu tố này là môi trường bên ngoài của bạn. Yếu tố nội sinh được tìm thấy trong cơ thể bạn. Các yếu tố nội sinh ảnh hưởng đến cân bằng nội tại là từ di truyền của bạn.

Dinh dưỡng của bạn là yếu tố quan trọng nhất, vì nó xác định như thế nào cơ thể bạn có thể đáp ứng với các yếu tố ngoại lai khác. Một mô hình ăn uống cân bằng và đầy đủ dinh dưỡng là chìa khóa của bạn để đạt được sức khoẻ và sức sống. Cái yếu tố tạo hậu quả có hại cho sức khoẻ là sự suy dinh dưỡng. Khi suy dinh dưỡng xảy ra, cơ thể bạn không có trong trạng thái cân bằng nội tại. Đây là lúc tình trạng viêm cấp tính hoặc thích ứng xảy ra. Năng lực của cơ thể bạn cho xử lý tình huống này sẽ xác định nếu trạng thái cân bằng nội tại có được hướng về thế quân bình hay không. Nếu không, tình trạng viêm mãn tính, bệnh tật, và các bệnh sinh ra từ đấy tuỳ thuộc vào các đo lường thích ứng mà cơ thể bạn phải trải qua để đối phó với môi trường bên trong và bên ngoài. Viêm cấp tính hoặc viêm thích ứng mà không được giải quyết sẽ gây ra bệnh tật.

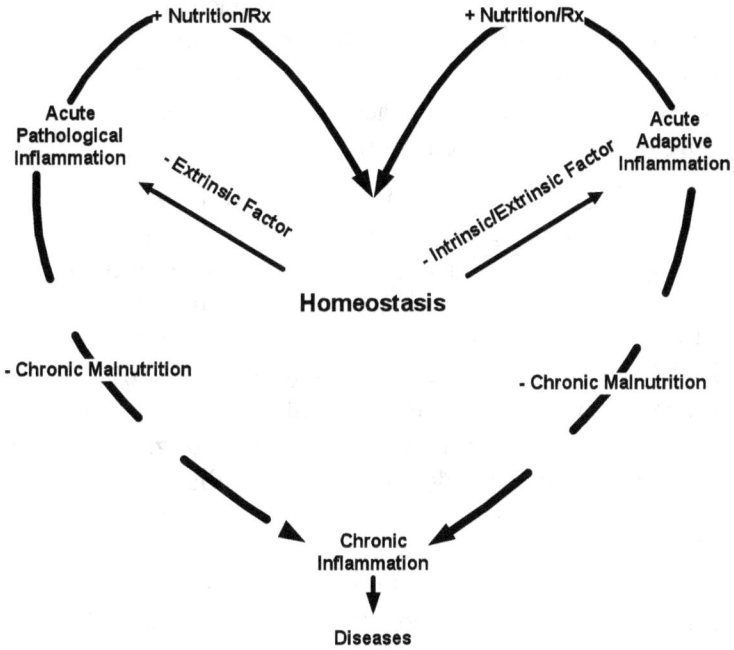

+ Nutrition/Rx

+ Nutrition/Rx

Acute
Pathological
Inflammation

Acute
Adaptive
Inflammation

- Extrinsic Factor

- Intrinsic/Extrinsic Factor

Homeostasis

- Chronic Malnutrition

- Chronic Malnutrition

Chronic
Inflammation

Diseases

Intrinsic factor: Genetics

Extrinsic factor: Environmental (infection; toxin; injury; nutrition)

Bệnh Tim Mạch

Nguyên nhân phổ biến nhất của sự tử vong con người trong năm 2006 là bệnh tim mạch. Bên cạnh sự tử vong, các hậu quả kèm theo bệnh tim mạch và các chi phí kinh tế liên kết với nó thì rất lớn. Các yếu tố nguy cơ cho bệnh tim mạch là béo phì, cao huyết áp, tăng lipid máu, và tiểu đường.

Tuy nhiên, các yếu tố rủi ro liên quan với bệnh tim mạch không giải thích căn nguyên của nó nhưng chỉ là một liên đới. Trong thực tế, các căn nguyên của những yếu tố nguy cơ cũng bí ẩn cho chính chúng. Tuy nhiên, nguyên nhân gây ra các bệnh tim mạch hay bất kỳ bệnh nào có thể giải thích được nếu bạn có một tâm trí cởi mở và bắt đầu bằng cách nhìn vào dinh dưỡng, vì đây là cơ sở của những gì đang giữ bạn sống. Qua quan sát các mô hình chế độ ăn uống khác nhau tồn tại ngày nay, những gì bạn có thể thấy là các khẩu phần ăn uống đều dựa trên sự dễ dàng trong sản xuất. Chúng được phân phối và đóng gói cho sự thuận tiện nhưng không lợi cho sức khoẻ bạn vì chúng không được cân bằng trong bất cứ các chất dinh dưỡng nào, cần thiết cho cơ thể bạn hoạt động thích đáng. Kết quả là, những gì bạn có được là một khẩu phần ăn uống mất cân bằng, điều này trực tiếp đưa đến bệnh tim mạch và ốm đau.

Mô hình chế độ ăn uống tổng quát phổ biến nhất ngày nay gồm thực phẩm chế biến. Những thực phẩm này không được cân bằng trong các chất vĩ mô dinh dưỡng và thiếu chất vi mô dinh dưỡng. Thực phẩm chế biến như các loại thực phẩm đóng gói sẵn hay thức ăn nhanh được quy định bởi USDA có thấp protein và cao carbohydrate.

Một mô hình chế độ ăn uống thấp protein và cao carbohydrate được nhận dạng bằng cách so sánh tỷ lệ giữa carbohydrate và protein (CP tỷ lệ). So sánh tổng số gram carbohydrate với tổng số gram protein trong một khẩu phần phục vụ sẽ cho ra tỷ lệ CP. Mô hình chế độ ăn uống chất béo thấp được biết bởi một tỷ lệ cao carbohydrate cao so với protein (CP tỷ lệ), thường là tỷ lệ 6:1 đến 10:1. Thực phẩm chế biến và thức ăn nhanh thì cao trong tinh chế carbohydrate, có thêm đường, và rất thường thấp trong protein.

Mô hình khẩu phần thấp chất béo thấp là mô hình được đề nghị cho hầu hết các cá nhân dùng nếu họ có lipid tăng trong máu hoặc muốn tránh các bệnh tim mạch. Một chế độ ăn uống ít chất béo, mô hình Kim Tự Tháp Thực Phẩm của USDA, và các Độ Lượng Hàng Ngày, tất cả đại diện cho cùng một khẩu phần cao carbohydrate và thấp về protein. Điều trớ trêu của loại khẩu phần này, như tôi đã đề cập, là nó sẽ dẫn bạn đến điều bạn đang cố gắng tránh: béo phì, tăng lipid máu, các bệnh tim mạch, tăng huyết áp, và đột quỵ. *Tin tôi đi, mô hình chế độ ăn uống ít chất béo mà bạn đang ăn, đang gây ra những bệnh bạn đang cố gắng tránh.*

Kể từ những năm 1970, the diet-heart paradigm tin một điều như thế này: một khẩu lượng ăn uống cao chất béo bão hòa và cholesterol làm tăng nguy cơ cho xơ vữa động mạch (atherosclerosis) và (ischemic heart desease) bệnh tim thiếu máu cục bộ (IHD). Tin tưởng rằng khẩu phần chất béo là nguyên nhân gây ra xơ vữa động mạch, tăng lipid máu và bệnh tim thiếu máu cục bộ (IHD) khiến USDA giới thiệu và đề xướng một mô hình khẩu phần ít chất béo như là một cách để ngăn ngừa IHD. Tuy nhiên, mô hình chế độ ăn kiêng thường thấp chất béo và thấp hàm lượng protein trong khi lại cao trong các tinh chế carbohydrate và chất ngọt như fructose cao của xi-rô ngô bắp.

Sự thay đổi trong thói quen ăn uống từ tiêu thụ sản phẩm động vật đến một mô hình khẩu phần thấp chất béo góp phần trong sự tiêu thụ ít protein và chất béo thiết yếu. Ăn quá nhiều carbohydrate -- là thúc đẩy gan bạn sản xuất quá nhiều cholesterol và các chất béo trung tính (triglycerides) -- và không đủ protein trong khẩu phần và các chất béo không bão hòa là những lý do chính cho xơ vữa động mạch và bệnh tim thiếu máu cục bộ (IHD).

Một cách khác để tìm cái có thể là nguyên nhân của bệnh tim mạch là xem đến các bệnh được biết có liên quan với nó như bệnh tim, đột quỵ và cao huyết áp. Như điều này xoay ra là, có một bệnh liên quan với cả ba bệnh trên. Bệnh này được gọi fibromuscular loạn sản (fibromuscular dysplasia), một căn bệnh ảnh hưởng đến một hoặc nhiều động mạch trong cơ thể.

Leadbetter và Burkland đầu tiên quan sát thấy fibromuscular loạn sản (FMD) năm 1938 trong một cậu bé 5 tuổi có bệnh thận (thận). Các động mạch bị ảnh hưởng trong FMD có cỡ từ trung bình đến lớn, chẳng hạn như động mạch thận, động mạch vành (coronary), động mạch phổi (pulmonary) và động mạch chủ (aorta). Các hư hại bệnh lý thấy trong FMD thường phát triển trong thành động mạch và hiện ra qua y học thực hành như các thu hẹp hoặc giãn nở trong thành mạch. Ảnh phóng xạ của FMD tìm thấy sự xuất hiện của một "chuỗi hạt." Cá nhân có FMD sẽ có các triệu chứng liên hệ đến vị trí của động mạch bị ảnh hưởng. Khi các động mạch thận bị liên lụy, bạn có thể bị cao huyết áp do động mạch thận bị hẹp. Teo thận hoặc suy thận cũng có thể xảy ra. Khi các động mạch cảnh (carotid arteries) bị liên lụy, các triệu chứng như chóng mặt, nhức đầu, ù tai có thể xảy ra. Bệnh fibromuscular loạn sản (FMD) của bệnh động mạch cảnh gây ra đột quỵ nhẹ (transient ischemic attack) và đột quỵ từ chứng phình động mạch nội sọ (intracranial aneurysms). Vì vậy, các bệnh liên quan với bệnh FMD là bệnh tim, cao huyết áp và đột quỵ.

Các nguyên nhân của bệnh FMD là không rõ, nhưng thừa kế di truyền có thể đóng một vai trò thuộc quan hệ nhân quả. Các nguyên nhân khác có thể liên hệ đến FMD bao gồm sử dụng thuốc lá, thay đổi nồng độ estrogen, và thiếu máu cục bộ từ mạch máu phát triển bất thường. Thực vậy, những nguyên nhân tiềm tàng này có thể là một liên kết thực sự, nhưng tôi tin rằng có một lời giải thích tốt hơn tồn tại. Tôi tin rằng nguyên nhân thực sự cho FMD do viêm mạch máu cấp tính và mãn tính là thứ yếu so với cả một đời của sự suy dinh dưỡng protein và acid béo thiết yếu.

Các ảnh hưởng của suy dinh dưỡng protein và axit béo thiết yếu giải thích nguyên nhân của bệnh FMD tốt hơn những gì đang hiện hữu. Động mạch được tạo bởi ba lớp của cơ bắp cùng với các mô liên kết khác. Cơ và mô liên kết được tạo thành bởi các protein. Động mạch là những mạch máu mang máu đi từ tim và như vậy ở dưới áp suất cao hơn so với hệ thống tĩnh mạch. Áp lực từ tác động bơm của tim sẽ làm máu lưu thông, và với dòng chảy đó, sẽ có thể làm cho các tế bào lót của màng trong của các mạch máu bị hư hỏng theo thời gian. Áp lực và lưu lượng máu sẽ gây hao mòn bình thường và làm rách trên thành mạch và vì vậy các tế bào này cần được sửa chữa. Khả năng của cơ thể bạn để sửa chữa và duy trì tính toàn vẹn của các tế bào phủ thành mạchtrong nên là tự động. Tuy nhiên, không phải tất cả mọi thứ sẽ tự động xảy ra, nếu tình trạng dinh dưỡng của bạn bị tổn thương.

Các tác dụng có hại cho sức khoẻ do bệnh tim và đột quy là kết quả của sự thiếu máu cục bộ (ischemia). Thiếu máu cục bộ là kết quả của xơ vữa động mạch hoặc vỡ mảng bám (plaque rupture) với hạt bất bình thường (embolic) gây tắc nghẽn mạch và tim đột kích (myocardial infarction). Trong trái tim, tế bào cơ tim bị hư hỏng vì thiếu máu cục bộ chỉ tự mình ên hoặc có phối hợp với cao huyết áp. Kết quả là sự suy tim sung huyết (congestive heart failure). Trong não, sự chết tế bào thần kinh xảy ra từ thiếu máu cục bộ do xơ vữa động mạch chính bị chặn, hạt bất bình thường hoặc từ xuất huyết (hemorrhagic) gây ra do chứng phình mạch (aneurysm). Bệnh tim và đột quỵ chia sẻ nguyên nhân tương tự như xơ vữa động mạch và vỡ mảng bám. Vì vậy, nếu bạn có thể giải thích nguyên nhân gây ra xơ vữa động mạch và vỡ mảng bám, bạn sau đó có thể xác định một nguyên nhân phòng ngừa được cho cả hai.

Các nguyên nhân gây xơ vữa động mạch là đa yếu tố. Một điều kiện được suy đoán là nguyên nhân của xơ vữa động mạch là lipid tăng trong máu hoặc máu có cholesterol cao. Có cholesterols trong máu cao là một nguyên nhân gây ra xơ vữa động mạch chỉ đúng đối với vài cá nhân, người có điều kiện di truyền bị một khiếm khuyết trong việc vận chuyển cholesterol LDL. Tuy nhiên, hầu hết các cá nhân không có tính nhạy cảm di truyền về lipid tăng trong máu và do đó một yếu tố về chế độ ăn uống có thể là điều để đổ lỗi.

Cơ thể bạn có thể điều chỉnh sự tổng hợp sinh hóa (biosynthesis) cho chất béo từ gan tùy thuộc vào một số yếu tố. Sự kích thích cho tổng hợp sinh hóa cholesterol nội sinh là: 1) trên một căn bản "tác động khi cần" tùy thuộc vào lượng cholesterol của khẩu phần ăn uống, 2) trên một căn bản "tác động khi cần" tùy thuộc vào tế bào bị thiệt hại, 3) phụ thuộc vào tổng lượng calory từ một trong hai carbohydrate hoặc protein. Điều "trên một căn bản tác động khi cần" có nghĩa là cơ thể bạn tự điều chỉnh cholesterol riêng của mình qua mức độ cholesterol hiện hữu trong máu bạn. Cholesterol trong máu cao từ một khẩu phần ăn uống có nhiều thực phẩm béo sẽ khiến giảm sút trong sản xuất cholesterol nội sinh. Một chế độ ăn uống thấp lượng cholesterol sẽ kích thích gan bạn tác động tổng hợp sinh hóa cholesterol nội sinh. Cơ chế quản lý cho tổng hợp sinh hóa cholesterol bắt đầu từ bên trong (endoplasmic reticulum) lưới nội chất (ER) của các tế bào bạn. Sự tổng hợp protein bởi ER của bạn là làm thế nào cơ thể bạn có thể phát hiện được mức độ cholesterol. Cơ thể bạn cũng cần phải tăng tổng hợp sinh hóa cholesterol như là một quá trình bình thường trong trạng thái cân bằng nội tại để sửa chữa các tế bào bị hư hại. Khi có tế bào bị tổn thương, tổng hợp sinh hóa cholesterol từ gan bạn sẽ tăng lên vì hai lớp lipid màng nhầy của tế bào có phân tử cholesterol bên trong nó. Xơ vữa động mạch được cho là bị gây ra bởi lipid tăng trong máu. Tuy nhiên, có thể chăng điều "lipid tăng trong máu" liên quan với "xơ vữa động mạch" thực sự là từ một viêm phản ứng (reactive inflammatory reaction) của tế bào bị thiệt hại, đã làm tăng sự tổng hợp sinh hóa cholesterol nội tại qua gan bạn?

Khả năng tự điều hòa sự tổng hợp sinh hóa cholesterol từ khẩu phần cholesterol của cơ thể làm cho đề nghị về khẩu phần ít chất béo là một lời khuyên sai lầm cho điều trị lipid tăng trong máu. Dùng một chế độ ăn uống ít chất béo có thể không phải là một ý tưởng tốt trong việc cố gắng làm thấp hơn lipid tăng trong máu. Trong thực tế, hầu hết các cá nhân tin rằng mô hình chế độ ăn uống chất béo thấp là cách lành mạnh để sử dụng, nhưng không nhận ra rằng nó thực sự là một mô hình khẩu phần ăn carbohydrate cao, tức là đường. Một chế độ ăn carbohydrate cao bất lợi cho sức khoẻ vì những lý do này: Nó kích thích sự tiết insulin và tác động cho sự chuyển hóa năng lượng. Với mức tiêu thụ quá độ carbohydrate, lượng carbohydrates đầu tiên được sử dụng và những lượng không được sử dụng lúc ban đầu được lưu trữ dưới dạng glycogen và sau đó là chất béo. Trước khi đường trở thành chất béo trong các mô mỡ của bạn, đường được tổng hợp thành chất béo trung tính (triglycerides). Chất béo trung tính tăng trong máu là kết quả tổng hợp nội sinh chất béo của gan do ăn quá nhiều tinh bột (carbohydrates).

Một lý do khác cho tại sao ăn carbohydrate là bất lợi cho sức khoẻ là khi bạn đang ăn carbohydrate, bạn không ăn đủ khẩu phần chất béo để ngăn chặn sự tổng hợp nội sinh cholesterols xảy ra. Không ăn đủ khẩu phần chất béo cũng sẽ tạo hậu quả không có được đủ khẩu phần protein. Khẩu phần thấp chất béo và protein gây ra một mô hình chế độ ăn uống mất cân bằng và do đó dẫn đến suy dinh dưỡng của protein và chất béo thiết yếu. Sự suy dinh dưỡng của cholesterol và chất béo không thiết yếu không xảy ra vì cơ thể bạn có thể tổng hợp nội sinh chúng.

Ung Thư

Ung thư là nguyên nhân dẫn đầu thứ hai gây tử vong, sau bệnh tim mạch, ở Hoa Kỳ vào năm 2006. Nếu chúng ta có thể hiểu những gì gây ra bệnh tim mạch và ung thư, ta sẽ có thể để ngăn chặn cái chết liên quan với nó, nhiều bệnh liên quan đến nó, và các chi phí sức khoẻ.

Trong năm 2009, khoảng 1.479.350 trường hợp ung thư mới được chẩn đoán và có khoảng 562.340 tử vong. Hiện tại ta biết rằng ung thư là do một tế bào đơn độc của con người mà có thể tự phân chia không kiểm soát được. Khả năng cho một tế bào đơn độc có thể phân chia không kiểm soát được không phải là một đặc tính được tìm thấy trong các tế bào bình thường. Các tế bào ung thư thường có nguồn gốc từ tế bào thân thể (somatic cell) và không phải từ một giòng tế bào mầm (germ cell line). Tất cả các tế bào trong cơ thể bạn là tế bào thân thể trừ những tế bào tạo nên các tế bào tinh trùng hoặc tế bào trứng. Một tế bào ung thư không lây từ một thế hệ này sang thế hệ khác hoặc không bị thừa kế vì hầu hết các ung thư bắt nguồn từ tế bào thân thể. Cách duy nhất ung thư truyền từ một thế hệ đến thế hệ kế tiếp là nếu một đột biến xảy ra trong tuyến sinh dục (gonads) hoặc là trong hệ gen (genome) từ các tế bào tuyến sinh dục.

Ung thư thường bắt đầu từ một tế bào thân thể phát triển không thể kiểm soát được do một chu kỳ điều hoà tế bào bất bình thường, chu kỳ điều hoà này thông thường cai quản sự phân chia tế bào. Lý do cho sự tăng trưởng không kiểm soát được của tế bào ung thư có thể là do một đột biến trong chu kỳ cơ chế điều hòa tế bào của nó. Sự phân chia tế bào bình thường xảy ra qua một tiến trình tuần tự được gọi là chu kỳ tế bào. Các chu kỳ tế bào có bốn giai đoạn hoạt động chính và một giai đoạn không sinh động. Các giai đoạn hoạt động là G1, S, G2 và sự phân nhân (mitoris). Giai đoạn nghỉ ngơi không sinh động của chu kỳ tế bào được gọi là giai đoạn G0. Điểm điều hòa trong chu kỳ tế bào điều khiển sự phân chia tế bào được tiếp tục hay dừng lại là ở cuối giai đoạn G1. Điểm điều hòa ở cuối giai đoạn G1 điều khiển sự phân chia tế bào được gọi là điểm hạn chế hoặc điểm R. Điểm hạn chế là điểm quan trọng trong chu trình điều hòa phân chia tế bào. Khi tiến trình điều hòa ở điểm hạn chế này thất bại, các tế bào bình thường trở thành ung thư.

Các tế bào bình thường sẽ đi qua tiến trình phân chia tế bào khi có kích thích đúng để làm vậy. Các tác nhân kích thích sự phân chia tế bào từ các yếu tố tăng trưởng. Yếu tố tăng trưởng kích thích tế bào phân chia như là một phần của tiến trình sửa chữa bình thường từ tế bào bị hư hỏng, chấn thương hoặc từ độc tố môi trường. Cách mà ung thư có thể phát sinh, từ một tế bào bình thường, là khi tiến trình cân bằng nội tại bình thường cho quá trình điều hòa điểm hạn chế của một chu kỳ tế bào tiến hành không như mong muốn. Thông thường, một tế bào sẽ đi vòng qua các giai đoạn khác nhau của sự phân chia tế bào và sau đó sẽ ngừng phân chia bằng cách thoát khỏi chu kỳ tế bào. Nó sau đó sẽ tiến hành giai đoạn nghỉ ngơi G0. Phân chia tế bào cần được điều hòa vì nếu không, bạn sẽ có nhiều tế bào hơn bạn thực sự cần để phải thay thế các tế bào đúng "tuổi" hay bị hỏng. Để cho các tế bào trong cơ thể bạn hoạt động như là một phần của một hệ thống cơ mô và hệ thống nội tạng, sự phân chia tế bào cần được điều hòa rất chặt chẽ.

Ví dụ, khi bạn có một chấn thương chẳng hạn như một vết cắt trên cánh tay, cơ thể bạn có thể tự chữa lành với độ chính xác rất chuẩn và cần thiết qua chỉ thay thế những tế bào bị hỏng. Tiến trình tự hủy tế bào (apoptosis), một quá trình điều hoà tế bào chết, là một phần của chu kỳ tế bào bình thường mà cơ thể bạn sử dụng để duy trì một lượng cân bằng tế bào trong cơ thể bạn. Đây là một phần của cái lớn hơn, cơ chế cân bằng nội tại, mà cơ thể bạn sở hữu để duy trì lượng tế bào cần có.

Ung thư là do một "quá trình điều hòa tế bào" bất bình thường trong đó các tế bào ung thư tiếp tục bị phân chia khi sự phân chia tế bào nên dừng lại. Các tế bào bình thường, khi được bỏ vào một đĩa Petri cùng với các dinh dưỡng và các yếu tố tăng trưởng thích hợp, sẽ phân chia và hình thành một lớp đơn lẻ loi của các tế bào. Khi các tế bào bình thường chạm vào nhau, sự phát triển và phân chia tế bào ngừng lại. Các tế bào bình thường thể hiện sự ức chế qua tiếp súc nhau. Các tế bào ung thư thiếu sự ức chế qua tiếp súc nhau và có thể tiếp tục phân chia. Chúng cũng có thể sản xuất các yếu tố tăng trưởng riêng cho chúng. Khi điều này xảy ra, có nhiều tế bào trong một cơ mô hoặc bộ phận nội tạng hơn là cần thiết. Các tế bào ung thư có thể phân chia và sẽ tiếp tục phân chia không thể kiểm soát được.

Nếu sự tăng phân chia tế bào cứ tiếp tục, nó có thể gây ra một cục u (a mass effect) do tăng lượng tế bào cho một cơ mô hoặc bộ phận nội tại. Các cục u từ tế bào ung thư không gây tử vong cho các cá nhân. Trong thực tế, hầu hết các bệnh ung thư không phát triển đến điểm gây ra vấn đề của cục u và do đó không giải thích được lý do tại sao tế bào ung thư gây tử vong. Ngay cả với số lượng lớn hơn của các tế bào trong một cơ mô hoặc bộ phận nội tại, cơ thể bạn vẫn không phản ứng chống lại nó thông qua sự kháng viêm nhiễm (inflammation). Lý do sự kháng viêm nhiễm không xảy ra là bởi vì các tế bào ung thư là tế bào của riêng bạn và ban đầu không được ghi nhận như một thứ ngoại lai. Như vậy, phản ứng kháng viêm nhiễm được coi như là một cơ chế phòng thủ các yếu tố ngoại lai không được kích thích.

Cơ thể bạn hoạt động như một "cỗ máy" rất hiệu quả, khi có cơ hội. Điều này có nghĩa là khi được cung cấp với các vi mô và vĩ mô dinh dưỡng cần thiết, cơ thể bạn sẽ hoạt động như nó phải, hiệu quả và trong một lối có trật tự. Khi môi trường của các vi mô và vĩ mô dinh dưỡng mất cân bằng hoặc không đủ để đáp ứng cho cơ thể bạn với những gì nó cần, nó sẽ phải thích ứng với tình hình và linh hoại một cách tối ưu phụ (sub-optimally). Mục đích cuối cùng là để duy trì trạng thái cân bằng nội tại. Cơ thể bạn có các cơ chế túc trực để giữ cho bạn sống và hoạt động tối nhất. Tiến trình phân chia tế bào xảy ra trong một lối có trật tự vì có các hệ thống kiểm soát nội bộ tại chỗ để đảm bảo điều này xảy ra. Tuy nhiên, mọi thứ không luôn luôn làm việc như vậy vì sự suy dinh dưỡng là một vấn đề thực sự mà cơ thể bạn phải đối phó hàng ngày. Một trạng thái tối ưu phụ như suy dinh dưỡng là tại sao tôi tin rằng ung thư có thể phát sinh khi sự phân chia tế bào đòi hỏi một độ chính xác không thể có được từ môi trường mất cân bằng hoặc không đầy đủ các vi mô và vĩ mô dinh dưỡng.

Cơ thể bạn trải qua khoảng 10 triệu tỷ về phân chia tế bào trong suốt cuộc đời bạn. Con số này là khoảng 10 triệu tiến trình phân chia tế bào trong một giây. Điều mà có nhiều tế bào trải qua sự phân chia tế bào đòi hỏi tất cả các quy trình phải làm việc cho phù hợp. Suy dinh dưỡng có thể làm cho sự phân chia tế bào chạy lệch hướng và có thể thiết lập các giai đoạn cho ung thư xảy đến. Nó buộc cơ thể bạn phải thích nghi với một môi trường dinh dưỡng tối ưu phụ. Sự phân chia tế bào đòi hỏi một môi trường dinh dưỡng tối ưu để tuần hoàn đúng đắn các chu kỳ tế bào bằng cách làm sao có được các thể xây dựng cần thiết. Tuy nhiên, sự vụ khi môi trường dinh dưỡng là tối ưu phụ, dẫn một tế bào đơn lẻ bình thường bị chuyển hóa thành một tế bào đột biến (mutant cell). Một tế bào đột biến sẽ vượt thoát khỏi quá trình chu kỳ tế bào bình thường như là một cơ chế thích nghi.

Các trở ngại khác trong chức năng tế bào bình thường là những yếu tố bên ngoài như tổn thương tế bào gây ra bởi chấn thương thể chất, độc tố, và nhiễm trùng. Chấn thương thể chất gây ra sự phân chia tế bào để sửa chữa những tế bào bị hư hỏng. Chất độc hoặc nhiễm trùng là bất kỳ chất sinh động hoặc ngoại lai nào đối với cơ thể bạn và từ môi trường bên ngoài. Ví dụ, nếu cơ thể bạn phát hiện một cái gì đó ngoại lai, hệ thống kháng tố của bạn sẽ sắp đặt một phản ứng viêm để chống lại cái thứ xa lạ hoặc tác nhân. Lý do tại sao một bộ phận được cấy ghép bị từ chối bởi cơ thể bạn là bởi vì hệ thống kháng tố bẩm sinh bảo vệ chống lại một bộ phận bị cảm nhận là ngoại lai. Kiểm soát các phản ứng viêm sinh ra từ chấn thương hoặc nhiễm trùng là một phần của chế độ điều trị nhiều bệnh tật.

Các phương thức điều trị hiện đang sử dụng để điều trị hầu hết các ung thư phụ thuộc vào vị trí của ung thư và các loại cơ mô của nó. Một phương thức điều trị là phẫu thuật: Đây là cách trực tiếp và cụ thể nhất với ý nghĩa là loại bỏ các tế bào ung thư bằng cách cắt chúng ra. Tuy nhiên, phương pháp này là không phải lúc nào cũng có thể thực hiện được do vị trí hoặc kích thước hay vì các tế bào ung thư đã tràn lan (metastasized). Phương pháp thứ hai, trong đó cái chết của tế bào ung thư có thể xảy ra là thông qua hóa trị liệu (chemotherapy). Phương pháp này được dựa trên cách sử dụng những khác biệt giữa các tiến trình sao chép tế bào của các tế bào ung thư so với tế bào bình thường. Các tế bào ung thư có đặc tính phân chia nhanh chóng bị tiêu diệt bởi hóa trị liệu trong khi các tế bào bình thường được sao chép thì ít có khả năng bị giết. Phương thức điều trị thứ ba là bức xạ. Đây là phương pháp không đặc biệt về tiêu diệt tế bào ung thư bằng cách sử dụng bức xạ. Việc sử dụng bức xạ để điều trị ung thư

cũng giống như cố gắng trừ khử sâu trên lá cây bằng
cách xịt thuốc trừ sâu đặc biệt lên côn trùng khi nó
đang trên lá. Phun thuốc diệt sâu sẽ giết chết côn
trùng nhưng cũng có thể tiêu diệt các mô xung quanh
của cây. Những phương thức điều trị này thường được
sử dụng kết hợp với nhau, mỗi cách đều có tác động tích
cực và tiêu cực riêng tư.

Nếu bạn đang phân vân về cái cơ chế thực sự nào
khiến các cá nhân bị ung thư chết, tôi không tin rằng ta
biết các câu trả lời. Bạn có thể nói rằng bệnh ung thư
giết người, nhưng nói rằng nó giết mà không biết cơ chế
thực tế tạo chết chóc vì bệnh ung thư, quả là khó khăn
hơn để thuyết phục. Tôi sẽ cố gắng suy đoán ung thư
giết người như thế nào. Một "có thể giải thích của tế bào
ung thư giết người ra sao" là nếu các tế bào ung thư qua
cách nào đó sản xuất một hóa chất hoặc chất là độc tố
cho cuộc sống. Lời giải thích này, tuy nhiên, không có
vẻ phù hợp với sự hiểu biết hiện tại của chúng ta về sự
khác biệt giữa các tế bào ung thư và tế bào bình thường.
Ung thư là thường do một tế bào thân thể có thể phân
chia không thể kiểm soát được. Định nghĩa mà tôi tìm
thấy trên Wikipedia về ung thư là: "Ung thư là một loại
của bệnh hoặc của các rối loạn đặc trưng bởi sự phân
chia không kiểm soát được của tế bào và khả năng xâm
lấn các cơ mô khác của các tế bào này, hoặc bởi sự tăng
trưởng trực tiếp vào cơ mô lân cận qua cuộc xâm lược,
hoặc bằng cách cấy vào các nơi xa, qua sự lan tràn."

Đây là định nghĩa về ung thư được công nhận
rộng rãi khắp mọi nơi. Một điểm quan trọng trong định
nghĩa mà tôi đã không tỏ ra trước đây nhưng cần được
nhấn mạnh là, "cái khả năng xâm lấn các cơ mô khác
của các tế bào này, hoặc bởi sự tăng trưởng trực tiếp vào
cơ mô lân cận qua cuộc xâm lược, hoặc bằng cách cấy
vào các nơi xa qua sự lan tràn." Khả năng lan tràn là
những gì ngăn cách các tế bào bị phân chia bất bình
thường được phân loại là tốt hoặc ung thư. Một tế bào

bị phân chia bất bình thường không tự làm cho nó ung thư.

Ví dụ, bệnh vẩy da (psoriasis) là một bệnh da mãn tính ảnh hưởng đến khoảng 4.5 triệu cá nhân tại Hoa Kỳ. Nguyên nhân là do một phản ứng kháng tố có tính trung gian. Các khiếm khuyết trong bệnh vẩy da là do một khiếm khuyết trong hệ thống kháng tố của cơ thể khiến cơ thể phản ứng thái quá và đẩy nhanh sự phát triển của các tế bào da. Các tế bào da bình thường quá tuổi và rơi ra từ bề mặt da mỗi 28 đến 30 ngày. Trong bệnh vẩy da, tiến trình này xảy ra trong 3-6 ngày. Với chu kỳ bị rút ngắn, các tế bào da chồng chất lên nhau thay vì được rơi ra, gây ra các tổn thương có thể nhìn thấy được. Ví dụ này làm nổi bật cái điều là chính khả năng lan tràn của tế bào ung thư nêu rõ cho dù sự phân chia tế bào không kiểm soát được từ một tế bào ung thư sẽ giết người hay không. Ngay cả với các đòi hỏi của di tràn, trừ khi tế bào ung thư lan đến một bộ phận nội tạng quan trọng cần thiết cho sự sống còn, cơ chế thực sự của sự tử vong là gì?

Tôi ức đoán rằng lý do tế bào ung thư kết cục giết người là do sự thiếu khả năng của cơ thể bạn duy trì trạng thái cân bằng nội sinh. Từ đó, tử vong là cách cơ thể cố gắng chống giữ các tế bào ung thư liên tục phát triển không thể kiểm soát được. Đó có thể là ung thư gây chết chóc khi cơ thể có thể nhận ra các tế bào ung thư là thứ "bất bình thường." Tế bào ung thư không được cảm nhận là ngoại lai không do sự tăng trưởng không kiểm soát được nhưng là do khả năng lan tràn của nó để lây sang các khu vực khác của cơ thể. Các tế bào ung thư được mục tiêu hóa là "các tế bào ngoại lai" của hệ thống kháng tố khi nó lan tràn. Lúc này cơ thể bạn cố gắng sắp đặt cuộc tấn công chống lại các tế bào ung thư là lúc chúng kết cục dẫn đến sự tử vong cho cá nhân.

Trong một bài của tờ báo Scientific America, ngày 10 tháng 1 năm 2007, tác giả và nhà báo Carl Zimmer, "Evolved for Cancer," giả thuyết rằng ung thư phát sinh như là một phần của biến đổi không thể tránh khỏi đến từ tiến trình chọn lọc tự nhiên. Cách mà tôi hiểu lý thuyết của ông ta là trong lúc phân chia tế bào, lỗi lầm sao chép trong chất di truyền sẽ xảy ra. Các tế bào của ta có thể giảm thiểu các sai sót của DNA xảy ra. Tuy nhiên, lỗi lầm sẽ xảy ra. Nó là từ những lỗi sao chép DNA dẫn đến sự tăng trưởng của tế bào bất bình thường, quá trình tế bào tự hủy (apoptosis) bất thường, và điều này dẫn đến ung thư. Trong tiến trình chọn lọc tự nhiên, một số lỗi lầm của sao chép DNA được truyền từ thế hệ này sang thế hệ khác. Một lý do hầu hết các bệnh ung thư xảy ra ở giai đoạn cuối của cuộc sống là các tế bào có hiệu quả trong việc tái tạo gen của bạn mà không phạm phải bất kỳ sai lầm nào.

Quan điểm của Carl Zimmer xem ung thư có thể phát sinh từ một số loại lỗi lầm xảy ra trong quá trình sao chép gene. Tôi đồng ý với đánh giá này. Trong thực tế, thật là khó tưởng tượng là làm thế nào tế bào có thể thực hiện thật là hoàn hảo tất cả các chức năng cần thiết của tế bào. Bài viết của Carl Zimmer nêu ra một khía cạnh của ung thư xảy ra do lỗi lầm trong quá trình sao chép DNA được điều hòa cao độ. Cơ thể bạn có cơ chế ngăn chặn bất kỳ lỗi gì xảy ra trong quá trình sao chép gene. Trong thực tế, có giả thuyết cho rằng ung thư sẽ phổ biến nếu cơ thể bạn không có một cách để ngăn chặn các lỗi lầm xảy ra trong quá trình sao chép gene.

Thực tế là cơ thể bạn có một cơ chế để ngăn chặn ung thư. Cục bướu ức chế protein (the tumor suppressing protein) được gọi là cục bướu p53 ức chế protein chính là một cơ chế. Một gene được sắp đặt tới nhiễm thể (chromosome) 17 của DNA bạn là protein p53. Chức năng của p53 gene này là đặt để cho một loại protein có hoạt động ngăn chặn sự hình thành của cục bướu. Những cá nhân thừa kế chỉ có một bản sao chức năng của p53 gene này từ cha mẹ dễ mắc một bệnh ung thư nào đó. Hội chứng Li-Fraumeni là một ví dụ về bệnh ung thư xảy ra trong nhiều cơ mô khác nhau ở tuổi trưởng thành sớm. Thông qua hàng tỷ năm chọn lọc tự nhiên, cơ chế nội tạng cho sự quy định của trạng thái cân bằng nội tại cũng sẽ ngăn chặn bệnh ung thư xảy ra. Giải thích có thể được cho nguyên nhân gây tử vong của các cá nhân bị ung thư là kết quả của cơ chế cân bằng nội tại của cơ thể bạn nhận ra có những tế bào thiếu sự điều hoà tế bào và lan tràn.

Béo Phì và Tiểu Đường

Sau bệnh tim mạch và ung thư, tiểu đường xếp hạng là một nguyên nhân hàng đầu gây tử vong. Yếu tố nguy cơ hàng đầu cho bệnh tiểu đường là bệnh béo phì. Trong thực tế, các bệnh thường cùng tồn tại với bệnh béo phì ("các bệnh kèm theo" như bác sĩ nói) bao gồm bệnh tim mạch vành, tăng huyết áp, đột quy, và một vài loại ung thư. Tìm hiểu về lịch sử tự nhiên của một cá nhân có thể trở nên béo phì ra sao sẽ cho phép ta làm giảm sự phổ biến của bệnh tim mạch vành, tăng huyết áp, đột quy và triệu chứng (morbility) của bệnh tiểu đường và tử vong.

Thực tế là béo phì ở một mức độ của dịch bệnh tại Hoa Kỳ. Số liệu thống kê gần đây cho biết một trên bốn người Mỹ bị béo phì trong khi ba trên bốn bị thừa cân, với sự thừa cân được xác định bởi chỉ số BMI 25 hoặc cao hơn. Béo phì không chỉ bị cô lập ở Mỹ nhưng trở thành một vấn đề đang tăng của toàn cầu. Các lý do tại sao một cá nhân trở nên béo phì thì rất nhiều, gây tranh cãi, và vẫn chưa được hiểu rõ. Tại thời điểm này, tôi sẽ đưa ra ý kiến của tôi về lý do tại sao tỷ lệ béo phì đang tăng lên. Tôi sẽ bắt đầu bằng cách thảo luận về cơ chế đằng sau điều tăng cân dẫn đến béo phì.

Các yếu tố quyết định hoặc ảnh hưởng đến tiến trình hoán đổi chất của bạn sẽ xác định trọng lượng của bạn. Theo dinh dưỡng, phương pháp truyền thống để giảm cân là dựa trên giảm năng lượng. Về lý thuyết, miễn là bạn giảm tổng lượng calory hàng ngày, bạn sẽ giảm cân. Tổng lượng calory hàng ngày ảnh hưởng đến trọng lượng cơ thể có thể được coi là nguyên tắc calory vào và calory ra. Nói đơn giản, các bạn ăn nhiều calory hơn, bạn sẽ có cơ hội lớn hơn cho tăng cân theo thời gian. Ngược lại, bạn ăn ít đi, bạn sẽ có cơ hội lớn hơn cho giảm cân theo thời gian. Điều này nghe có vẻ hợp lý, và đoán xem? Đó là sự thật.

Tuy nhiên, có các tay chống đối tin là tổng lượng calory không quan trọng. Họ tin rằng năng lượng không quan trọng vì tăng cân chỉ đơn giản do một quá trình tích tụ chất béo hoặc mô mỡ. Đối với họ, đó là nguyên nhân gây ra béo phì. Ăn những thực phẩm kích thích quá trình này – carbohydrate quá nhiều, họ tin rằng, làm cho bạn tích lũy chất béo.

Khái niệm tiêu thụ quá mức năng lượng carbohydrate tạo tích lũy chất béo là đúng. Tuy nhiên,tiêu thụ quá mức lượng calory từ protein hoặc chất béo cũng sẽ gây ra cơ thể bạn tăng cân qua sự tích lũy chất béo. *Béo phì sẽ xảy ra nếu bạn tiêu thụ quá nhiều calory, và điều này xảy ra ngay cả cho những calory từ protein hoặc chất béo.*

Trên các cá nhân, người có thể giảm cân và duy trì sự giảm cân, nguyên tắc "năng lượng vào, năng lượng ra" luôn luôn giải thích một số lý do đằng sau sự giảm cân. Tiêu thụ năng lượng ít hơn qua khẩu phần được kiểm soát sẽ chỉ hiệu lực nếu bạn có thể ăn ít hơn bạn đã thường ăn.

Thay đổi hoặc loại bỏ các chất vĩ mô dinh dưỡng nhất định như carbohydrate từ chế độ ăn uống của bạn cũng sẽ giúp bạn giảm cân. So với ăn carbohydrate, ăn protein và chất béo giúp giảm sự thèm ăn. Yếu tố cho cảm giác no lâu từ các vĩ mô dinh dưỡng bạn chọn để ăn là điều mà protein và chất béo có lợi thế hơn carbohydrates. Tuy nhiên, hãy nhận ra rằng bạn không thể ăn tất cả lượng calory mà bạn muốn - thậm chí trong các hình thức của các protein và chất béo - nếu tổng số calory lớn hơn so với yêu cầu hoán đổi chất của bạn mỗi ngày. Bạn có thể tính toán một cách hợp lý lượng yêu cầu calory hàng ngày của bạn bằng cách nhân trọng lượng cơ thể bạn theo pounds với 10 kcal là có được tổng số yêu cầu calory hàng ngày. Ăn nhiều calo hơn mức cần thiết được tính toán qua yêu cầu hoán đổi chất của một cá nhân, tất phải thất bại với bằng chứng là tăng cân.

Các lý do tại sao một số cá nhân không tin nguyên tắc "năng lượng vào, năng lượng ra" là bởi vì họ không tin rằng cơ thể bạn xử lý các loại thực phẩm calory như nhau. Vấn đề với loại suy nghĩ này là họ quên rằng một calory chỉ đơn giản là một phép đo năng lượng. Một calory chất béo là tương đương với một calory carbohydrate, và bằng một calorie protein. Điều này thực sự là đúng và sẽ luôn luôn là sự thật. Tuy nhiên, cái kết quả của tiến trình trao đổi chất hoặc sức khoẻ từ nó không tương tự mặc dù tiềm năng năng lượng là tương tự cho mỗi chất vĩ mô dinh dưỡng. Mỗi chất vĩ mô dinh dưỡng tác động khác nhau lên kết quả của sức khoẻ tùy thuộc vào bạn tiêu thụ quá nhiều hoặc quá ít chất vĩ mô dinh dưỡng cụ thể nào. Chất béo và protein thì "thỏa mãn" một cách hoán đổi chất nhiều hơn, trong ý nghĩa là người ta có xu hướng ăn ít hơn khi bữa ăn gồm các protein hay chất béo.

Điều ngược lại là đúng đối với việc tiêu thụ carbohydrate. Tiêu thụ carbohydrate làm tăng sự tiết insulin và sự biến động lớn hơn trong mức độ đường trong máu.tiêu thụ carbohydrate quá nhiều sẽ dẫn đến "sự thèm muốn đường," và cuối cùng là tăng cân và béo phì. Theo thời gian, tiêu thụ quá nhiều carbohydrate, như được hạn định là tổng lượng tiêu thụ calory vượt quá 70% tổng lượng calory hàng ngày, sẽ gây ra một vòng luẩn quẩn nghiện carbohydrate - tức là "ngon miệng (sweet touth)."

Một lý do khác mà bệnh béo phì xảy ra là kết quả của quá trình trao đổi chất của bạn. Tôi đã ám chỉ sự trao đổi chất của một cá nhân khi tôi thảo luận quá trình trao đổi chất của các vĩ mô dinh dưỡng. Tuy nhiên, một vấn đề trọng tâm hơn về điều hoà trọng lượng là tỷ lệ trao đổi chất cơ bản của bạn. Tỷ lệ trao đổi chất cơ bản của bạn chỉ đơn giản là lượng năng lượng trong Kilocalories cần thiết để giữ cho bạn sống. Phương trình cổ điển dùng để xác định tỷ lệ trao đổi chất cơ bản của bạn (BMR) là phương trình Harris-Benedict. Để xác định tổng lượng nhu cầu calory hàng ngày của bạn, bạn nhân BMR với độ hoạt động. Số năng lượng cần thiết cho các chức năng tế bào tại bất kỳ lúc nào phụ thuộc vào tỷ lệ trao đổi chất cơ bản (BMR) cộng với yếu tố hoạt động. Nếu bạn tập thể dục và vận động thể xác, điều này sẽ khiến tỷ lệ trao đổi chất cơ bản của bạn cao hơn khi bạn lắng động. Hoạt động thể chất có thể so sánh như nhấn ga một chiếc xe, điều này sẽ tăng tốc độ động cơ và sẽ đốt cháy nhiều năng lượng hơn cái tốc độ của trao đổi chất cơ bản.

Bất kỳ yếu tố hoặc các cơ chế có ảnh hưởng tiêu cực đến tỷ lệ trao đổi chất cơ bản của bạn sẽ làm cho bạn khó khăn để chuyển hóa năng lượng thực phẩm tiêu thụ. Tổng số nhu cầu calory hàng ngày của bạn là những gì xác định nhu cầu năng lượng hàng ngày của bạn. Khi tỷ lệ trao đổi chất của bạn tăng lên, bạn sẽ "đốt cháy" nhiều calory hơn với tốc độ nhanh hơn bình thường. Tương tự như vậy, khi tỷ lệ trao đổi chất của bạn giảm, ít calory hơn được sử dụng từ các loại thực phẩm tiêu thụ và bạn sẽ cảm thấy mệt mỏi và chậm chạp. Khi bạn ăn thức ăn, lượng calory thực phẩm được sử dụng để giữ cho bạn sống. Calory thực phẩm không được sử dụng bởi quá trình trao đổi chất của tế bào sẽ được lưu trữ. Hãy nhớ rằng đối với hầu hết các phần, bạn không lưu trữ năng lượng thực phẩm quá mức như là glucose hay protein nhưng như là chất béo.

Nếu bạn có khối lượng cơ nạc nhiều hơn mỡ, nhu cầu calory của bạn sẽ cao hơn nếu bạn có khối lượng cơ nạc ít hơn. Nhu cầu cơ bắp trao đổi chất cao hơn so với chất béo và do đó sự cần calory của bạn sẽ liên tục suốt ngày. Mặt khác, chất béo có rất ít nhu cầu trao đổi chất cho năng lượng thực phẩm. Lợi ích của việc có khối lượng cơ bắp so với khối lượng chất béo là cơ bắp sử dụng năng lượng trong khi chất béo thì không. Điều này có nghĩa là bằng cách tăng khối lượng cơ bắp, bạn sẽ có thể thực sự tăng tỷ lệ trao đổi chất cơ bản và do đó cơ thể bạn sẽ tiêu thụ nhiều hơn năng lượng thực phẩm từ bữa ăn thay vì có những năng lượng này không được sử dụng và bị lưu trữ chúng như là chất béo quá mức. Chất béo chủ yếu là năng lượng được lưu trữ và không tiêu thụ bất kỳ calory nào.

Hai yếu tố xác định tỷ lệ trao đổi chất của bạn. Bạn ngủ tốt ra sao, trong ý nghĩa của chất lượng và số lượng, sẽ ảnh hưởng đến trọng lượng của bạn vì giấc ngủ có ảnh hưởng đến quá trình trao đổi chất của bạn. Một tuyến giáp (thyroid) hoạt động ít hoặc một tuyến giáp hoạt động thái quá cũng sẽ ảnh hưởng đến trọng lượng bạn. Sự suy tuyến giáp (hypothyroidism) sẽ làm chậm tốc độ trao đổi chất của bạn khiến các loại thực phẩm ăn vào bị chuyển hóa không chính xác do đó dẫn đến tăng cân nhiều hơn. Một yếu tố khác quyết định tỷ lệ trao đổi chất của bạn là tần số của các bữa ăn. Đôi khi bỏ qua một vài bữa ăn lúc này và lúc khác sẽ tốt, và sẽ không thiết lập lại tỷ lệ trao đổi chất của bạn. Tuy nhiên, liên tục bỏ qua các bữa ăn nhất định sẽ tạo ra một thời gian dài hơn giữa các bữa ăn và sẽ ảnh hưởng bất lợi đến cơ thể, gây ra nó có một tỷ lệ trao đổi chất chậm hơn. Đây là cơ chế cân bằng nội tại thích nghi của cơ thể bạn cần thiết cho sự sống còn lúc cơ thể bạn cảm nhận sự chết đói.

Mọi người đều biết rằng ăn sáng là quan trọng. Trong thực tế, ăn sáng là điều cần thiết để có một tỷ lệ trao đổi chất bình thường. Nếu bạn bỏ qua bữa sáng, thời gian giữa bữa ăn tối và bữa ăn tiếp theo của bạn có thể quá mười hai giờ. Thời gian giữa các bữa ăn, nếu bạn bỏ qua bữa sáng, làm cho quá trình trao đổi chất của bạn phản tác dụng với trọng lượng tổng thể của bạn. Không ăn hoặc không cung cấp cho cơ thể lượng calory cần thiết sẽ gửi thông điệp sai lầm và bất lợi đến tỷ lệ trao đổi chất của bạn. Thời gian dài giữa các bữa ăn sẽ gây ra tỷ lệ trao đổi chất cơ bản của bạn chậm lại đến tốc độ tối thiểu, tốc độ này sẽ duy trì bạn. Sự tiếp tục bỏ qua bữa sáng hoặc bữa ăn sẽ khởi động một chu kỳ tỷ lệ trao đổi chất cơ bản thấp hơn và sự sử dụng ít hơn lượng calory tiêu hóa và sự lưu trữ lớn hơn những năng lượng thực phẩm được tiêu thụ.

Khi bạn bỏ qua bữa ăn quan trọng này, trên thực tế, bạn chủ yếu là truyền đạt một tín hiệu không chính xác cho cơ thể bạn để làm tỷ lệ trao đổi chất thấp hơn cho phù hợp với năng lượng có sẵn trong khi đói. Với một tỷ lệ trao đổi chất thấp hơn, thực phẩm không được chuyển hóa đúng cách và thay vào đó sẽ được lưu trữ như là chất béo. Trọng lượng tổng thể của một người là kết quả của như thế nào họ chuyển hóa tốt các loại thực phẩm tiêu thụ. Một trạng thái trao đổi chất bất thường như "kháng insulin" cũng có thể ảnh hưởng đến trọng lượng của một người. (Hãy nhớ rằng tôi đã đưa ra giả thuyết: cơ chế cho kháng insulin là do thiếu vitamin D.)

Lý do béo phì đang xảy ra là do ba quá trình độc lập nhưng liên hệ với nhau. Đầu tiên là nguyên tắc calory vào, calory ra. Lý do thứ hai cho bệnh béo phì là loại calory tiêu thụ. Lý do thứ ba cho bệnh béo phì là như thế nào cơ thể bạn hành xử các calory của những chất vĩ mô dinh dưỡng tiêu thụ thông qua sự trao đổi chất.

Tôi tin rằng hầu hết các cá nhân thừa cân đang khổ vì sự thiếu hụt protein, vitamin, hoặc khoáng sản. Điều này có thể là do tiêu thụ không đủ lượng chất dinh dưỡng cần thiết cho trọng lượng cụ thể và cho nhu cầu trao đổi chất của họ. Trong hầu hết trường hợp, tầm quan trọng của trọng lượng cơ thể không được sử dụng cho việc xác định các chất dinh dưỡng cần thiết. Trong khi trọng lượng, cùng với tỷ lệ trao đổi chất của một cá nhân, là một yếu tố quan trọng xác định các dinh dưỡng hàng ngày cần thiết cho cá nhân. Tỷ lệ trao đổi chất của một cá nhân là kết quả của các ảnh hưởng kết hợp của cả hai tỷ lệ trao đổi chất linh động và cơ bản.

Tại Sao Khó Giảm Cân?

Tiếp theo, tôi muốn tập trung vào tại sao khó giảm cân nhìn từ quan điểm calory. Như đã nêu ở trên, một người sẽ không giảm cân nếu ăn quá nhiều. Tiêu thụ calory nhiều hơn cần thiết sẽ gây tăng cân bất kể bất kỳ các chất vĩ mô dinh dưỡng nào. Lượng calory giữ bạn sống là tỷ lệ trao đổi chất cơ bản (BMR). Một phương pháp chung để xác định BMR là nhân trọng lượng cơ thể bạn trong kg với 20 kilocalories. Cho nhu cầu calory hàng ngày theo pound trọng lượng cơ thể, bạn nên nhân trọng lượng cơ thể với 10 kilocalories. Số lượng bạn có được qua sử dụng phương trình đơn giản này là BMR của bạn.

Tỷ lệ trao đổi chất cơ bản của bạn là yếu tố quyết định tốc độ mà lượng calory của thực phẩm được sử dụng. Như vậy, một cá nhân sẽ không giảm cân nếu tỷ lệ trao đổi chất cơ bản bị phản tác dụng trong sự đốt cháy lượng calory tiêu thụ. Ví dụ, nếu BMR của bạn thấp hơn, thay vì đốt cháy lượng calory của thực phẩm bạn tiêu thụ, lượng calory này sẽ được lưu trữ. Do đó, cách để giảm cân là ăn ít hơn hoặc tăng tỷ lệ trao đổi chất cơ bản của bạn. Điều này có vẻ đơn giản nhưng lại rất khó khăn để đạt được cho hầu hết chúng ta. Như vậy, lý do tại sao cá nhân không thể giảm cân là BMR của họ là chậm bất thường, và thứ hai, họ không thể ăn ít đi.

Tôi có bệnh nhân "thề" là họ không ăn "bất cứ thứ gì" nhưng họ lại không thể giảm cân. Họ nói rằng họ không biết tại sao họ không thể giảm cân. Bây giờ bạn có thể nhận thấy chính là BMR của bạn, bị phản tác dụng với nỗ lực của bạn trong giảm cân.

Một lý do khác tại sao bạn không thể giảm cân phải là ăn quá nhiều. Ăn uống quá mức trở thành một thói quen mà hầu hết mọi người cứ ăn ngay cả khi không đói. Một khi thói quen được phát triển, nó trở thành một nhu cầu. Đây là lúc sự làm lệch hướng từ thói quen trở nên khó khăn.

Một điều mà cơ thể bạn cố gắng duy trì là trọng lượng cơ thể hiện tại của bạn. Cơ thể bạn không biết sức nặng nào bạn nên có. Nó chỉ biết rằng cái gì chệch khỏi trọng lượng cơ thể hiện tại là một thay đổi. Cơ thể bạn sẽ duy trì trọng lượng cơ thể hiện tại bằng cách báo cho bạn lúc bạn đói và lúc ăn, nhưng không nhất thiết phải ăn bao nhiêu. Hầu hết mọi người sẽ không ngừng ăn khi họ không còn đói. Họ tiếp tục ăn cho đến khi họ tiêu thụ quá độ và cho đến khi họ hoàn toàn đầy bụng. Nếu bạn có thể ngừng ăn trước khi bạn tiêu thụ quá nhiều, thì trọng lượng bạn sẽ được ổn định. Nếu bạn không thể thoát khỏi cái chu kỳ của niềm đam mê ăn hoặc ăn vặt giữa các bữa ăn, trọng lượng cơ thể bạn sẽ tăng lên. Nó cũng sẽ bắt đầu đòi hỏi một lượng calory lớn hơn so với con số nó đã đòi hỏi ở sức nặng trước đó của bạn.

Nếu bạn muốn giảm cân, bạn phải cắt giảm tổng lượng calory hàng ngày của bạn hoặc tăng tỷ lệ trao đổi chất cơ bản của bạn. Giảm lượng calory trong một thời gian dài là nhiệm vụ khó khăn cần thiết cho giữ vững được trọng lượng bị mất. Đói là lý do tại sao hầu hết mọi người không thể gắn bó với một kế hoạch của khẩu phần ăn có lượng calory thấp hơn. Đói là do cảm giác tự nhiên mà người ta nhận được từ một lượng calory thấp hơn hoặc từ nhận thức thiếu hụt dinh dưỡng. Đói được xây dựng trong cơ chế cho sống còn. Đây là tín hiệu bạn nhận được khi cơ thể bạn đang bị thấp calory và chất dinh dưỡng cần thiết để duy trì các chức năng cơ thể bạn. Đói là tín hiệu cho bạn biết là bạn cần phải ăn, tuy nhiên, không có tín hiệu nào sẽ cho bạn biết những gì để ăn.

Lý do đằng sau lời đề nghị của ăn nhiều bữa nhỏ trong ngày là dựa trên yếu tố cung cấp cho cơ thể bạn một dòng calory "liên tục" để tỷ lệ trao đổi chất của bạn vẫn ổn định và không bị chậm lại. Nếu bạn bỏ qua bữa ăn sáng và bữa ăn cuối cùng là ăn tối, sau đó qua vài tuần hoặc vài tháng, tỷ lệ trao đổi chất của bạn sẽ điều chỉnh chậm lại để phù hợp với những gì mà cơ thể phản ứng trong một trạng thái bị bỏ đói. Trong trạng thái của giảm tỷ lệ trao đổi chất cơ bản, tất cả mọi thứ được tiêu thụ sẽ không được sử dụng hết. Ăn vào những lúc thường xuyên triệt tiêu cảm nhận của cơ thể trong trạng thái calory giảm. Điều này sẽ cho kết quả một tỷ lệ trao đổi chất cơ bản cao hơn.

Chất vĩ mô dinh dưỡng có xu hướng khiến một người ăn nhiều là sự tiêu thụ các loại đường. Về đường, tôi muốn nói là bất kỳ loại thực phẩm nào có carbohydrate. Đường hay glucose là một carbohydrate. Tuy nhiên, có một điều mà hầu hết các cá nhân không nhận ra là tinh bột từ ngũ cốc và lúa mì cũng là một carbohydrate. Khi bạn ăn một loại quả có vị ngọt, hãy nhận ra nó chính là glucose và fructose bạn đang ăn. Lợi ích của việc ăn trái cây và rau là do chúng chứa các vitamin và khoáng chất. *Ngày nay, tiêu thụ trái cây và rau quả sẽ không cung cấp cho bạn với cùng một lượng vitamin và khoáng chất như nó đã từng làm trong những ngày canh tác cũ, khi đất mầu mỡ nhiều hơn.*

Ngoài ra, tiêu thụ quá mức của các carbohydrate dưới bất kỳ hình thức nào là nguyên nhân cho một chế độ ăn uống mất cân bằng và là động lực đằng sau sự thèm và nghiện đường. Lời giải thích cho bị "thèm đường" từ các cá nhân tiêu thụ carbohydrate là từ sự tiết insulin tăng như một phản ứng cho carbohydrate. Insulin được tiết ra từ tiêu thụ carbohydrate sẽ giảm đường trong máu bạn. Sự giảm đường trong máu sau đó sẽ kích hoạt tín hiệu đói, sau đó sẽ lại bắt đầu cái chu kỳ toàn bộ này.

Một câu trả lời khác cho "thèm đường" là khi bạn đang thèm đồ ngọt, những gì mà cơ thể bạn thèm không nhất thiết là carbohydrate nhưng là các chất dinh dưỡng thiếu hụt từ các thực phẩm được ăn. Khi cơ thể bạn thiếu trong một chất vĩ mô dinh dưỡng nhất định, nó không có khả năng báo cho bạn, hãy cho tôi chất dinh dưỡng thiếu hụt này hoặc chất dinh dưỡng thiếu hụt kia. Cơ thể không thể cho bạn biết những chất dinh dưỡng thiếu hụt nào từ khẩu phần ăn uống của bạn. Tín hiệu duy nhất mà cơ thể có thể cung cấp cho bạn là đói và khát.

Đói và khát là tín hiệu của cơ thể bạn cho thực phẩm calory và nước. Tuy nhiên, đói cũng có thể tác động như là tín hiệu của cơ thể để tăng cơ hội cho nhận được các chất dinh dưỡng cần thiết thông qua việc tiêu thụ thức ăn. Tuy nhiên, các thực phẩm mà bạn định ăn là những gì mà bạn đang quen với, thức ăn ngon miệng hoặc những cái dễ dàng có sẵn. Các thực phẩm phù hợp với tiêu chuẩn này thường là loại thức ăn nhanh hoặc thực phẩm chế biến. Thức ăn nhanh hoặc thực phẩm chế biến đang hiện hữu để cung cấp năng lượng thực phẩm và chủ yếu là loại thực phẩm dựa trên carbohydrate. Sự khác biệt giữa các thực phẩm chế biến và thực phẩm còn nguyên hoặc thực phẩm hữu cơ là chất lượng và số lượng các chất dinh dưỡng của chúng. Thực phẩm chế biến có ít chất vi mô dinh dưỡng như vitamin và khoáng chất và nhiều chất vĩ mô dinh dưỡng như carbohydrate. Điều ngược lại là đúng cho tiêu thụ thực phẩm còn nguyên hoặc hữu cơ.

Khi nhìn vào các khuyến nghị về giảm cân hiện tại, điều rất tốt là hiểu được cái cơ sở hợp lý đằng sau cơ chế của lý do tại sao chúng có hoặc không thể có hiệu lực. Tập thể dục có hiệu lực cho việc giảm cân bằng cách tăng tỷ lệ trao đổi chất cơ bản của một cá nhân. Đây là lý do thực sự cho tại sao tập thể dục có thể có hiệu quả như là một phương pháp cho giảm cân. Tuy nhiên, tôi tin rằng, ngoại trừ một số nhỏ các cá nhân, giảm cân không xảy ra từ lượng calory bị mất từ việc tập thể dục được thực hiện, nhưng từ tỷ lệ trao đổi chất cao hơn mà tập thể dục có thể kích động. Với một tỷ lệ trao đổi chất cao hơn, người ta có thể đốt cháy calory từ các thực phẩm được tiêu thụ.

Các lợi ích khác từ tập thể dục phải là sự tăng khối lượng bắp thịt nạc. Cơ bắp thì tốt hơn so với chất béo qua đó chúng sẽ thực sự tiêu thụ năng lượng thay vì đóng vai trò là một "trọng lượng chết" trên cơ thể bạn. Nếu bạn đã có thể đốt cháy nhiều calory từ thực phẩm, sau đó sẽ có ít calory còn lại mà cơ thể bạn cần lưu trữ. Giảm cân có thể được nếu bạn đốt cháy nhiều calory hơn bạn tiêu thụ trong ngày. Tập thể dục sẽ không cho phép bạn giảm cân nếu tổng lượng calory của bạn cũng tăng. Đây là chỗ mà các calory ẩn dụ hoặc không quá rõ ràng khi bạn tiêu thụ, các thức uống thể thao hoặc đồ ăn nhẹ khác là phản tác dụng trong điều khoản của việc giảm cân.

Phí Tổn Ẩn Của Quá Nhiều Carbonhydrate

Các tác dụng có hại cho sức khoẻ từ tiêu thụ quá độ carbohydrate bao gồm: bụng phệ (central obesity) theo định nghĩa là chu vi vòng eo tăng lên hay BMI, cao glucose huyết tương lúc đói, cao chất béo trung tính trong máu, và HDL thấp. Những điều thú vị về các yếu tố này là chúng có cùng những yếu tố tạo nên "hội chứng chuyển hóa (metabolic syndrome)." Hội chứng chuyển hóa là một sự kết hợp của rối loạn y tế làm tăng nguy cơ phát triển bệnh tim mạch và tiểu đường. Trở lại với nguyên tắc "calory vào, calory ra" của thực phẩm dinh dưỡng, nghĩ về phương trình này như thực sự là "calory vào, quá trình trao đổi chất, calory ra." Tiêu thụ quá độ carbohydrate là "calory vào" của một phần phương trình. Hội chứng chuyển hóa là "calory ra." Cái gạch nối bị mất tích đã thực sự khiến một cá nhân bị hội chứng chuyển hóa là quá trình trao đổi chất. Những điều xác định quá trình trao đổi chất của bạn là tỷ lệ trao đổi chất cơ bản của cơ thể, mức độ hoạt động của bạn, và mức độ vitamin D của bạn. Theo tôi, yếu tố lẻ nguy cơ lớn nhất cho một trạng thái trao đổi chất bất thường dẫn đến hội chứng chuyển hóa và bệnh tiểu đường là sự thiếu vitamin D.

Béo phì, liên quan đến bệnh tiểu đường loại 2, lipid tăng trong máu, cũng dính dáng có hợp lý với thiếu hụt vitamin D. Mối quan tâm ngày càng tăng trên toàn thế giới là bệnh béo phì. Trên thế giới béo phì được tin là kết quả của một sự thay đổi từ khẩu phần chủ yếu ăn chay đến một chế độ ăn calory nhiều. Chế độ ăn có hàm lượng calory cao như vậy thường bao gồm thức uống, chẳng hạn như soda và bia, có lượng calory cao, nhưng ít giá trị dinh dưỡng. Trong khi các thức uống này góp phần tăng cân qua con số được đáng kể cộng thêm vào tổng lượng calory, nước sô-đa hoặc bia hơn nữa có thể dẫn đến béo phì do axit cao của chúng và / hoặc có chứa phosphate.

Một nghiên cứu dịch bệnh trên các người tham gia trong Framingham Study tìm thấy rằng các cá nhân tiêu thụ ít nhất 1 lon nước ngọt mỗi ngày có khoảng một tỷ lệ hội chứng chuyển hóa 50% cao hơn so với những người tiêu thụ ít hơn 1 lon nước ngọt mỗi ngày. Một lưu ý thú vị được tìm thấy trong nghiên cứu này là nguy cơ tăng hội chứng trao đổi chất cũng tồn tại ngay cả khi các cá nhân tiêu thụ các loại nước uống chay (diet soft drink) thay vì nước ngọt bình thường. Một khẩu phần có axit cao hoặc có phosphate cao từ một chế độ ăn uống có thể làm thay đổi sự cân bằng nội tại của calcium. Sự biến đổi như vậy về cân bằng calcium nội tại sẽ làm tồi tệ hơn sự thiếu calcium (hypocalcemia) hiện hữu phát xuất từ sự thiếu hụt vitamin D, và có thể dẫn đến một ức chế tương ứng của sự di chuyển glucose vào trong tế bào. Ức chế này hoặc sự thiếu khả năng hấp thụ glucose của tế bào là dấu hiệu chuẩn của "kháng insulin."

Béo phì, do đó, có thể là kết quả của sự bất thường trong trạng thái cân bằng calcium nội tại bắt nguồn từ sự thiếu hụt vitamin D. Theo kinh nghiệm của tôi về vitamin D, tất cả các bệnh nhân bị tiểu đường của tôi đều thiếu hụt vitamin D. Đối với những bệnh nhân không có bệnh tiểu đường, tỷ lệ thiếu vitamin D trong tổng số bệnh nhân tôi là khoảng 90% hoặc nhiều hơn. Thiếu hụt vitamin D đóng vai trò như là các yếu tố gây bệnh kháng insulin và bệnh tiểu đường.

Khoảng 90% người được chẩn đoán bị bệnh tiểu đường loại 2 là béo phì. Tiểu đường loại 2 xảy ra thông qua hai quá trình được biết đến: rối loạn chức năng tế bào beta và kháng insulin. Đề kháng insulin là dấu hiệu chuẩn của những bệnh nhân bị bệnh tiểu đường loại 2 và có thể lộ ra lên đến 12 năm trước khi được chẩn

đoán. Cho tới khi tiểu đường type 2 được chẩn đoán,
tuyến tụy tế bào beta cho sản xuất insulin của bạn đã
giảm trung bình 50%. Mối quan hệ nhân quả giữa
thiếu hụt vitamin D và đề kháng insulin bắt nguồn từ
vai trò trong đó vitamin D phục vụ cho sự điều hòa
gene. Vitamin D được cho là một vitamin, tuy nhiên
theo phân loại nó thực sự là một hormone. Không
giống như các vitamin khác là hòa tan được trong nước,
vitamin D là một phân tử cholesterol. Hoạt động như
một phân tử chất béo, vitamin D thì đơn nhất trong khả
năng có thể vượt qua màng tế bào để vào trong nhân tế
bào. Trong nhân tế bào, vitamin D có liên quan đến
việc điều hòa gene thông qua sự tương tác của các thể
linh động của vitamin, 1, 25-dihydroxyvitamin D3, với
các thụ thể (receptors) của vitamin D (VDRs) trong
nhân tế bào.

Trong nhân tế bào, chất linh động 1,25-
dihydroxyvitamin D3-VDR liên kết với các thụ thể X
retinoid (RXR), tạo thành chất phức tạp VDR-RXR. Sự
điều hòa của sự sao chép gene là do các tương tác của
các linh động vitamin D3 tác động lên chất phức tạp
VDR-RXR. Các sản phẩm của sự tương tác VDR-RXR
này là một protein được tham gia vào quy định của sự
hấp thu calcium trong ruột. Như vậy, vai trò của
vitamin D trong điều hòa tế bào, đặc biệt là khả năng
của nó trong kích hoạt chất VDR-RXR phức tạp, có một
vai trò độc đáo và quan trọng trong trạng thái cân bằng
calcium nội tại.

Giả Thuyết về Điều Hòa Vitamin D Gene

Vai trò của vitamin D trong tiến trình hoán đổi
chất glucose hoặc liên kết của nó với bệnh tiểu đường
chưa được biết. Sản phẩm protein của sự tương tác
VDR-RXR là một protein vận chuyển. Protein vận
chuyển tạo điều kiện thuận lợi cho việc di chuyển của

các phân tử, chẳng hạn như đường và các axít amino, vượt qua màng huyết tương (plasma membranes) của hầu hết các tế bào. Tôi giả thuyết rằng một protein dính líu đến sự cùng-vận chuyển (co-transport) glucose, calcium và phosphate qua màng tế bào sẽ đóng một phần liên đới trong trạng thái cân bằng glucose nội tại. Hơn nữa, nếu một điều kiện hiện diện mà trong đó tiến trình tổng hợp của các protein vận chuyển này bị giới hạn, thì sau đó sẽ xảy đến sự xuất hiện của "kháng insulin." Một tiến bộ lớn trong có thể điều trị được bệnh tiểu đường khi các thiazolidinedione (TZD), troglitazone, đến với thị trường vào năm 1997. Troglitazone đại diện cho một loại thuốc uống mới có hiệu quả không chỉ làm giảm lượng đường trong máu, nhưng cũng có thể làm chậm sự tiến triển của chính bệnh tiểu đường. Loại Thiazolidinedione (TZD) khác, rosiglitazone và pioglitzaone sớm xuất hiện theo sau. Ba TZDs này, được phân loại là các chất chủ vận (agonist) của peroxisome proliferator-activated các thụ thể (receptors) (PPARs), đặc biệt là các chất chủ vận PPAR-gamma, có thể hạ thấp lượng đường trong máu bằng cách tăng độ nhạy cảm insulin, chủ yếu thông qua một tác động đến cơ bắp, gan, và mô mỡ. TZDs cũng có thể bảo toàn chức năng tế bào beta.

Thật thú vị, PPARs là các thụ thể tồn tại trong nhân của một loạt các cơ mô, chẳng hạn như cơ bắp, thận, gan, chất béo và các ngoại thực bào (macroghages). Các chất chủ vận PPAR găng sức dùng tác động của chúng qua sự kích hoạt và sự khử hoạt tính của các genes, các genes này điều hòa trạng thái cân bằng nội tại của glucose cùng lipid và độ nhạy cảm insulin. Trong nhân tế bào, các hành động của chất chủ vận PPAR xảy ra thông qua sự ghép lại với các thụ thể retinoid X (RXR), như thảo luận trước đó, RXR là thụ thể mà VDR kích hoạt liên kết để hình thành chất phức tạp VDR-RXR.

Vì cả hai chất chủ vận PPAR và VDR đều ghép lại với các RXR, có vẻ hợp lý để kết luận rằng các tác tố (agents) của loại PPAR phải dẫn đến việc sản xuất một protein được phụ thuộc vào RXR. Trong trường hợp của các linh động vitamin D, một protein vận chuyển calcium có thể sẽ được tạo ra. Có thể chăng sự tương tác PPAR-RXR dẫn đến một protein vận chuyển tương tự, cái chịu trách nhiệm về việc vận chuyển glucose và calcium, phosphate từ vòng ngoại tế bào vào vòng trong tế bào và việc vận chuyển sodium theo hướng ngược lại? Sodium được bao gồm như là một chất điện phân được kết hợp với protein vận chuyển này bởi vì cái tần số cao của bệnh phù (edema) được cho biết có liên hệ đến TZD. Bệnh phù này, có thể dẫn đến suy tim sung huyết (congestive heart failure), là kết quả có thể có của việc vận chuyển sodium qua màng tế bào, là ngược chiều với sự chuyển vận của calcium, glucose, và phosphate.

Nếu sản phẩm gene trong sự tương tác của chất PPAR / VDR-RXR phức tạp thực sự là một protein xuyên màng có liên đới đến việc vận chuyển glucose, calcium, phosphate và sodium, thì một thiếu hụt vitamin D có thể là giải thích cho cơ chế của kháng insulin.

Với cái cơ chế được đề nghị trên của vitamin D trong sự điều hòa tế bào, sự kháng insulin có thể là một tác dụng của sự thiếu hụt 1,25-dihydroxyvitamin D3. Mức độ cơ bản thấp của các vitamin D linh động dẫn đến một giảm sút tương ứng trong tác động của các thụ thể RXR lên biểu hiện của gene. Điều này, đến lượt, dẫn đến một vắng bóng hoặc giảm sút trong sự tổng hợp của sản phẩm protein vận chuyển, và do đó, có thể ức chế sự chuyển động của glucose vượt qua màng tế bào. Sự không có khả năng vận chuyển glucose vào trong tế bào tạo ra một trạng thái của tương đối hạ đường huyết (hypoglycemic) nội bào và ngoại bào. Tiến trình điều hoà bình thường phản ứng trả lời qua kích thích sự giải phóng insulin từ tuyến tụy (pancreas) để kiểm soát "sự nhiều đường trong máu (hyperglycemia)."

Giả thuyết này, do đó, chỉ điểm ra sự vụ lúc đầu thiếu hụt vitamin D là nguyên nhân chính của một kháng insulin xảy ra sau đó. Hơn nữa, cái hậu quả tăng insulin khiến vận chuyển glucose vào các mô năng lượng lưu trữ, chẳng hạn như mô mỡ và gan để tổng hợp lipid. Theo kiểu này, cơ chế bị gây ra bởi sự thiếu hụt vitamin D cũng dẫn đến tăng lipid trong máu. Tăng lipid trong máu kết quả do quá trình này có thể là một hậu quả của một nỗ lực tạo ra một nguồn nhiên liệu thay thế để tiết kiệm glucose cho não và/ hoặc cho vai trò của cholesterol là một tiền chất cho sự tổng hợp vitamin D và các hormone khác, chẳng hạn như cortisol và các corticosteroids. Hơn nữa, sự suy tế bào beta, khuyết tật cốt lõi thứ nhì của bệnh tiểu đường loại 2, có thể là một kết quả của sự chết tế bào beta gây ra do thiếu calcium, một chất điện phân thiết yếu.

Độc dược ở trong
tất cả mọi thứ,
và không có thứ gì không có độc dược.
Liều lượng làm cho nó
là một độc dược
hoặc
là một phương thuốc.

– Philipus Aureolus Paracelsus

Trí Nhớ và Mất Trí

Khi bạn già đi, khả năng của bạn để tìm hiểu và ghi nhớ thông tin mới dường như trở nên tồi tệ hơn. Đây là những gì tôi nghe từ bệnh nhân lớn tuổi của tôi, từ gia đình và bạn bè. Thực tế là tôi đồng ý khi bạn già đi, trí nhớ của bạn không phải là cái nó là khi còn trẻ hơn. Tuy khả năng nhận thức của một người sẽ thay đổi nhưng cho hầu hết các phần, nó nên vẫn tương đối ổn định trong suốt cuộc đời mình. Một số cá nhân sẽ có giảm sút trong trí nhớ và tốc độ xử lý, điều này có thể nhận được chỉ đối với những người khác nhưng không đủ nghiêm trọng để ảnh hưởng đến cuộc sống hàng ngày. Đối với hầu hết, sự suy giảm nhận thức nhẹ này không tiến triển thành chứng mất trí. Tuy nhiên, câu hỏi là tại sao trí nhớ bạn hoặc khả năng ghi nhớ và tìm hiểu thông tin tồi tệ hơn theo tuổi tác?

Một số lý do cho sự thiếu trí nhớ không liên quan đến lão hóa là từ các điều kiện sức khoẻ như đột quỵ hoặc các bệnh cụ thể có ảnh hưởng đến chức năng não. Điều thông thái hiện nay coi thiếu trí nhớ là phổ biến, khi bạn lớn tuổi hơn và xảy ra như một quy luật hơn như một ngoại lệ. Tuy nhiên, lão hóa không phải là lý do cho điều không có khả năng nhớ và học hỏi thông tin khi bạn già đi. Sử dụng tuổi tác như một giải thích là một nỗ lực để diễn giải một cái gì đó chưa được hiểu rõ. Lão hóa không dẫn đến thiếu trí nhớ. Các giải thích và yếu tố khác quan trọng hơn trong việc duy trì trí nhớ có khả năng là lý do thực sự cho thiếu trí nhớ.

Mất trí được định nghĩa là sự suy giảm phát triển không ngừng trong nhiều khía cạnh của khả năng nhận thức, với trí nhớ và các chức năng khác như học hỏi, định hướng, ngôn ngữ, hiểu biết hoặc phán đoán, đủ nghiêm trọng để can thiệp vào cuộc sống hàng ngày. Viện Quốc Gia về Rối Loạn Thần Kinh và Đột Quỵ (The

National Institute of Neurological Disorder and Stroke) xác định chứng mất trí không như là một căn bệnh cụ thể nhưng là một thuật ngữ mô tả cho một tập hợp các triệu chứng gây suy giảm chức năng trí tuệ. Những người bị bệnh mất trí bị suy yếu trong các sinh hoạt bình thường hàng ngày như giải quyết vấn đề, cảm xúc và cá tánh. Họ cũng có vấn đề về hành vi như kích động, ảo tưởng và ảo giác. Chứng mất trí xảy ra khi "hai hoặc nhiều chức năng não, chẳng hạn như là trí nhớ và kỹ năng ngôn ngữ, bị hư hỏng đáng kể mà không có bất kỳ tổn thất nào của ý thức." Cái định nghĩa chẩn đoán này thì rộng hơn về quy mô so với bệnh Alzheimer. Lý do cho điều này là bệnh Alzheimer ban đầu ảnh hưởng đến trí nhớ ngắn hạn và sau đó phát triển không ngừng để tác động đến các khía cạnh khác của chức năng hàng ngày.

Hình thức phổ biến nhất của chứng mất trí, bệnh Alzheimer, hiện đang ảnh hưởng đến khoảng 5 triệu người Mỹ và chiếm khoảng 60% đến 80% của tất cả chứng mất trí. Nó hiện thời là nguyên nhân thứ sáu gây tử vong hàng đầu ở Hoa Kỳ. Alzheimer là bệnh thoái hóa thần kinh phát triển không ngừng được đặc trưng bởi không có khả năng học hỏi thông tin mới (mặc dù nghiên cứu gần đây đã cho thấy những bệnh nhân Alzheimer vẫn có thể học hỏi, dù trên một quy mô nhỏ hơn so với bình thường). Alzheimer cuối cùng lấy đi trí nhớ, khả năng lý luận, và cá tính của người bị bệnh.

Vào lúc khởi đầu của bệnh Alzheimer, thông tin hoặc những ký ức xa xôi được bảo tồn. Các dấu hiệu ban đầu và triệu chứng của bệnh Alzheimer là cá nhân không có khả năng nhớ lại các sự kiện hoặc thông tin mới. Sự thiếu trí nhớ là trí nhớ ngắn hạn. Như Alzheimer phát triển, các lĩnh vực khác -- chẳng hạn như khả năng lý luận, phán đoán, và truyền đạt -- bị ảnh hưởng. Trong giai đoạn sau của bệnh Alzheimer, tất cả các khía cạnh của cuộc sống hàng ngày bị ảnh hưởng. Các nguyên nhân gây "mất trí nhớ" khi bạn già đi thường không được rõ. Tuy nhiên, lý do không có khả năng để học hỏi hoặc nhớ những thông tin mới khi bạn già đi sẽ không là một bí ẩn như vậy nếu bạn nhìn sự thiếu của các dinh dưỡng thích hợp như là nguyên nhân. Tôi tin rằng hầu hết các "mất trí nhớ" xảy ra với lão hóa là do một tiến trình chậm và âm ỷ, tiến trình này đặc biệt dính dáng với sự suy dinh dưỡng.

Sự thiếu một cảm giác thèm ăn khi bạn lớn tuổi là phổ biến. Lý do mà bệnh nhân tôi cho biết là tại sao họ không ăn là họ không đói hoặc không thèm ăn. Sự giải thích cho sự không thèm ăn khi bạn già đi thì không được rõ, ngoại trừ, nói một lần nữa, là điều này được coi như một quá trình lão hóa phổ biến bình thường. Tuy nhiên, tôi tin rằng một lời giải thích hợp lý hơn tồn tại bên cạnh lão hóa. *Khi bạn già đi, sự thèm ăn của bạn giảm sút vì tiến trình hoán đổi chất của bạn đã bị thiết lập lại thành cấp hai bởi sự suy dinh dưỡng.* Thực tế là nếu bạn bị suy dinh dưỡng, tỷ lệ trao đổi chất của bạn sau đó sẽ chậm lại do hậu quả của suy dinh dưỡng. Tỷ lệ trao đổi chất cơ bản của cơ thể bạn sẽ phải chậm lại để phù hợp với sự thiếu hụt các chất dinh dưỡng có từ thực phẩm được tiêu thụ. Một khi bạn đang thiếu chất dinh dưỡng thiết yếu nào đó, hậu quả của sự kiện này là cơ thể cố gắng bảo tồn các dinh dưỡng hiện có bằng cách của một tỷ lệ trao đổi chất chậm hơn. Điều này sẽ khiến sự thèm ăn bị giảm sút. Với một tỷ lệ trao đổi chất thấp hơn và sự giảm thèm ăn, suy dinh dưỡng sẽ chỉ làm trầm trọng thêm sự vụ. Nó sẽ tạo hậu quả có hại cho sức khoẻ hơn nữa. Lời giải thích này minh họa cơ chế cân bằng nội tại của cơ thể hoạt động trong việc đối phó với một tình huống thực tế của nguồn cung cấp không đầy đủ đang gây ra một đòi hỏi chậm hơn ra sao.

Vì chúng ta chưa biết làm thế nào não ta hoạt động trong việc lưu trữ thông tin, tôi sẽ cần suy đoán về cách bạn có thể lưu trữ dữ liệu ra sao. Hiểu được não bạn lưu trữ dữ liệu ra sao là quan trọng, vì tôi tin rằng tiến trình này trở nên hư hỏng trong bệnh Alzheimer. Lý do cho việc không có khả năng để học hỏi thông tin mới là có thể do không có khả năng lưu trữ hoặc gợi lại thông tin mới tuy đã được lưu trữ. Tôi tin là chất dinh dưỡng chủ yếu đóng một vai trò quan trọng trong lưu trữ thông tin và do đó trí nhớ là protein. Như đã đề cập trước đó, các axit amino được tìm thấy trong protein là các dinh dưỡng thể chất mà cơ thể bạn sử dụng để ghi lại và lưu trữ dữ liệu. Cơ thể bạn có thể sẽ sử dụng các axit amino từ protein để tạo thành các cấu trúc protein mới sẽ thực sự quan trọng cho trí nhớ. Nếu bạn nghĩ về những gì bạn được cấu thành và những gì các thực phẩm bạn ăn được cấu thành, protein là chất dinh dưỡng có thể đóng một vai trò quan trọng trong lưu trữ thông tin. Tôi giả định là, trong các cá nhân bị bệnh Alzheimer, sự thiếu chất vĩ mô dinh dưỡng dẫn đến họ mang bệnh là protein.

Tôi tin rằng là sự không có khả năng học hỏi và ghi nhớ thông tin mới, những dấu hiệu sớm của bệnh Alzheimer, là hậu quả của sự bất khả năng của bộ não bạn để lưu trữ thông tin mới như là trí nhớ ngắn hạn. Lưu trữ thông tin mới có thể do thiếu dinh dưỡng cấp tính phụ vào một thiếu hụt tổng thể mãn tính hiện có của các protein và các vi chất dinh dưỡng khác. Giữ trong tâm trí khi tôi nói sự suy dinh dưỡng protein hay sự thiếu hụt chất vĩ mô dinh dưỡng hiện hữu, các chất dinh dưỡng mà tôi đề cập đến có thể có sẵn nhưng không nhất thiết với số lượng cần thiết để đáp ứng nhu cầu hàng ngày của bạn. Các chất dinh dưỡng bị thiếu có thể không là tuyệt đối nhưng chỉ là một thiếu hụt tương đối trong số lượng cần thiết để phục vụ chức năng thiết yếu tại một thời điểm cụ thể.

Nếu cơ thể bạn cần các axit amino nào đó và chúng không có sẵn, nó sẽ không thể duy trì mọi tế bào cho bất kỳ hệ thống nội tạng nào. Điều này cũng đúng đối với bộ não bạn. Não bạn cần protein để duy trì kích thước và chức năng của nó. Hãy nghĩ bộ não bạn như là một bộ phận nội tạng tương tự như cơ bắp bạn. Với lượng protein không đủ, cơ bắp bạn sẽ co lại. Điều này cũng sẽ xảy ra với bộ não bạn. Từ một quan điểm của các khối xây dựng, ảnh hưởng của suy dinh dưỡng protein trên bộ não bạn giống như trên cơ bắp bạn. Với suy dinh dưỡng protein, khả năng của bộ não bị tổn hại để duy trì số lượng tế bào não bạn có hôm nay, sẽ có ngày mai và xa hơn nữa.

Tôi tin rằng lý do các protein rất quan trọng cho trí nhớ vì cơ cấu trí nhớ và sự lưu trữ được giữ lại dưới dạng protein. Lý do tại sao bạn không thể hình thành trí nhớ ngắn hạn là do bộ não bạn không có khả năng lưu trữ bất kỳ thông tin mới dưới dạng của các protein mới. Những protein mới này nên từ các axit amino đến từ chế độ ăn uống protein hàng ngày của bạn. Ăn một khẩu phần không đủ nhu cầu protein hàng ngày sẽ không cung cấp cho cơ thể bạn các axit amino cần thiết để xây dựng các protein mới hoặc sửa chữa "protein cũ." Protein đóng một vai trò trong trí nhớ cả ngắn hạn lẫn dài hạn. Các thông tin được lưu trữ, cũng như những ký ức ngắn hạn hoặc dài hạn, được hình thành từ protein. Sự khác biệt giữa trí nhớ ngắn hạn và dài hạn là thời gian; trí nhớ dài hạn được hình thành và hoàn tất trước khi trí nhớ ngắn hạn.

Nếu tiến trình ban đầu của sự hình thành ký ức không xảy ra, do thiếu hụt acid amino, sau đó khả năng để tạo trí nhớ ngắn hạn sẽ không xảy ra. Ký ức hay dữ liệu thông tin không được lưu trữ, như các protein mới sẽ không được gợi lại từ ký ức vì chúng chưa từng được lưu trữ dưới dạng các protein mới. Từ ví dụ này, bạn có thể thấy như thế nào sự hình thành ký ức bị ảnh hưởng bởi suy dinh dưỡng protein.

Một chất dinh dưỡng khác khi bị thiếu và có thể gây ra bệnh Alzheimer là sự thiếu hụt vitamin B, choline. Bạn cần choline để giúp bạn tạo ra các chất dẫn truyền thần kinh acetylcholine. Sự tổng hợp acetylcholine cần choline hiện hữu như đó là một phần choline của acetylcholine. Sự thiếu hụt choline có thể ảnh hưởng đến ký ức vì nó sẽ thể hiện như sự giảm sút của tổng hợp acetylcholine lẫn đặc tính sẵn sàng. Mức thấp hơn acetylcholine không tốt cho sức khoẻ của bộ não bạn. Acetylcholine là quan trọng trong chức năng của trí nhớ vì các thuốc thang hiện nay được sử dụng làm tăng tính sẵn sàng acetylcholine cho các tác động của bệnh Alzheimer.

Trong bệnh Alzheimer, các ký ức ngắn hạn bị ảnh hưởng đầu tiên. Nghĩ về những ký ức ngắn hạn như là thông tin thu thập được từ các bộ phận cảm giác của bạn, chẳng hạn như đôi mắt,. Hãy tưởng tượng là đôi mắt bạn giống như một máy quay phim ghi lại tất cả mọi điều xảy ra trong một ngày. Các thông tin được ghi nhận bằng đôi mắt bạn sẽ cần phải được lưu trữ và sắp đặt. Tôi tin rằng việc lưu trữ và sắp đặt các sự kiện hàng ngày xảy ra trong khi ngủ. Những ký ức ngắn hạn được "ghi nhận" hoặc như là các protein mới bên trong các tế bào thần kinh của bạn. Hãy coi các tế bào thần kinh của bạn tương tự như một con chip bộ nhớ của máy tính. Đối với một chip bộ nhớ máy tính, thông tin được lưu trữ như là một tín hiệu điện tắt hoặc mở như 1 hoặc 0. Trong một kiểu tương tự, cơ thể bạn có thể sử dụng các axit amino được tiêu thụ để hình thành các cấu trúc protein mới và sau đó hoạt động như 1 và 0 tương tự như con chip bộ nhớ.

Theo thời gian dài hơn, tác động ban đầu của sự suy dinh dưỡng protein trên chức năng của não sẽ là trên trí nhớ ngắn hạn. Lý do cho điều này là sự hình thành trí nhớ ngắn hạn đặc biệt phụ thuộc vào các acid amino của khẩu phần ăn uống hàng ngày. Sự hình thành ký ức ngắn hạn không nên làm hại đến các mô axit amino hoặc protein đã được sử dụng cho các chức năng khác. Protein của khẩu phần hàng ngày là để cung cấp cho cơ thể bạn với các axit amino bổ sung cần thiết cho sự hình thành ký ức mới đương thời. Giải thích này là lý do tại sao bạn dường như không thể nhớ "bất cứ điều gì" trong những lúc căng thẳng. Tại các thời điểm đó, rất có thể là khẩu phần các protein và các vi mô dinh dưỡng khác cần thiết cho chức năng não hoặc chức năng của cơ thể không được đầy đủ.

Với sự tiếp tục tồi tệ hơn của sự suy dinh dưỡng protein hàng ngày, điều này cuối cùng dẫn đến các vấn đề với trí nhớ dài hạn. Ký ức lâu dài cũng được hình thành từ các axit amino. Tuy nhiên, vì ký ức lâu dài đã được hình thành trước khi sự suy dinh dưỡng protein, rất có hợp lý là nó nên được "bảo quản" và không bị ảnh hưởng ở mức độ tương tự như trí nhớ ngắn hạn. Cuối cùng, những ký ức dài hạn cũng bị ảnh hưởng bởi sự liên tục tồi tệ hơn của sự suy dinh dưỡng protein. Protein thì cần thiết cho hoạt động thích đáng của não bộ.

Tôi tin rằng các bằng chứng của suy dinh dưỡng protein như là nguyên nhân gây bệnh Alzheimer nằm trong não. Một đặc điểm tiêu biểu của bệnh Alzheimer là sự tích tụ của các protein bất thường được gọi là các mảng tinh bột protein (amyloid plaques) và các cuộn rối protein xoắn (neurofibrillary tangles). Mảng amyloid là các phân đoạn protein thường được tạo ra bởi cơ thể và được tìm thấy giữa các tế bào thần kinh trong não. Cuộn rối neurofibrillary là protein xoắn không hòa tan được tìm thấy trong các tế bào tế bào thần kinh. Các cuộn rối là các protein được gọi là tau, và tạo thành một phần của hệ thống vi ống protein (microtubule) trong các tế bào thần kinh. Microtubules là protein giúp vận chuyển các chất dinh dưỡng từ một phần của tế bào thần kinh tới phần khác của tế bào. Các căn nguyên của những mảng tinh bột protein và cuốn rối protein xoán và sự liên kết của chúng với bệnh Alzheimer chưa được biết. Tuy nhiên, một thực tế về các mảng amyloid và các cuộn rối neurofibrillary là những protein bị biến tính (denatured), là điều đáng chú ý cho y khoa. Protein biến tính đại diện cho các protein còn dư lại (remnant). Protein còn dư lại là các sản phẩm của các tiến trình dị hóa (catabolic) mà cơ thể bạn đã sinh ra trong việc đối phó với sự thiếu hụt dinh dưỡng. Điều mô tả cho cái cơ chế có thể có của bệnh Alzheimer này chỉ là một xác minh về sự thiếu hụt dinh dưỡng của các chất vi mô và vi mô dinh dưỡng cần thiết sẽ ảnh hưởng ra sao đến sức khoẻ và sức sống.

Cho tới khi sự thiếu hụt dinh dưỡng cuối cùng ảnh hưởng đến trí nhớ bạn, các khía cạnh khác về sức khoẻ bạn đã bị tổn hại. Alzheimer chỉ là một ví dụ về những gì có thể là hậu quả của sự thiếu hụt protein nghiêm trọng và các tiến trình dị hóa của sự cân bằng nội tại. Cá nhân được CT quét dò (CT scan) ở đầu cho việc đánh giá chứng mất trí hay các lý do khác, thường cho thấy bằng chứng của sự suy giảm tổng thể về khối lượng não. Điều giảm khối lượng não được gọi là teo não (cerebral atrophy) và được tin là xảy ra như một phần của tiến trình bình thường của tuổi già (Một số hao mòn (atrophy) cũng được thấy ở bệnh mãn tính, nghiền rượu). Điều thông thái đương thời cho là khối lượng bộ não bạn giảm đi theo tuổi già. Theo thực tế, người ta tin rằng khối lượng não giảm khoảng 2% mỗi thập kỷ. Việc mất 2% kích thước bộ não lại một lần nữa được xem là điều lão hóa bình thường. Tuy nhiên, câu hỏi để hỏi sau đó là, "Tại sao não bạn nên giảm kích thước theo tuổi?"

Tôi tin rằng có một giải thích tốt hơn là lão hóa. Teo não không phải là tiến trình bình thường của tuổi già nhưng là một tác dụng của sự dị hóa. Lý do thực sự cho sự giảm về kích thước não, như thấy được trong CT quét dò, là do một tiến trình nghiêm trọng và dài lâu của sự suy dinh dưỡng protein. Hiệu ứng mãn tính của suy dinh dưỡng protein trên kích thước não hoặc sọ (anatomy) sẽ là teo não.

Sự thiếu protein và suy dinh dưỡng xảy ra hàng ngày cho mọi người. Đây là dữ kiện thực sự của cuộc sống. Hễ là con người còn đi trên trái đất này, sự suy các chất vi mô và vĩ mô dinh dưỡng sẽ xảy ra mà bạn không nhận dạng được và là những lý do ẩn dụ cho sự biến đổi trong mỗi cá nhân già đi ra sao. Nếu không có đủ chất vi mô và vĩ mô dinh dưỡng có tác động như những khối xây dựng cho tế bào, bạn không thể trông mong duy trì được cùng một số tế bào não vào ngày mai như ngày hôm nay. Giảm về khối lượng não nói lên các tử vong của tế bào thần kinh. Nguyên nhân của sự tử vong tế bào thần kinh là từ các thiếu hụt, chẳng hạn như protein, vitamin, khoáng chất, và các axit béo thiết yếu. Những chất dinh dưỡng này hỗ trợ sức khoẻ và chức năng tế bào thần kinh, vì vậy khi chúng bị thiếu, cái gì đó phải bị mất đi.

Sự teo não lan tỏa rất nhỏ nhìn thấy trong lão hóa không đại diện cho quá trình bình thường của não bộ bị lão hóa. Ngoài ra, để cho những thứ được thấy trên một cấp độ rất nhỏ, nó phải ở mức độ rất nhỏ, những thay đổi trong các vi môi trường của tế bào thần kinh phải là lâu đài và nổi bật. Một số teo não nhìn thấy trên CT-scan cũng rõ ràng trong các cá nhân thể hiện "bình thường." Tầm quan trọng của khám phá này thường xuyên bác bỏ sự kiện lão hóa hay một cái gì đó không thể chữa khỏi và không thể tránh khỏi. Bởi vậy, bất kỳ mức độ teo não nào mà bạn thấy trong một cá nhân thể hiện "bình thường" phải là một dấu hiệu cảnh báo sự thiếu hụt dinh dưỡng. Một chần chờ giải quyết cơ bản về dinh dưỡng thiếu hụt, nếu không được đúng, sẽ tồi tệ thêm và phát triển đến chứng mất trí.

Cá nhân bị Alzheimer có thể trải qua các triệu chứng như thay đổi trong cá tính và hành vi của họ, chẳng hạn như lo lắng, đa nghi, kích động, cũng như ảo tưởng và ảo giác. Những triệu chứng này thường xảy ra trong giai đoạn cuối của bệnh. Hiện nay, tuổi tác là yếu tố nguy cơ quan trọng nhất đối với bệnh Alzheimer. Tuy nhiên, như được thảo luận trước đây, tuổi tác hay lão hóa tự nó không phải là nguyên nhân gây ra bệnh tật và dịch bệnh. *Tuổi hay lão hóa tác động như là một yếu tố thời gian cho việc thiết lập tác động các sự vụ khác nhau và cho sự thiếu hụt dinh dưỡng phát triển.* Các nguyên nhân thực sự cho bệnh Alzheimer hoặc các bệnh khác của con người có thể do thiếu hụt các chất dinh dưỡng cần thiết. Các chất dinh dưỡng bị thiếu là các axit amino thiết yếu và các vitamin và khoáng chất cần thiết cho sự chuyển hóa tế bào và chức năng. Ví dụ, nếu cơ thể không có các khối xây dựng dinh dưỡng cần thiết để thay thế, sửa chữa, duy trì số lượng các tế bào não bạn có ngày hôm nay, thì làm sao trí nhớ có thể được "tạo ra" hoặc duy trì cho ngày mai?

Ngày nay, cách duy nhất để chẩn đoán dứt khoát bị bệnh Alzheimer là sau khi một cá nhân bị nghi ngờ bị Alzheimer qua đời. Lý do cho điều này là bệnh Alzheimer qua chẩn đoán có thể được xác nhận chỉ bằng cách tìm ra chất lắng đọng của protein đặc trưng được thấy trong não của các cá nhân bị bệnh Alzheimer. Các protein đặc trưng của bệnh Alzheimer là các cục protein được gọi là mảng tinh bột protein và bó sợi được gọi là cuộn rối protein xoắn. Những protein này rất thường thấy khi mổ não của các cá nhân mắc bệnh Alzheimer mà chúng thậm chí còn được cho là nguyên nhân "kích động" gây ra bệnh Alzheimer.

Hiện nay, các nhà nghiên cứu đang cố gắng tìm một "cách chữa" cho bệnh Alzheimer. Các mục tiêu để điều trị bệnh Alzheimer là hướng về các mảng tinh bột protein và các cuộn rối protein xoắn. Giả thuyết điều trị cho bệnh Alzheimer dựa trên tiền đề của cố gắng ngăn chặn các mảng amyloid và các cuốn rối neurofibrillary xảy ra hoặc cố gắng giảm số lượng một khi chúng đã xảy ra. Kết quả trong phương pháp này là ngăn chặn hoặc trì hoãn sự tiến triển của bệnh Alzheimer. Tương tự như vậy, các nhà nghiên cứu cũng đang cố gắng tìm các chỉ dấu của người có nguy cơ bị bệnh Alzheimer bằng cách cố gắng xác định các protein cụ thể, được gọi là protein biomarker. Các protein biomarker được sử dụng để phát hiện protein trong máu hoặc chất lỏng xương sống mà có thể biểu lộ một nguy cơ gia tăng bệnh Alzheimer. Phương pháp này, nếu đáng tin cậy, nên cho phép sự chẩn đoán bệnh Alzheimer trước khi chết mà không cần phải khám nghiệm não bộ sau khi chết cho các protein này. Thực tế của sự phong phú các mảng amyloid và đám rối neurofibrillary trong một người bị bệnh Alzheimer là lý do tôi tin rằng protein đóng một vai trò quan trọng chủ yếu trong "sự lưu trữ của trí nhớ."

Khi một người có bệnh Alzheimer, các mảng tinh bột protein và các cuộn rối protein xoắn đặc trưng cho bệnh có thể tiêu biểu cho các tàn dư protein từ các protein trước khi được dùng để lưu trữ trí nhớ hoặc từ các protein chưa thành hình do thiếu axit amino. Từ mô tả này, sự thiếu sót trong ký ức ngắn hạn là hậu quả của tiến trình lưu trữ ký ức không được xẩy ra trọn vẹn. Không đầy đủ protein xảy ra theo thời gian sẽ làm cạn kiệt cơ thể bạn về các axit amino thiết yếu cần thiết cho sự tổng hợp protein mới cần cho chức năng của trí nhớ. *Trong thực tế, thiếu axit amino thiết yếu sẽ khiến tất cả các sinh hóa tổng hợp protein dừng lại nếu các protein được tổng hợp đòi hỏi phải có các axit amino thiết yếu mà chúng lại không hiện hữu.*

Giải thích thứ hai cho các mảng tinh bột protein và cuộn rối protein xoắn thấy ở những bệnh nhân

Alzheimer là các protein này là tàn dư hoặc các sản phẩm phụ của các quá trình dị hóa hay autophagy của protein hiện có cho trí nhớ dài hạn. Hãy nhớ rằng sự chết tế bào xảy ra qua ba cách: yểu tử tế bào, quy trình cho sự chết tế bào, và dị hóa hoặc autophagy. Đối mặt với sự thiếu hụt dinh dưỡng, vượt quá điểm nguy cập, cơ thể bạn sẽ sử dụng tiến trình tự tiêu hóa của nó được gọi là autophagy. Tiến trình của tế bào autophagy là tiến trình dị hóa cần thiết để vét ra các axit amino thiết yếu được đòi hỏi trong lúc thiếu lượng tiêu thụ protein. Thiếu axit amino thiết yếu hoặc không thiết yếu trong não bạn sẽ tạo ra một tình huống không may là bắt buộc cơ thể bạn làm suy nhược trí nhớ đương thời được lưu trữ như các protein. Lý do tại sao các mảng tinh bột protein và cuộn rối protein xoắn hiện diện vì các protein này là các protein thặng dư còn lại từ quá trình autophagy. Những protein này là dấu vết lưu lại của cái cấu trúc tri nhớ một thời hiện hữu được đặt trước đó như là các cấu trúc protein cho trí nhớ dài hạn.

Đương thời không có cách chữa cho bệnh Alzheimer vì ta không hiểu những gì gây ra nó. Tôi đã trình bày những gì tôi tin là nguyên nhân có thể cho bệnh Alzheimer: sự thiếu hụt protein và các chất vi mô dinh dưỡng như choline, chất được tìm thấy trong thực phẩm chúng ta ăn. Vì vậy, tôi tin rằng nếu ta trở nên thiếu hai chất dinh dưỡng cụ thể này, ta sau đó sẽ bị có một cơ hội lớn hơn cho mắc bệnh Alzheimer. Các chất vi mô và vĩ mô dinh dưỡng khác cũng có thể đóng một vai trò quan trọng trong sự phát triển của bệnh Alzheimer, nhưng ở một mức độ thấp hơn so với protein và choline. Nếu đây là những nguyên nhân gây ra bệnh Alzheimer, sau đó các giải pháp có thể là tối ưu hóa dinh dưỡng trong các chất dinh dưỡng thiết yếu cần thiết của các protein, vitamin và khoáng chất để "chữa bệnh" Alzheimer.

Sự điều trị y tế hiện hành đối với bệnh Alzheimer tập trung vào cung cấp các loại thuốc có hiệu lực trong việc tăng chất dẫn truyền thần kinh (neurotransmitter) được gọi là acetylcholine. Henry Hallett Dale đầu tiên xác định được chất dẫn truyền thần kinh này trong năm 1914. Acetylcholine ở trong cả hai hệ thống thần kinh ngoại vi và hệ thống thần kinh trung ương. Acetylcholine hoạt động bằng cách buộc vào các thụ thể acetylcholine và mở các kênh sodiumi trên các màng tế bào khác nhau. Thụ thể Acetylcholine ở tại các địa điểm khác nhau trên khắp cơ thể bạn như các cơ xương, cơ tim và trong não, như là một phần của hệ thống thần kinh tự chủ (autonomic nervous system). Các hiệu ứng Acetylcholine có thể là kích thích hoặc ức chế tùy thuộc vào hành động của nó trong cơ thể. Trong các cơ xương, acetylcholine gây sự co cơ. Trong khi trong các cơ tim, nó làm giảm sự co cơ. Trong não và phó giao cảm (parasympathetic) của hệ thống thần kinh tự chủ, hiệu ứng acetylcholine là kích thích.

Vì hiện thời không biết đến nguyên nhân của bệnh Alzheimer, sự cho thuốc thang được sử dụng để điều trị thâm hụt trí nhớ trong bệnh Alzheimer là phương pháp duy nhất. Thuốc để điều trị bệnh Alzheimer đặc biệt ngăn chặn enzyme tạo suy nhược acetylcholine. Vì vậy, các acetylcholine có sẵn sau đó ở một mức độ tương đối cao hơn mức độ tồn tại bình thường. Acetylcholine là một chất dẫn truyền thần kinh quan trọng trong sự điều hòa của trí nhớ. Làm thế nào acetylcholine hoạt động cho sự hình thành trí nhớ vẫn còn chưa được biết. Tuy nhiên, chúng ta biết hiện nay, điều sử dụng thuốc để ngăn chặn sự suy nhược của nó làm tăng mức độ acetylcholine của não. Từ đó, tôi có thể giả định là acetylcholine phải là một chất dẫn truyền thần kinh quan trọng trong tiến trình của trí nhớ. Hiệu quả của thuốc được sử dụng cho bệnh

Alzheimer có tối thiểu hiệu quả từ lúc nó được dùng. Cải thiện sự thiếu hụt dinh dưỡng có thể không đảo ngược điều mất trí nhớ nhưng điều không rõ là, "Có thể nào khiến sự suy giảm hơn nữa được chậm lại hoặc được ngăn chặn?"

Bệnh Parkinson

Bệnh Parkinson là một rối loạn thoái hóa thần kinh thuộc về một nhóm các tình trạng gọi là rối loạn vận động. Như vậy, nét đặc trưng chính thấy ở những người mắc bệnh Parkinson là sự rối loạn của động tác. Parkinson là một thuật ngữ đề cập đến hội chứng run rẩy, cứng ngắc, chậm chạp (bradykinesia) (chậm bất thường của động tác) và không ổn định tư thế. Bệnh Parkinson ảnh hưởng đến cả hai kỹ năng vận động của một cá nhân và sau đó về nhận thức và nói năng của họ, đó là hậu quả phổ biến nhất của Parkinson.

Các đặc trưng của bệnh Parkinson là do sự suy giảm của sự tổng hợp chất dopamine trong não bạn. Dopamine, một chất dẫn truyền thần kinh, là tổng hợp từ tế bào thần kinh dopaminergic của hạch cơ bản (basal ganglia), đặc biệt là lớp xám giữa óc (substantia nigra). Người ta tin rằng với sự sụt giảm trong tổng hợp dopamine từ lớp xám giữa óc, số lượng dopamine có sẵn là không đủ để kích thích khu vực của vỏ não vận động, do đó ảnh hưởng đến các chức năng vận động.

Trong những nỗ lực của tôi để hiểu được chức năng và sự tổng hợp dopamine, tôi phát hiện ra tầm quan trọng và ý nghĩa của dinh dưỡng. Không biết vì sao, điều không bao giờ xảy ra với tôi là đặt câu hỏi dopamine đến từ đâu. Bạn có thể phân vân những kết nối gì có thể được giữa dopamine và dinh dưỡng. Trên thực tế, nó rất khá đơn giản. Tôi phát hiện ra dopamine được tổng hợp từ tyrosine! Về điều này, tôi muốn nói tyrosine là phân tử tiền thân mà cơ thể bạn sử dụng để tổng hợp dopamine. Thực tế về tyrosine là một axit amino, đặc biệt là một non-acid amino thiết yếu thấy trong thực phẩm, trở thành tia lửa thắp sáng ước muốn của tôi để hiểu thêm về dinh dưỡng.

Tyrosine là một acid amino thấy trong thực phẩm dựa trên protein. Đó là một acid animo không thiết yếu vì vậy "thuộc điều kiện" do sự sẵn có của nó và nhu cầu về nó như là một tiền thân. Tyrosine là không thiết yếu vì cơ thể của ta có thể tổng hợp nội sinh chất này nếu nó có acid amino thiết yếu phenylalanine. Nếu chế độ ăn uống của bạn thiếu phenylalanine, tyrosine sau đó trở thành một acid amino thiết yếu. Tyrosine là một axit amino thuộc điều kiện bởi vì có những tình huống mà nhu cầu của cơ thể về tyrosine có thể vượt cao hơn sự sẵn có của nó. Khi điều này xảy ra, sự "tương đối" thiếu hụt của tyrosine cần thiết sau đó phát sinh. Tôi thấy cái thực tế mà cơ thể bạn sử dụng tyrosine cho sự tổng hợp dopamine là tuyệt vời và có tính chất phát giác, vì điều này khiến sự tiêu thụ các thực phẩm protein trở nên quan trọng hơn nhiều.

Khi tôi khám phá ra sự kết nối giữa tyrosine và dopamine, tôi cảm thấy rằng các nguyên nhân gây ra bệnh Parkinson nằm trong sự dinh dưỡng, hay đặc biệt trong tyrosine và tổng lượng thiếu hụt protein hàng ngày. Bệnh Parkinson là do sự suy giảm tổng hợp dopamine từ các tế bào thần kinh của lớp xám giữa óc và thuộc cấp hai từ một giảm sút các tiền thân cần thiết để tổng hợp dopamine, tyrosine. Tăng sự sẵn sàng tyrosine của bộ não bạn bằng cách tăng tyrosine và protein trong khẩu phần ăn uống thì nhiều dopamine hơn được tổng hợp. Việc phát hiện ra rằng cơ thể bạn sử dụng protein, hoặc cụ thể hơn, các axit amino từ các thực phẩm protein đã là một khám phá. Cơ thể bạn tổng hợp dopamine thông qua việc chuyển đổi tyrosine với sự trợ giúp của hai enzyme, tyrosine hydroxylase và dopamine decarboxylase.

Nhận ra dopamine là từ tyrosine và tyrosine chỉ là một trong hai mươi amino acid thấy trong protein có nghĩa là nếu ta không tiêu thụ thực phẩm với đủ tyrosine, sự tổng hợp dopamine sẽ bị giới hạn. Tương tự như vậy, khi các axit amino thiết yếu khác bị giới hạn, sau đó cơ thể bạn sẽ không thể tổng hợp tất cả các axit amino "không thiết yếu" cần thiết cho sức khoẻ.

Tyrosine là một axit amino độc đáo trong ý nghĩa rằng nó đã được sử dụng đa dạng như tiền thân cho nhiều chất dẫn truyền thần kinh cùng với các chức năng tuyến giáp (thyroid) và sắc tố da (skin pigmentation). Nhu cầu của cơ thể bạn cho tyrosine thì thay đổi so với các axit amino khác. Sự suy Tyrosine có thể xảy ra khi những đòi hỏi cho nó vượt quá lượng sẵn có của nó. Cơ thể bạn sử dụng tyrosine như là tiền thân không chỉ cho dopamine mà còn các dẫn truyền thần kinh khác như epinephrine và norepinephrine.

Tyrosine cũng là tiền thân của hắc tố bào (melanin) và tuyến giáp hormone. Một thú vị bên lề: Hậu quả của thiếu tyrosine thể hiện như bạc màu tóc của một người! Tôi biết điều này là đúng bởi vì tôi đã chứng kiến nó. Trong số bệnh nhân tôi, bạn bè và các thành viên gia đình những người đã dùng tyrosine theo chỉ dẫn, tất cả báo cáo là những tóc xám họ được từ từ biến mất. Vì mầu tóc là quan sát được và thực tế mà tóc xám được đảo ngược, điều có thể được diễn giải qua chỉ một cách. *Tóc xám không được xác định thuộc di truyền theo độ tuổi nhưng là sự phụ thuộc vào dinh dưỡng.* Lượng tyrosine được tiêu thụ và tốc độ qua đó màu xám tóc bạn bị đảo ngược lại phụ thuộc vào bao lâu bạn bị tóc xám. Số lượng lớn hơn của tóc xám bạn có và có trong thời khoảng dài hơn, thì liều lượng tyrosine lớn hơn cho một người phải uống hàng ngày để bắt đầu quá trình đảo ngược của xám tóc. Tiến trình lão hóa không nhất thiết tạo hậu quả là tóc xám như ta đang nghĩ là nó khiến vậy. Nếu lời giải thích cho tóc xám của một người là vì lão hóa, thì uống tyrosine sau đó không nên đảo ngược tóc màu xám của họ. Tuy nhiên, tyrosine có hiệu lực trong việc đảo ngược tiến trình tóc xám. Như vậy, tóc xám không thể là kết quả của sự lão hóa, và những gì được cho là đúng về tiến trình lão hóa có thể không chính xác.

Lý do mà cho uống tyrosine hiệu lực trong đảo ngược tóc xám là tyrosine là tiền thân của hắc tố bào (melanin). Khi bạn cho cơ thể bạn các chất dinh dưỡng cần thiết cho sắc tố tóc (hair pigmentation), melanin, màu tóc của bạn sẽ không đổi xám. Đây là lý do duy nhất tại sao tyrosine có hiệu lực! Nhiều trong số bệnh tật mà ta bị là kết quả của suy dinh dưỡng, và nếu không được phát giác, sẽ trở nên tồi tệ hơn theo thời gian. Trong quá trình lão hóa, tóc xám xảy ra do sự thiếu hụt của các tiền chất cho melanin. Tyrosine là một axit amino thuộc điều kiện không thiết yếu, mà -- nếu cơ thể ta không có đủ nó -- sẽ dẫn đến một tiềm năng thiếu hụt trong melanin, tuyến giáp hormone, dopamine, norepinephrine, và epinephrine.

Việc phát hiện ra các tiền thân từ protein của một số hormone quan trọng và chất dẫn truyền thần kinh là chìa khóa cho hiểu biết khởi đầu của tôi về dinh dưỡng. Bây giờ, tôi cuối cùng hiểu làm thế nào một chế độ ăn uống không phù hợp, đặc biệt là không có protein đầy đủ, có thể ảnh hưởng đến sức khoẻ bạn. Sống khoẻ mạnh và đầy nghị lực như câu vè huyền bí "bạn là những gì bạn ăn" thì bây giờ có thể đạt được thông qua một mô hình của chế độ ăn uống cung cấp đầy đủ các vi mô và vĩ mô dinh dưỡng thích hợp.

Việc điều trị hiện tại cho Parkinson là dựa vào việc làm tăng mức độ dopamine của não bằng cách cung cấp dopamine hay bằng cách ức chế sự tan vỡ của dopamine trong tế bào thần kinh (neuron). Những cách tiếp cận này cho quản lý bệnh Parkinson có hiệu quả. Tuy nhiên, cho hầu hết các cá nhân bị bệnh Parkinson, cách điều trị này chỉ hiệu lực trong một khoảng thời gian. Theo thời gian, hầu hết các cá nhân bị bệnh Parkinson sẽ trở nên tồi tệ hơn bất kể các thuốc thang nào được sử dụng. Tôi tin rằng lý do tại sao hầu hết các cá nhân bị bệnh Parkinson thất bại với các thuốc thang là vì các thuốc này không giải quyết các nguyên nhân thực sự của bệnh Parkinson: suy dinh dưỡng protein nghiêm trọng và suy tyrosine. Tôi tin rằng bệnh Parkinson là do thiếu hụt tất cả thể protein cần thiết để duy trì chức năng của các tế bào thần kinh dopaminergic, cùng với sự không đủ các tiền chất (axit amino - tyrosine) cần thiết để tổng hợp dopamine. Sự suy dinh dưỡng protein sẽ làm giảm số lượng dopamine để tổng hợp tế bào thần kinh với bằng chứng là sự giảm tế bào thần kinh dopaminergic của hạch cơ bản, đặc biệt là lớp xám giữa óc. Bằng chứng cho sự mất của tế bào thần kinh theo khối lượng là não teo.

Thực tế mà tyrosine là các axit amino mà cơ thể bạn sử dụng để tạo ra dopamine, các hormone quan trọng, và các chất dẫn truyền thần kinh là một điều sáng mắt vì các lý do sau đây. Nếu cơ thể bạn không có đủ tyrosine, sau đó bạn có thể không chỉ đau khổ vì bệnh Parkinson mà còn sự suy tuyến giáp (hypothyroidism) và rối loạn hắc tố bào. Rối loạn hắc tố bào melanin có thể nhìn thấy rõ ràng nhất là rối loạn bạch biến (vitiligo) và bạc tóc của một người. Sự suy tuyến giáp và bạc tóc của bạn là do suy hoặc thiếu hụt tyrosine. Một thiếu hụt tyrosine có thể được trình bày như là một vấn đề của cung và cầu nếu tyrosine hiện hữu trở thành không đầy đủ cho việc sản xuất dopamine, tuyến giáp hormone, melanin, norepinephrine, và epinephrine. Tóc bạc được đảo ngược với chất bổ sung tyrosine. Điều này là có thể làm được không phân biệt tuổi tác của cá nhân. Tôi có bệnh nhân có thể làm chứng rằng tyrosine thực sự đảo ngược tóc xám của họ. Tôi cũng đã có thể giảm việc sử dụng thuốc thang cho bệnh nhân bị bệnh suy tuyến giáp với chất bổ sung tyrosine.

Nếu được phát hiện sớm, chứng Parkinson hoặc bệnh Parkinson có thể được đảo ngược. Tôi tin rằng chứng Parkinson hoặc bệnh Parkinson có thể được đảo ngược nếu sự suy dinh dưỡng protein và đặc biệt là thiếu tyrosine được giải quyết sớm trước khi xảy ra nhiều tử vong của tế bào thần kinh. Đảo ngược sự suy dinh dưỡng protein có thể làm chậm sự suy giảm các tế bào thần kinh dopaminergic. Đảo ngược sự suy tyrosine sẽ làm tăng tiền chất dopamine và có thể buộc một gia tăng trong sản xuất dopamine từ các tế bào thần kinh còn lại cho sự sản xuất dopamine. Mối liên hệ giữa dinh dưỡng và các bệnh tật con người là một chế độ ăn uống thiếu các vi mô và vĩ mô dinh dưỡng thiết yếu sẽ gây ra sự thiếu hụt sản xuất các enzymes, hormones, và các chất dẫn truyền thần kinh cần thiết cho sức khoẻ.

Sự Quan Trọng của Tyrosine

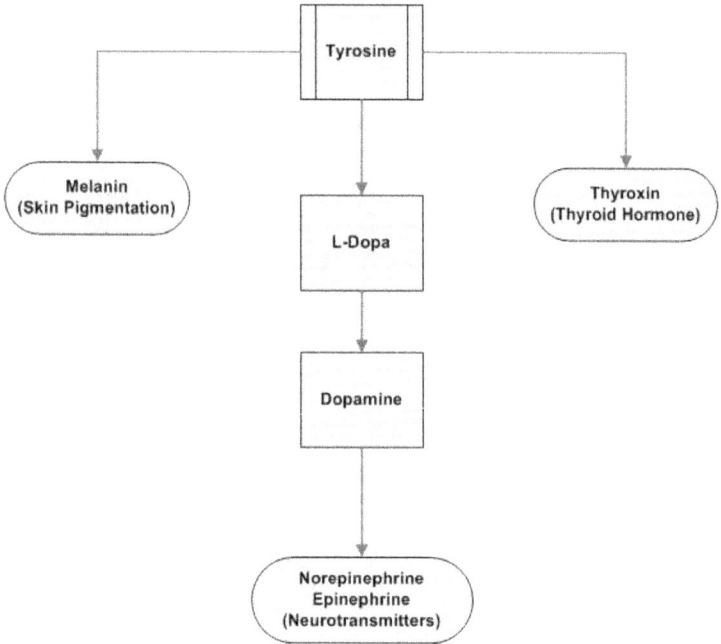

Tâm Trạng Rối Loạn

Một chủ đề chung được thảo luận cho đến bây giờ là bệnh tật và dịch bệnh là do sự mất cân bằng hoặc sự thiếu hụt của các vi mô và vĩ mô dinh dưỡng. Sự mất cân bằng hoặc thiếu hụt dinh dưỡng sẽ làm phát sinh các dấu hiệu và triệu chứng mà sau đó được chẩn đoán là một căn bệnh hoặc một dịch bệnh. *Nghĩ về điều này xem, cơ thể bạn không có cách nào khác để giao tiếp với bạn rằng sự mất cân bằng hoặc thiếu sót các vi mô và vĩ mô dinh dưỡng tồn tại, ngoại trừ các dấu hiệu và triệu chứng.* Điều trị các dấu hiệu và triệu chứng sẽ cải thiện nhưng sẽ không "chữa lành" bệnh bạn. Toa thuốc được sử dụng để điều trị các chẩn đoán y tế sẽ không đảo ngược sự mất cân bằng hoặc thiếu hụt dinh dưỡng.

Các chẩn đoán, chẳng hạn như bệnh tim mạch, ung thư, bệnh Alzheimer, bệnh Parkinson là tất cả bắt nguồn từ một sự mất cân bằng hoặc thiếu hụt dinh dưỡng trầm trọng. Một nhóm chẩn đoán khác cũng gây ra bởi sự mất cân bằng hoặc thiếu hụt các chất dinh dưỡng là sự rối loạn tâm trạng. Tính nhạy cảm di truyền đóng một vai trò trong rối loạn tâm trạng. Tuy nhiên, ảnh hưởng của dinh dưỡng thì lớn hoặc lớn hơn so với di truyền. Các biểu hiện y tế về mức độ nghiêm trọng của rối loạn tâm trạng của một cá nhân được dính dấp với dinh dưỡng.

Theo môi trường, chất dinh dưỡng có ảnh hưởng nhiều nhất trong rối loạn tâm trạng là các axit amino L-tryptophan. L-tryptophan là một acid amino thiết yếu vì cơ thể bạn không thể tổng hợp nội tại L-tryptophan. Cách duy nhất bạn có thể có được axit amino thiết yếu này bằng cách ăn các thực phẩm dựa trên protein và có L-tryptophan là một trong các axit amino trong chúng. Tuy nhiên, ngay cả khi bạn ăn các thực phẩm dựa vào protein, số lượng của L-tryptophan có sẵn thường là thấp.

L-tryptophan là một acid amino quan trọng trong điều rối loạn tâm trạng vì nó là tiền thân cho serotonin. Serotonin là một chất dẫn truyền thần kinh quan trọng liên can đến rối loạn tâm trạng. Tầm quan trọng của serotonin và rối loạn tâm trạng không được biết. Tuy nhiên, có vẻ là thuốc dùng để điều trị rối loạn tâm trạng dường như có hiệu lực bằng cách tăng mức độ serotonin của cá nhân trong bộ não của họ và điều này cải thiện tâm trạng họ. L-tryptophan cũng là tiền thân cho niacin và melatonin. Melatonin là một hóa chất quan trọng cần thiết cho sự điều hòa giấc ngủ.

Sự Hoán Đổi Chất L-tryptophan

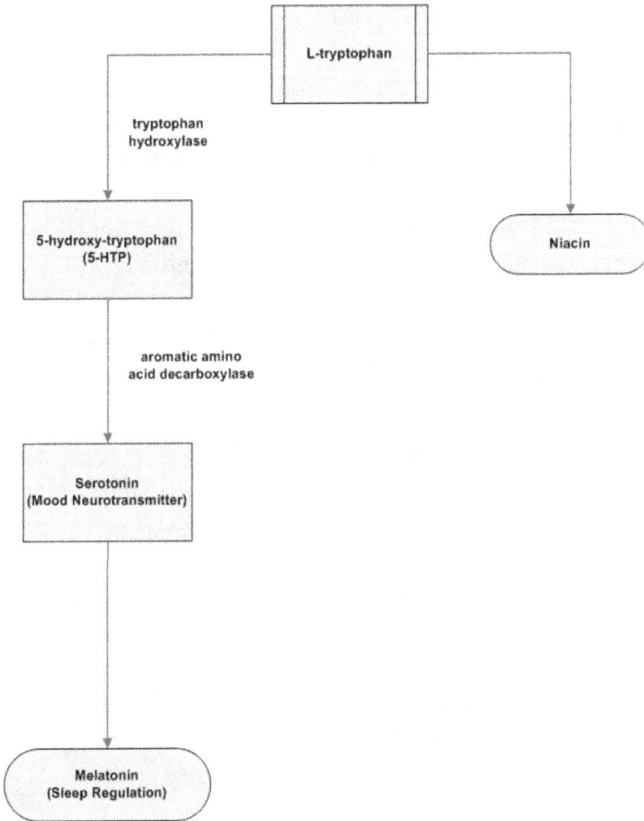

Serotonin là một chất dẫn truyền thần kinh quan trọng trong sự điều hòa cảm xúc. Cơ thể bạn cấu tạo serotonin từ L-tryptophan. Sự hiểu biết về tiến trình hoán đổi chất và chức năng của L-tryptophan sẽ rất hữu ích trong việc tìm hiểu các rối loạn tâm trạng, đó là cái quan tâm của tôi. Tôi muốn hiểu thuốc dùng để điều trị tâm trạng rối loạn hiệu lực ra sao. Tôi cũng muốn biết các yếu tố quan trọng trong việc xác định loại thuốc nào sẽ hoặc sẽ không có hiệu quả trong các cá nhân khác nhau. Ví dụ, thuốc theo toa phổ biến thường được dùng để điều trị trầm cảm, lo lắng, ám ảnh, hoặc rối loạn ám ảnh cưỡng chế (obsessive-compusive) là một nhóm thuốc được gọi là chọn lọc serotonin tái hấp thu các chất ức chế (selective serotonin reuptake inhibitors) (SSRI). SSRIs hoạt động bằng cách kềm chế chọn lọc phần hậu synapsis của các tế bào thần kinh từ sự tái hấp thu của serotonin. Cơ chế SSRI của hành động này là để tăng mức độ serotonin bằng cách ức chế sự suy sụp của chúng và tái hấp thu chúng trở lại vào các tế bào thần kinh hậu synapsis. SSRI cũng hiệu lực để tăng các chất dẫn truyền thần kinh khác, chẳng hạn như mức độ dopamine và norepinephrine qua ức chế sự thoái hóa của chúng.

Để hiểu serotonin làm việc ra sao, câu hỏi để quan tâm, có phải một mức độ serotonin thấp trong các phần hậu synapsis gây ra rối loạn tâm trạng? Giả định này là đúng, vì thuốc làm tăng nồng độ serotonin tại các phần hậu synapsis dường như cải thiện tâm trạng của một cá nhân. Trả lời câu hỏi này sau đó khiến bạn tin là các triệu chứng của rối loạn tâm trạng được cải thiện, nếu và chỉ nếu trạng thái hoạt động thấp của serotonin ở các phần hậu synapsis chịu trách nhiệm về tâm trạng bất thường thấy trong rối loạn tâm trạng.

SSRIs hiệu lực bằng cách tăng mức độ chất dẫn truyền thần kinh tại phần hậu synapsis của các thụ thể qua ức chế sự hủy hoại của chúng. Vì đây là trường hợp, câu hỏi tiếp theo là, "Tại sao các mức độ serotonin tại phần hậu synapsis của một số cá nhân lại bị thấp ngay từ lúc đầu?" Câu hỏi để giải thích điều này là, "Tại sao nồng độ serotonin thấp tại các phần hậu synapsis của các thụ thể?" Để giải thích lý do tại sao nồng độ serotonin thấp ở những người bị rối loạn tâm trạng, bạn nên bắt đầu bằng cách nhìn vào cơ thể bạn cấu tạo serotonin như thế nào. Cơ thể bạn tổng hợp serotonin từ L-tryptophan, một axit amino thiết yếu. Axit amino thiết yếu không được tổng hợp nội tại trong cơ thể bạn. Cách duy nhất bạn có được chúng là tiêu thụ các thực phẩm protein mỗi ngày. Hơn nữa, như trước, thiếu hụt protein sẽ hạn chế số lượng các axit amino thiết yếu và không thiết yếu mà cơ thể bạn phải tác động với -- trong trường hợp rối loạn tâm trạng, là L-tryptophan cho serotonin và tyrosine cho dopamine và norepinephrine.

Sự thiếu hụt Protein là phổ biến và xảy ra do tiêu thụ một khẩu phần mất cân bằng các chất vĩ mô dinh dưỡng. Một chế độ ăn uống với quá nhiều carbohydrate và không đủ protein, theo yêu cầu của trọng lượng cơ thể và tiến trình trao đổi chất của bạn, làm cho bạn bị một cơ hội lớn hơn cho rối loạn tâm trạng. Đối với cá nhân tiêu thụ quá nhiều carbohydrate hoặc bị thèm ngọt, họ biết rằng ăn carbohydrate là bị nghiện. Ra sao tôi giải thích điều nghiện carbohydrate này là: Ăn quá nhiều tinh bột, có nghĩa là cơ thể bạn có ít L-tryptophan có sẵn để tổng hợp thành serotonin, ít lượng serotonin, lần lượt, có nghĩa là ít năng lực để ngăn chặn ăn carbohydrate và cảm giác thèm ăn carbohydrate dẫn đến tăng cơ hội cho các rối loạn tâm trạng. Lời giải thích thứ hai là khi bạn không cung cấp cho cơ thể bạn những gì nó cần dưới các thể của vi mô hay vĩ mô dinh dưỡng, cơ thể bạn sẽ cảm nhận đây là sự thiếu sót, điều này gây ra sự đói liên tục, và khiến bạn phải ăn. Vấn đề của chu kỳ này là các thực phẩm mà bạn ăn sẽ không đáp ứng những thiếu hụt dinh dưỡng này và do đó tín hiệu cho cảm giác đói tiếp tục hối thúc.

Khi thảo luận về điều trị các rối loạn tâm trạng, các chất dẫn truyền thần kinh được cho là đóng một vai trò quan trọng trong việc gây ra tâm trạng rối loạn bị mất cân bằng về serotonin, dopamine và norepinephrine. Serotonin là chất dẫn truyền thần kinh chính mà tất cả các SSRIs làm việc với. Thuốc chống trầm cảm hiệu lực bằng cách tăng mức độ serotonin trong não của bạn tại các phần mà thông tin liên lạc thần kinh đang diễn ra. Hiệu ứng này dường như làm cho một người mắc chứng rối loạn tâm trạng cảm thấy tốt hơn.

Thật là không phải cho đến khi tôi hiểu ra serotonin đến từ các axit amino cần thiết L-tryptophan mà tôi cuối cùng đã tìm ra một thực tế rằng người bị một rối loạn tâm trạng có thể có không đủ số lượng các tiền thân của L-tryptophan cần thiết cho sự tổng hợp serotonin. Từ quan điểm này, bệnh trầm cảm và các rối loạn tâm trạng khác, khi mà serotonin có liên quan, là do sự thiếu hụt các tiền thân của amino axit cần thiết để tổng hợp serotonin, dopamine và norepinephrine. Khả năng của cơ thể bạn để tổng hợp serotonin là phụ thuộc vào số lượng L-tryptophan. Số lượng này phụ thuộc vào chế độ ăn uống của ta về L-tryptophan. Một số lượng không đầy đủ các L-tryptophan sẽ hạn chế khả năng của cơ thể ta để chuyển đổi L-tryptophan thành serotonin, một số lượng không đầy đủ các tyrosine gây ra vấn nạn thiếu hụt dopamine và norepinephrine. Cả hai chất dẫn truyền thần kinh này có liên quan với rối loạn tâm trạng.

Một yếu tố cũng quan trọng như có các tiền thân của axit amino cần thiết là có các hỗn hợp proteins nội sinh (enzymes) cần thiết để chuyển đổi L-tryptophan thành serotonin. Hai hỗn hợp prpteins nội sinh cần thiết để tổng hợp serotonin là L-tryptophan hydroxylase và aromatic axit amino decarboxylase. Các chất này được sử dụng để chuyển đổi L-tryptophan thành serotonin. Nếu không có những hỗn hợp proteins nội sinh này hoạt động đúng đắn, tâm trạng rối loạn có thể là hậu quả. Các yếu tố ảnh hưởng đến sự sẵn có của hai chất này là dinh dưỡng hoặc di truyền. Trong thực tế, từ một quan điểm di truyền, nếu một người có một khiếm khuyết trong một trong hai hoặc cả hai của các chất này, họ có thể sẽ có một cơ hội lớn hơn cho biểu hiện một rối loạn tâm trạng. Mức độ hoạt động của hai chất này sẽ xác định tốt như thế nào L-tryptophan chuyển đổi thành serotonin. *Mức độ hoạt động của hai chất hỗn hợp proteins nội sinh minh chứng cho các kế thừa di truyền của rối loạn tâm trạng.*

Để xác minh điểm này, ta hãy coi L-tryptophan là A và serotonin là B. L-tryptophan (A) là tiền thân và serotonin (B) là sản phẩm. Yếu tố đầu xác định bao nhiêu B được tổng hợp, là bởi L-tryptophan có sẵn. Yếu tố thứ hai quyết định bao nhiêu B được hình thành là sự hoạt động của hai chất hỗn hợp proteins nội sin, L-tryptophan hydroxylase và aromatic axit amino decarboxylase. Hai chất này là các chất thực sự chuyển đổi A thành B. Chức năng của hai chất này hoạt động hiệu quả ra sao thì đầu tiên được xác định về mặt di truyền, và thứ hai về sự phụ thuộc vào dinh dưỡng. Tâm trạng rối loạn có xu hướng là một lan tràn di truyền. Sự lan tràn di truyền này có thể được giải thích do sự thay đổi trong hai chất hỗn hợp proteins nội sinh làm việc tốt như thế nào cho việc chuyển đổi L-tryptophan thành serotonin.

Từ một quan điểm di truyền, nếu một cá nhân có *khả năng giảm sút cho tổng hợp serotonin* do một hoạt động thấp hơn cho L-tryptophan hydroxylase hoặc hoạt động của aromatic axit amino decarboxylase, thì sau đó sự tổng hợp serotonin bị giảm sút. Sự giảm hoạt động thuộc sản xuất enzymes là do một biến thể di truyền trong đó hai chất enzyme này được di lại ra sao, cùng với một thiếu hụt dinh dưỡng do môi trường gây ra, sẽ làm tăng nguy cơ thiếu hụt serotonin. Nếu sự thiếu hụt serotonin thực sự gây ra rối loạn tâm trạng, sau đó sự kết nối bây giờ trở thành hiển nhiên giữa các yếu tố di truyền và môi trường có thể khiến một cá nhân hoặc một dòng họ bị rối loạn tâm trạng như thế nào.

Bằng Chứng Nói Lên Những Gì?

Tôi đến lúc tin rằng khi bạn truy lùng bằng chứng để hỗ trợ những gì bạn tin tưởng là sự thực, sẽ có các nghiên cứu khác mâu thuẫn với niềm tin của bạn. Đây là điều như vậy trong thế giới hiện tại chúng ta đang sống. Sự khác biệt giữa đa số so với một thiểu số chỉ là một phần trăm điểm. Kết luận này là một điều tôi bắt đầu chấp nhận, như tôi không chắc chắn thông tin được trình bày trong cuốn sách này sẽ được đón nhận ra sao. Những gì tôi yêu cầu của người đọc chỉ là một điều. Hãy suy nghĩ một cách nghiêm trọng.

Khi bạn kiểm tra các nghiên cứu khác nhau về dinh dưỡng và ảnh hưởng của nó đối với sức khoẻ, kết quả thì lộn xộn, không thể kết luận được hoặc gây nhầm lẫn. Một số nghiên cứu này sẽ biểu lộ kết quả tích cực cho một chất bổ sung nhưng lại không với các nghiên cứu khác. Tương tự, đối với mỗi kết quả tích cực, bạn sẽ tìm thấy một kết quả tiêu cực. Tại sao có sự nhầm lẫn như vậy về những lợi ích sức khoẻ với chất bổ sung dinh dưỡng hoặc những gì tôi thực sự nghĩ rằng nên là sự dinh dưỡng thích hợp? Một lý do là vì các nghiên cứu khi nhìn vào dinh dưỡng chỉ nhìn vào thành phần của các vitamin và khoáng chất. Những gì chưa được công nhận là sức khoẻ tối ưu thì thiên về tất cả các phần của dinh dưỡng phải đúng và không phải chỉ một phần của nó.

Một vitamin, một khoáng sản hoặc một kết hợp các vitamin hay khoáng sản cùng với bất kỳ mô hình ăn uống cụ thể nào sẽ không biểu lộ kết quả tích cực có thể lập lại được nếu các phần quan trọng khác bị thiếu. Bên cạnh các vi chất dinh dưỡng vitamin và khoáng chất, cũng có những vĩ mô dinh dưỡng như các protein và các axit béo cần thiết mà một người có thể thiếu chúng, sẽ sau đó dẫn đến các kết quả tồi. Hầu hết các nghiên cứu sẽ thử nghiệm một hoặc một hỗn hợp chất vi mô dinh dưỡng và không nhìn vào sự dinh dưỡng tối ưu qua xem xét cả hai vi mô và vĩ mô dinh dưỡng. Không có chất vi mô dinh dưỡng duy nhất sẽ có hiệu lực cho mọi người bởi vì các chất dinh dưỡng quan trọng khác cho sức khoẻ có thể bị thiếu. Các nghiên cứu tìm kiếm đơn lẻ tại các vitamin, chất chống oxy hóa, hoặc protein sẽ không đều đặn có kết quả tích cực bởi vì đó không phải là sự dinh dưỡng tối ưu. Luôn luôn có những chất dinh dưỡng có thể bị thiếu và nếu không sửa chữa, sẽ ảnh hưởng đến sức khoẻ tổng quát.

Các lý do khác của tại sao sự hỗn độn tồn tại về các lợi ích sức khoẻ liên quan đến dinh dưỡng là những nghiên cứu thiên về các niềm tin nhất định. Hành động của con người bị ảnh hưởng bởi cá nhân, tài chính, hay các lợi ích chính trị. Như vậy, thông tin mà bạn nhận được và học hỏi trong một số khía cạnh có thể bị ô uế, lạ lùng đối với bạn, hướng về các quan điểm thiên vị này. Kể từ khi viết cuốn sách này, tôi xem xét nghiêm trọng hơn tất cả các thông tin mà tôi nhận được. Hai câu hỏi tôi tự hỏi khi đánh giá thông tin: thông tin tôi nghe hoặc học hỏi có hay không thực sự là một thực tế hay là sự thật của một người nào đó? Sự khác biệt giữa thực tế và sự thật của người khác là quan trọng. Hãy dành thời gian để suy nghĩ cho chính mình hoặc cố gắng tìm câu trả lời cho mình.

Như tôi đã nhấn mạnh trong suốt cuốn sách này, tầm quan trọng của protein như là một chất dinh dưỡng quan trọng cần thiết cho sức khoẻ không được công nhận. Điều này có thể được thấy rõ ràng trong Hướng Dẫn Khẩu Phần Ăn Uống cho người Mỹ năm 2005, một dự án chung của Sở Y tế cùng Dịch Vụ Con Người và Sở Nông nghiệp. Cái hướng dẫn này là "lời khuyên dựa trên cơ sở khoa học của chính phủ liên bang để thúc đẩy sức khoẻ và làm giảm nguy cơ các bệnh mãn tính thông qua dinh dưỡng và hoạt động thể chất." Trong hướng dẫn này, 23 của 41 khuyến nghị chính được hướng đến công chúng. Phần còn lại của 18 đề nghị cho "số dân đặc biệt." 23 khuyến nghị chính được nhóm lại thành 9 chủ đề chung; đầy đủ dinh dưỡng trong nhu cầu calory, quản lý trọng lượng, hoạt động thể chất, các nhóm thực phẩm để khuyến khích, chất béo, carbohydrate, sodium và potassium, rượu, và an toàn thực phẩm. *Tầm quan trọng của protein như là một chất dinh dưỡng quan trọng và vai trò của nó trong y tế thậm chí không được đề cập đến trong bất kỳ điều nào trong số 23 khuyến nghị này.*

Các nghiên cứu về xem xét các chất bổ sung protein dường như không bầy tỏ rằng chúng có thể nâng cao hiệu suất thể thao. Tuy nhiên, hầu hết các vận động viên sẽ tiêu thụ khẩu phần ăn uống có nhu cầu protein cao hơn bình thường được dự kiến cho hầu hết chúng ta -- nằm ở khoảng 10-15% tổng lượng calory hàng ngày. Việc thiếu sự tương quan trực tiếp giữa các chất bổ sung protein và các hiệu ứng của chúng là do các yếu tố khác nằm ngoài những tác động dự kiến của chất bổ sung protein. Chất bổ sung protein cung cấp cho cơ thể bạn một số lượng tối ưu các axit amino thiết yếu và không thiết yếu để nó có thể cấu tạo các protein thiết yếu khác cần thiết cho chức năng của cơ thể. Chất bổ sung protein không thể nâng cao khả năng của hiệu ứng nếu bị thiếu những thành phần khác của dinh dưỡng.

Một nghiên cứu của các nhà nghiên cứu tại Đại học California San Diego khảo sát bất kỳ tiềm năng lợi ích nào trong chất bổ sung của axit folic và vitamin B cho bệnh Alzheimer từ nhẹ đến trung bình, không cho thấy bất kỳ sự suy giảm nhận thức ở những bệnh nhân Alzheimer được chậm lại. Các vitamin B được sử dụng là vitamin B12 và vitamin B6. Hãy nhớ lại thảo luận trước đây của tôi về việc choline như là một vitamin B. Cloline không được là một phần của vitamin B được sử dụng trong nghiên cứu. Choline là một vitamin B quan trọng đóng vai trò như là một phần của các chất dẫn truyền thần kinh acetylcholine mà thuốc điều trị cho bệnh Alzheimer tác động lên. Tương tự như vậy, ngay cả khi các vitamin B choline có một lượng vừa đủ, sự thiếu protein vẫn có thể là lý do chủ chốt cho căn nguyên đằng sau bệnh Alzheimer và không chỉ là riêng choline.

Những yếu tố để quan tâm về dinh dưỡng tối ưu là các chất dinh dưỡng cần thiết cho chức năng của cơ thể cần tối ưu hóa và bất kỳ chất dinh dưỡng nào bị thiếu là không tối ưu. Điều quan trọng là có sẵn tất cả các vi mô và vĩ mô dinh dưỡng với số lượng đầy đủ để có sức khoẻ tối ưu và phong phú. Việc thiếu công nhận sự phổ biến của thiếu hụt vitamin D và các hiệu ứng sức khoẻ của chúng chịu trách nhiệm cho một số lượng không biết được của các bệnh tật và dịch bệnh có thể phòng ngừa dược. *Trong thực tế, tôi tin rằng nếu tất cả mọi người trên trái đất này cho kiểm tra mức độ vitamin D của họ và những ai bị thiếu đều điều trị nó, sau đó hầu hết các bệnh có liên quan đến vitamin D có thể sẽ biến mất một cách đơn giản.*

*Không có gì trên thế giới là nguy hiểm hơn
sự thiếu hiểu biết chân thành
và lương tâm ngu si.*

– Martin Luther King, Jr.

Kết Luận

Hy vọng của tôi để viết cuốn sách này là bạn có thể hưởng lợi ích từ những gì tôi biết. Các thông tin được trình bày là cách tôi nói cho bạn làm thế nào bạn có thể tìm thấy con đường hướng tới sức khoẻ và sức sống. Các giải đáp cho căn nguyên gây ra bệnh tật và dịch bệnh thì hiện hữu nếu bạn biết nơi để tìm. Tôi đã cố gắng ghép lại các vụn vặt và các mảnh dữ liệu với nhau từ một nguồn rộng của các khuôn phép như những mảnh của một trò chơi ghép hình. Một số các chủ đề được thảo luận trong cuốn sách này, tất nhiên, chỉ là các lý thuyết và khái niệm và cần thêm sự kiểm tra. Về một số phương diện, vài lý thuyết nhất định nào dẫn đến các giải đáp hình như quá đơn giản là xác thực.

Điều mà tôi tin là hầu hết của mọi các câu trả lời cho những chủ đề thảo luận hình như có lý. Các giải đáp dường như giải thích hợp lý mọi thứ dễ dàng và một cách quá hiển nhiên trong một số phương diện. Bí mật thực sự để có thể hiểu điều gì đó là bắt đầu từ một nền tảng như là cấp đầu tiên và tiến hành từ đấy. Sự trở lại với những điều cơ bản đã cho tôi một cơ hội để hợp lý hoá và giải thích một số ẩn dụ. Thông tin như giáo điều y tế cần phải được xem xét lại. Tôi hy vọng tôi đã cung cấp nhiều câu trả lời hơn những cái hiện đang tồn tại. Các thông tin mà tôi trình bày như là giả thuyết, sử dụng một suy luận, có thể được coi là nhìn vào mọi thứ từ quan điểm của rừng rậm thay vì của riêng cây cối. Để diễn giải một ngạn ngữ đó là sự thật, "ma quỷ ở trong các chi tiết." Tuy nhiên, đây là nơi mà các phương pháp khoa học sẽ có thể loại bỏ điều giữa thực tế và suy đoán.

Một câu tôi thường tự hỏi, "Tại sao viết một cuốn sách về những suy nghĩ của tôi và các lý thuyết?" Giải đáp cho câu hỏi này nằm trong tiêu đề của cuốn sách này, "Để Biết và Quảng Bá." Để biết và quảng bá là cách tôi diễn đạt những gì tôi biết. Lưu truyền thông tin để các người khác có thể được hưởng lợi từ thông tin này là mục tiêu của tôi. Tôi cảm thấy rằng các dữ liệu được trình bày ở đây có thể có lợi cho những người khác như chúng đã giúp ích cho gia đình tôi, bệnh nhân tôi và chính tôi. Một lý do khác tôi cảm thấy có nhu cầu và mong muốn để quảng bá là: biết cái gì mà mình tin tưởng là không đủ. Biết điều gì có thể cải thiện sức khoẻ mà không chia sẻ nó là không biết.

Tôi biết là tôi có thể sai qua bày tỏ quan điểm và lý thuyết của tôi. Bị lỗi lầm, tôi có thể chấp nhận được. Tôi biết rằng sẽ có những hoài nghi và chỉ trích văn bản của tôi. Tôi không sợ bị sai lầm. Bị sai sẽ cho tôi một cơ hội để sửa chữa những lỗi lầm của tôi và làm cho hoàn chỉnh các giả thuyết của tôi. Tôi sẽ chấp nhận văn bản của tôi có thể không đúng nếu các sự kiện mới thay đổi các lý thuyết của tôi.

Cái mà tôi sợ là những gì đúng mà không chia sẻ những kiến thức này. Một ngày nào đó, tôi muốn nói "Phải rồi, bố ơi, bố đã giúp con tìm thấy cách để không những chữa bệnh Parkinson, nhưng còn cải thiện sức khoẻ." Vào ngày đó, tôi muốn có thể nói, "Chính là bố tôi mà bạn phải cảm ơn."

Nghệ thuật của chữa bệnh đến,

từ thiên nhiên,

không phải

từ thầy thuốc.

Vì vậy,

thầy thuốc phải bắt đầu

từ thiên nhiên,

với một tâm trí cởi mở.

– Philipus Aureolus Paracelsus

Mục đích lớn của tất cả các khoa học là

để bao trùm
con số lớn nhất của
các sự kiện thực nghiệm bằng sự suy luận hợp lý

từ
con số nhỏ nhất của
giả thuyết hay tiên đề.

– Albert Einstein

Hèn nhát đặt câu hỏi, "Có an toàn không?"
Thiết thực đặt câu hỏi, "Có chính trị không?"
Hư danh đặt câu hỏi, "Có phổ biến không?"

Nhưng,
lương tâm đặt câu hỏi, "Có đúng không?"

Và đến một lúc nào,
một ai đó
phải nắm bắt cái vị thế,

không an toàn,
không chính trị,
và cũng không phổ biến,

nhưng y ta
phải nắm nó
bởi vì lương tâm của y tự nhủ
đó là đúng.

– Martin Luther King, Jr.

Làm Thế Nào Để Điều Chỉnh Hướng Dẫn Dinh Dưỡng

Đừng nghĩ về dinh dưỡng trong điều kiện của các nhóm thực phẩm và số lượng của khẩu phần cần thiết cho mỗi ngày.

Hãy suy nghĩ về dinh dưỡng trong điều kiện của các chất vi mô dinh dưỡng (ví dụ: vitamin, khoáng chất) và các chất vĩ mô dinh dưỡng (ví dụ như carbohydrate, protein và chất béo) và số lượng cần thiết theo trọng lượng cơ thể.

Thay đổi tổng lượng calory hàng ngày cho các chất vĩ mô dinh dưỡng từ:

Carbohydrate 60% + Protein 10% + Lipid 30%

TO

Carbohydrate ≤ 30% + Protein ≥ 35% + Lipid 35%

Carbohydrate cần thiết mỗi ngày bằng ≤ 0.75 gram carbohydrate mỗi 1 pound của trọng lượng cơ thể.

Protein cần thiết mỗi ngày bằng ≥ 0.875 gram protein cho mỗi 1 pound của trọng lượng cơ thể.

Chất béo cần thiết mỗi ngày bằng 0.385 gam chất béo cho mỗi 1 pound của trọng lượng cơ thể. Tập trung vào các axit béo thiết yếu như: EPA / DHA axit béo omega - 3, bổ sung với ít nhất 2 đến 3 gram mỗi ngày.

Kết Hợp Các Khái Niệm Được Thảo Luận

1) Tính số gram protein cần thiết mỗi ngày. Hãy quan tâm đến lượng protein hàng ngày bất cứ tỷ lệ nào từ 35% đến 40% (0.87-1 gram cho mỗi pound của trọng lượng cơ thể).

2) Tính tổng số calory của chất vĩ mô dinh dưỡng cần thiết mỗi ngày. (Sức nặng cơ thể bằng pounds nhân với 10 Kcal/pound = mức độ hoán đổi chất khi nghỉ ngơi)

3) Chia tổng lượng calory của protein cần thiết cho mỗi ngày thành ba. Góp ý:

   "Ăn sáng như vua, ăn trưa như hoàng tử, và ăn tối như kẻ ăn xin." – Adelle Davis

4) Phân chia tiêu thụ tổng lượng gram protein cần thiết mỗi ngày theo các bữa ăn. Ăn protein đầu tiên, rồi trái cây và rau quả sau đó. Tránh các trái cây và rau quả có "tinh bột."

5) Đối với carbohydrate, giữ tổng lượng carbohydrate ít hơn 30% tổng lượng calory hàng ngày hoặc ít hơn 0.75 gram cho mỗi pound.

6) Tránh các nguồn thực phẩm được công nghệ hóa, hạn chế chất ngọt: xi-rô ngô caofructose. Ăn carbohydrate có chỉ số đường (glycemic index) thấp.

7) Chất bổ sung hàng ngày cộng thêm: đa vitamin, Vitamin B-complex, Vitamin C, Vitamin D, các axit béo thiết yếu (EFA), và những chất khác.

Phụ Lục

Các FDA Hướng Dẫn Thực Phẩm Đường Thời

Chúng được dựa trên kim tự tháp thực phẩm, đã được thay thế bằng MyPlate (trong đó sử dụng một dĩa thức ăn như một biểu tượng thay vì một kim tự tháp).

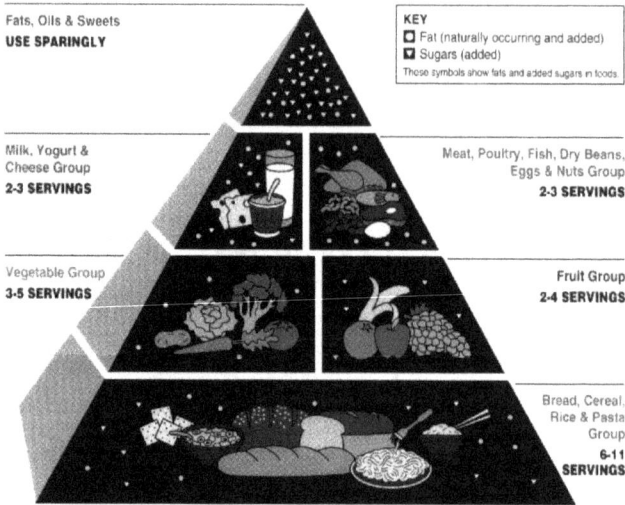

KEY
☐ Fat (naturally occurring and added)
☑ Sugars (added)
Those symbols show fats and added sugars in foods.

Fats, Oils & Sweets
USE SPARINGLY

Milk, Yogurt & Cheese Group
2-3 SERVINGS

Meat, Poultry, Fish, Dry Beans, Eggs & Nuts Group
2-3 SERVINGS

Vegetable Group
3-5 SERVINGS

Fruit Group
2-4 SERVINGS

Bread, Cereal, Rice & Pasta Group
6-11 SERVINGS

http://en.wikipedia.org/wiki/Food_guide_pyramid

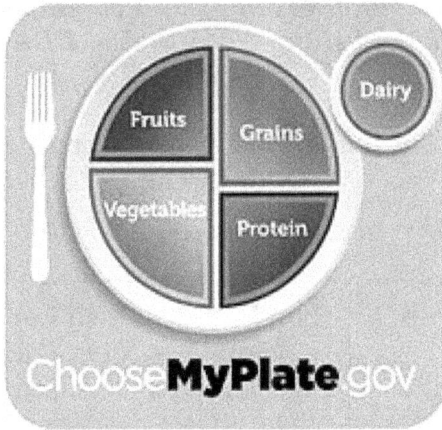

http://en.wikipedia.org/wiki/MyPlate

Kim tự tháp thực phẩm (MyPlate) được chia thành các tỷ lệ phần trăm của các vĩ mô dinh dưỡng, được phân phối như là USDA Độ Lượng Hàng Ngày.

Tổng số calory hàng ngày theo % = Carbohydrate 60% + Protein 10% + Chất béo 30%

(Tỷ lệ CPF 60/10/30)

Sự Tính Toán Cho Nhu Cầu Protein Dựa Trên USDA Độ Lượng Hàng Ngày So Với RDA So Với Lý Tưởng

USDA Liều Lượng Hàng Ngày cho Chất Vĩ Mô Dinh Dưỡng

(Dựa trên lượng tiêu thụ 2000 calory)

Chất Dinh Dưỡng	Đơn Vị Đo Lường	Liều Lượng Hàng Ngày (%của Calory Hàng Ngày)
Carbohydrate	300 grams	60%
Protein	50 grams	10%
Total Fat	67 grams	30%

Năng lượng đòi hỏi:

100 kg trọng lượng x 20 kcal/kg/mỗi ngày = 2000 kcal/mỗi ngày

Carbohydrate:

60% x 2000 kcal/mỗi ngày = 1200 kcal/mỗi ngày

1200 kcal/mỗi ngày ÷ 4 kcal/gram = 300 grams/mỗi ngày

Protein:

10% x 2000 kcal/mỗi ngày = 200 kcal/mỗi ngày

200 kcal/mỗi ngày ÷ 4 kcal/gram = 50 grams/mỗi ngày

Fat:

30% x 2000 kcal/mỗi ngày = 600 kcal/mỗi ngày

600 kcal/mỗi ngày ÷ 9 kcal/gram = 67 grams/mỗi ngày

Actual Value Based on the RDA

(Dựa trên lượng tiêu thụ 2000 calory)

Chất Dinh Dưỡng	Đơn Vị Đo Lường	Liều Lượng Hàng Ngày (% của Calory Hàng Ngày)
Carbohydrate	270 grams	54%
Protein	80 grams	16%
Total Fat	67 grams	30%

RDA đương thời cho protein là 0.8 gram/ kg/mỗi ngày

Có 2.2 lbs mỗi 1 kilogram:

$(0.8$ gram/kg$)(1$ kg$) = (x$ gram$) (2.2$ lbs$)$

$x = 0.36$ gram mỗi 1 lbs

Năng lượng đòi hỏi:

100 kg trọng lượng x 20 kcal/kg/mỗi ngày = 2000 kcal/ mỗi ngày

Carbohydrate:

54% x 2000 kcal/mỗi ngày = 1080 kcal/mỗi ngày

1080 kcal/mỗi ngày ÷ 4 kcal/gram = 270 grams/mỗi ngày

Protein:

16% x 2000 kcal/mỗi ngày = 320 kcal/mỗi ngày

320 kcal/mỗi ngày ÷ 4 kcal/gram = 80 grams/mỗi ngày

Chất béo:

30% x 2000 kcal/mỗi ngày = 600 kcal/mỗi ngày
600 kcal/mỗi ngày ÷ 9 kcal/gram = 67 grams/mỗi ngày

USDA Độ Lượng Hàng Ngày với 10% protein mỗi ngày là dưới tối ưu.

RDA protein hàng ngày với 16% là tốt hơn nhưng cần được coi là con số tối thiểu cần thiết để duy trì khối lượng cơ nạc.

AMDR cho phép tỷ lệ phần trăm của protein hàng ngày trong giới hạn từ 10% đến 35%.

Liều Lượng Lý Tưởng Dựa Trên
Sự Cho Phép Phân Phối Tối Đa Protein / Chất Béo Của AMDR

(Dựa trên lượng tiêu thụ 2000 calory)

Chất Dinh Dưỡng	Đơn Vị Đo Lường	Liều Lượng Hàng Ngày (% của Calory Hàng Ngày)
Carbohydrate	150 grams	30%
Protein	175 grams	35%
Total Fat	78 grams	35%

Energy requirement:

100 kg person x 20 kcal/kg/mỗi ngày = 2000 kcal/mỗi ngày

Carbohydrate:

30% x 2000 kcal/mỗi ngày = 600 kcal/mỗi ngày

600 kcal/mỗi ngày ÷ 4 kcal/gram = 150 grams/mỗi ngày

Protein:

35% x 2000 kcal/mỗi ngày = 700 kcal/mỗi ngày

700 kcal/mỗi ngày ÷ 4 kcal/gram = 175 grams/mỗi ngày

Fat:

35% x 2000 kcal/mỗi ngày = 700 kcal/mỗi ngày

700 kcal/mỗi ngày ÷ 9 kcal/gram = 78 grams/mỗi ngày

Theoretical Ideal percentage of Protein Distribution

(Dựa trên lượng tiêu thụ 2000 calory)

Nutrient	Unit of Measure	Daily Values (% of daily calories)
Carbohydrate	150 grams	30%
Protein	200 grams	40%
Total Fat	67 grams	30%

Năng lượng đòi hỏi:

100 kg person x 20 kcal/kg/mỗi ngày = 2000 kcal/ mỗi ngày

Carbohydrate:

30% x 2000 kcal/mỗi ngày = 600 kcal/mỗi ngày

600 kcal/mỗi ngày ÷ 4 kcal/gram = 150 grams/mỗi ngày

Protein:

40% x 2000 kcal/mỗi ngày = 800 kcal/mỗi ngày

800 kcal/mỗi ngày ÷ 4 kcal/gram = 200 grams/mỗi ngày

Chất béo:

30% x 2000 kcal/mỗi ngày = 600 kcal/mỗi ngày

600 kcal/mỗi ngày ÷ 9 kcal/gram = 67 grams/mỗi ngày

Điều lý thuyết 200 grams protein mỗi ngày cho người cân nặng 100 kg là 2 grams protein mỗi kg. Con số này cũng tương đương cho khoảng 1 gram protein cho 1 pound củ sức năng cơ thể.

Sự Phân Phối Tỷ lệ Lý Thuyết Lý Tưởng của Protein

Chất Dinh Dưỡng	Trọng Lượng		Liều Lượng Hàng Ngày (% của Calory Hàng Ngày)
	kg	lb	
Carbohydrate	150 grams	75 grams	30%
Protein	200 grams	100 grams	40%
Total Fat	67 grams	33.5 grams	30%

Ghi chú: 1 kg = 2.2 lbs (ta sẽ tính như 2)

Năng lượng đòi hỏi:

100 kg trọng lượng x 20 kcal/kg/mỗi ngày = 2000 kcal/mỗi ngày

100 lb trọng lượng x 10 kcal/kg/mỗi ngày = 1000 kcal/mỗi ngày

Tham Khảo

Lời Nói Đầu

The Livin' La Vida Low – Carb Show with Jimmy Moore

Dyer, Wayne: *Inspiration – Your Ultimate Calling*, 2001. Audio book

Gladwell, Malcolm. *Outliers: The Story of Success.* Prod. and Dir. John McElroy. Hachette Audio, 2008. Audio book.

Bạn Chính Là Những Gì Bạn Ăn

Flegal, K. M., Carroll, M. D., & Ogden, C. L. (2010). Prevalence and Trends in Obesity Among US Adults, 1999-2008. *JAMA.* 303(3), 235–241.

Làm Sao Để Tôi Biết?

Jacob AN, Pho LQ, Jacob KN, A Case of Newly Diagnosed Type 2 Diabetes and Vitamin D Deficiency, *Endocrine Society's Annual Meeting- Endo 2009.*

Wurtman, R. J., Hefti, F., & Melamed, E. (1980). Precursor Control of Neurotransmitter Synthesis. *Pharmacological Reviews*, 32(4), 315–335.

Dinh Dưỡng

Dietary Reference Intakes for Energy, Carbohydrate, Fiber, Fat, Fatty Acids, Cholesterol, Protein, and Amino Acids (Macronutrients). (2005). *National Academy of Sciences,*769-879.

Fundamentals of Nutrition. UCLA Center for Human Nutrition.<http://www.cellinteractive.com/ucla/physcia n_ed/fund_nut.html#> [Reviewed 07 July 2011].

Carbohydrates

Dietary Reference Intakes for Energy, Carbohydrate, Fiber, Fat, Fatty Acids, Cholesterol, Protein, and Amino Acids (Macronutrients). (2005). *National Academy of Sciences,*769-879.

Proteins

Fundamentals of Human Nutrition. <www.cellinteractive.com/ucla/physcian_ed/fund_nut.h tml > [Reviewed 07 July 2011].

Harper, A. E., & Yoshimura, N. N. (September/October 1993). Amino Acid Balance -- Full Technical Report on Amino Acid Balance and Usage in the Body. <http://www.oralchelation.com/technical/amino1.htm# 14> [Reviewed 07 July 2011].

Martin WF, Armstrong LE, Rodriguez NR. Dietary protein intake and renal function. *Nutr Metab* (Lond). 2005 Sep 20;2:25.

Otten, J. J., Hellwig, J. P., & Meyers, L. D. (2006). *Dietary Reference Intakes: The Essential Guide to Nutrient Requirements*, 144-155.

Phenylketonuria: MedlinePlus Medical Encyclopedia. (2009). National Institutes of Health. <http://www.nlm.nih.gov/medlineplus/ency/article/001 166.htm> [Reviewed 07 July 2011].

Report of Joint WHO FAO UNU Expert Consultation (2007). Protein and Amino Acid Requirements in Human Nutrition. <http://whqlibdoc.who.int/trs/WHO_TRS_935_eng.pdf> [Reviewed 07 July 2011].

Symons TB, Sheffield-Moore M, Wolfe RR, Paddon-Jones D. A moderate serving of high-quality protein maximally stimulates skeletal muscle protein synthesis in young and elderly subjects. *J Am Diet Assoc*. 2009 Sep;109(9):1582-6.

Westerterp-Plantenga MS. Protein intake and energy balance. *Regul Pept*. 2008 Aug 7;149(1-3):67-9.

Lipids

Dietary Reference Intakes for Energy, Carbohydrate, Fiber, Fat, Fatty Acids, Cholesterol, Protein, and Amino Acids (Macronutrients) (2005). *National Academy of Sciences,*769-879.

Liu S, Willett WC, Stampfer MJ, Hu FB, Franz M, Sampson L, Hennekens CH, Manson JE. A prospective study of dietary glycemic load, carbohydrate intake, and risk of coronary heart disease in US women. *Am J Clin Nutr.* 2000 Jun;71(6):1455-61.

Obesity and Overweight for Professionals: Data and Statistics: U.S. Obesity Trends. <http://www.cdc.gov/obesity/data/trends.html#> 07 July 2011.

Siri-Tarino PW, Sun Q, Hu FB, Krauss RM. Meta-analysis of prospective cohort studies evaluating the association of saturated fat with cardiovascular disease. *Am J Clin Nutr.* 2010 Mar;91(3):535-46.

Siri-Tarino PW, Sun Q, Hu FB, Krauss RM. Saturated fat, carbohydrate, and cardiovascular disease. *Am J Clin Nutr.* 2010 Mar;91(3):502-9.

Vitamin và Khoáng Chất

Autier P, Gandini S., Vitamin D supplementation and total mortality: a meta-analysis of randomized controlled trials. *Arch Intern Med.* 2007;167(16):1730-1737.

Centers for Disease Control and Prevention (CDC).

Prevalence of overweight and obesity among adults with diagnosed diabetes--United States, 1988-1994 and1999-2002. *MMWR Morb Mortal Wkly Rep.* 2004 Nov 19;53(45):1066-8.

Council for Responsible Nutrition, Washington, DC. CRN Comments on IOM FNB calcium and vitamin D DRIs (January 28, 2009). <www.crnusa.org/pdfs/CRN_Comments_IOM_FNB_cal cium+vitaminDDRIs.pdf> [Reviewed 07 July 2011].

Ginde AA, Liu MC, Camargo CA Jr., Demographic differences and trends of Vitamin D insufficiency in the US population, 1988-2004. *Arch Intern Med.* 2009;169:626-32.

Holick MF, Siris ES, Binkley N, et al., Prevalence of Vitamin D inadequacy among North American postmenopausal woman receiving osteoporosis therapy. J *Clin Endocrinolog Metab.* 2005;90:32-15-24.

Holick MF. Vitamin D deficiency. *N Engl J Med.* 2007 Jul 19;357(3):266-81.

Hollis BW. Circulating 25-hydroxyvitamin D levels indicative of vitamin D sufficiency: implications for establishing a new effective dietary intake recommendation for vitamin D. *J Nutr.* 2005 Feb;135(2):317-22.

Office of Dietary Supplements – National Institutes of Health. Dietary Supplement Fact Sheet: Vitamin D. (June 24, 2011). <http://ods.od.nih.gov/factsheets/VitaminD> [Reviewed 07 July 2011].

Vitamin D

Cooper Geoffrey M, Hausman Robert E, The cell: a molecular approach 3rd ed. 2004; Chapter 12: 494-508.

Haffer SM, D'Agostino R Jr,Mykkanen L,et al., Insulin sensitivity in subjects with Type 2 diabetes: relationship to cardiovascular risk factors: the insulin Resistance Atherosclerosis Study. *Diabetes Care.* 1999;22:562-568.

Saltiel AR, Olefsky JM, Thiazolidinediones in the treatment of insulin resistance and type II diabetes. *Diabetes.* 1996;45:1661-1669.

Harris MI, Klien R, Wellborn TA, Knuiman MW, Onset of NIDDM occurs at least 4-7 yr before clinical diagnoses. *Diabetes Care.* 1992;15:815-819.

Holick MF. Vitamin D deficiency. *New England Journal of Medicine.* 2007 Jul 19;357(3):266-81.

Hollis BW. Circulating 25-hydroxyvitamin D levels indicative of vitamin D sufficiency: implications for establishing a new effective dietary intake recommendation for vitamin D. *J Nutr.* 2005 Feb;135(2):317-22.

Kahn SE, Haffner SM, Heise MA, et al., Glycemic durability of rosiglitazone, metformin, or glyburide monotherapy. *N Engl J Med.* 2006; 355:2427-2443.

Lebovitz HE, Insulin secretagogues: old and new. *Diabetes Rev.* 1999;7:139-153.

UK Prospective Diabetes Study Group. UK Prospective Diabetes Study 16: overview of 6 years' therapy of type II diabetes: a progressive disease. *Diabetes.* 1995;44:1249-1258.

Thuốc Thang và Sự Thiếu Vitamin D

Ahmed W, Khan N, Glueck CJ,et al., Low serum 25 (OH) vitamin D level (<32 ng/ml) are associated with reversible myositis-myalgia in statin-treated patients. *Transl Res.* 2009 Jan; 153 (1): 11-6.

Kantola T, Kivisto KT, Neuvonen PJ. Grapefruit juice greatly increases serum concentrations of lovastatin and lovastatin acid. *Clin Pharmacol Ther.* 1998;63:397-402.

Lee P, Greenfield JR, Campbell LV. Vitamin D insufficiency--a novel mechanism of statin-induced myalgia? *Clin Endocrinol* (Oxf). 2009 Jul;71(1):154-5.

Med Study Video Board Review of Internal Medicine 2006: 194-197.

Tế Bào

"Cell" 29 October 2008. HowStuffWorks.com. <http://www.howstuffworks.com/environmental/life/cellular-microscopic/cell-info.htm> [Reviewed 07 July 2011].

Biello, D. (16 October 2006) Blind Relatives Prove Facial Expressions Are Inherited: Scientific American. <http://www.scientificamerican.com/article.cfm?id=blind-relatives-prove-fac> [Reviewed 07 July 2011].

Freudenrich, Ph.D., Craig. How Your Brain Works. 06 June 2001. HowStuffWorks.com. <http://science.howstuffworks.com/environmental/life/human-biology/brain.htm> [Reviewed 07 July 2011].

Hotchkiss, R. S., Strasser, A., McDunn, J. E., & Swanson, P. E. (2009). Cell Death. *New England Journal of Medicine.* 361(16), 1570–1583.

Dinh Dưỡng Tối Ưu Cho Sức Khoẻ Và Sức Sống

Barr SI, Murphy SP, Agurs-Collins TD, Poos MI, Planning diets for individuals using the dietary reference intakes. *Nutr Rev.* 2003 Oct;61(10):352-60.

Dietary reference intakes. Nutr Rev. 1997 Sep;55(9):319-26. <http://www.ncbi.nlm.nih.gov/pubmed/9329268> [Reviewed 07 July 2011].

U.S. Food and Drug Administration. How to Understand and Use the Nutrition Facts Label. 2004 Nov. fda.gov <http://www.fda.gov/Food/LabelingNutrition/Consume rInformation/ucm078889.htm> [Reviewed 07 July 2011].

Wilkinson DL, McCargar L, Is there an optimal macronutrient mix for weight loss and weight maintenance? *Best Pract Res Clin Gastroenterol.* 2004 Dec;18(6):1031-47.

Sức Khoẻ và Những Sự Thật Sanh Tử

Carroll, J. The Gallup Poll, "Stress More Common Among Younger Americans, Parents, Workers," Jan. 24, 2007.

Hannan MT, Tucker KL, Dawson-Hughes B, Cupples LA, Felson DT, Kiel DP. Effect of dietary protein on bone loss in elderly men and women: the Framingham Osteoporosis Study. *J Bone Miner Res.* 2000 Dec;15(12):2504-12.

Li Z, Treyzon L, Chen S, Yan E, Thames G, Carpenter CL. Protein-enriched meal replacements do not adversely affect liver, kidney or bone density: an outpatient randomized controlled trial. *Nutr J.* 2010 Dec 31;9:72.

Lustig, Robert H, 2009. Sugar: The Bitter Truth. [video] Available at:
<http://www.youtube.com/watch?v=dBnniua6-oM>
[Reviewed 07 July 2011].

Misra D, Berry SD, Broe KE, McLean RR, Cupples LA, Tucker KL, Kiel DP, Hannan MT. Does dietary protein reduce hip fracture risk in elders? The Framingham Osteoporosis Study. *Osteoporosis Int.* 2011 Jan;22(1):345-9.

Saad, Linda. Half of Americans Pressed for Time; a Third are Stressed Out. 03 May 2004. Gallup.com.
<http://www.gallup.com/poll/11545/Half-Americans-

Pressed-Time-Third-Stressed.aspx> [Reviewed 07 July 2011].

Những Gì Bạn Ăn và Ai Chịu Trách Nhiệm

Heaney RP, Layman DK. Amount and type of protein influences bone health. *Am J Clin Nutr.* 2008 May;87(5):1567S-1570S.

Paddon-Jones D, Short KR, Campbell WW, Volpi E, Wolfe RR. Role of dietary protein in the sarcopenia of aging. *Am J Clin Nutr.* 2008 May;87(5):1562S-1566S.

Paddon-Jones D, Westman E, Mattes RD, Wolfe RR, Astrup A, Westerterp-Plantenga M. Protein, weight management, and satiety. *Am J Clin Nutr.* 2008 May;87(5):1558S-1561S.

Robert R Wolfe: Protein Summit: consensus areas and future research. *Am J Clin Nutr.* 2008 87: 1582S-1583S.

Victor L Fulgoni, III: Current protein intake in America: analysis of the National Health and Nutrition Examination Survey, 2003–2004. *Am J Clin Nutr.* 2008 87: 1554S-1557S.

Ống Hút Làm Quỵ Lưng Lạc Đà

Gladwell, Malcolm. The Tipping Point, 2000. [audio book]

Ziegler, T. R. (2009). Parenteral Nutrition in the Critically Ill Patient. *New England Journal of Medicine.* 361(11), 1088–1097.

Tầm Quan Trọng Thuộc Y Khoa

Danesh J, Whincup P, Walker M, Lennon L, Thomson A, Appleby P, Gallimore JR, Pepys MB. Low grade inflammation and coronary heart disease: prospective study and updated meta-analyses. *BMJ.* 2000 Jul 22;321(7255):199-204.

Danesh J, Collins R, Appleby P, Peto R. Association of fibrinogen, C-reactive protein, albumin, or leukocyte count with coronary heart disease: meta-analyses of prospective studies. *JAMA.* 1998 May 13;279(18):1477-82.

Heron M, Hoyert DL, Murphy SL, Xu J, Kochanek KD, Tejada-Vera B. Deaths: final data for 2006. *Natl Vital Stat Rep.* 2009 Apr 17;57(14):1-134.

Bệnh Tim Mạch

Espenshade PJ, Hughes AL. Regulation of sterol synthesis in eukaryotes. *Annu Rev Genet.* 2007;41:401-27.

Hu FB, Willett WC. Optimal diets for prevention of coronary heart disease. *JAMA.* 2002 Nov 27;288(20):2569-78.

Hu FB. Are refined carbohydrates worse than saturated fat? *Am J Clin Nutr.* 2010 Jun;91(6):1541-2.

Iso H, Sato S, Kitamura A, Naito Y, Shimamoto T, Komachi Y. Fat and protein intakes and risk of intraparenchymal hemorrhage among middle-aged Japanese. *Am J Epidemiol.* 2003 Jan 1;157(1):32-9. Erratum in: *Am J Epidemiol.* 2004 Feb 1;159(3):318.

Leadbetter W. F., Burkland C. E. Hypertension in unilateral renal disease. *J Urol,* 1938, **38** : 611-626.

Liu S, Willett WC, Stampfer MJ, Hu FB, Franz M, Sampson L, Hennekens CH, Manson JE. A prospective study of dietary glycemic load, carbohydrate intake, and risk of coronary heart disease in US women. *Am J Clin Nutr.* 2000 Jun;71(6):1455-61.

Béo Phì và Tiểu Đường

Centers for Disease Control and Prevention (2011). U.S. Obesity Trends. <www.cdc.gov/nccdphp/dnpa/obesity/trend/maps/> [Reviewed 07 July 2011].

Dhingra R, Sullivan L, Jacques PF, Wang TJ, Fox CS, Meigs JB, D'Agostino RB, Gaziano JM, Vasan RS. Soft drink consumption and risk of developing cardiometabolic risk factors and the metabolic syndrome in middle-aged adults in the community. *Circulation.* 2007 Jul 31;116(5):480-8.

Get America Fit Foundation (2011). Obesity Related Statistic in America. <www.getamericafit.org/statistics-obesity-in-america.html> [Reviewed 07 July 2011].

National Institutes of Health. (1998.). Clinical Guidelines the Identification, Evaluation, and Treatment of Overweight and Obesity in Adults. The Evidence Report. <http://www.nhlbi.nih.gov/guidelines/obesity/ob_gdlns. pd> [Reviewed 07 July 2011].

Prevalence of Overweight and Obesity Among Adults with Diagnosed Diabetes- United States, 1988-1994 and 1999-2002. *MMWR.* 2004; 53(45): 1066-1068.

U.S. Department of Health and Human Services. (2001). The Surgeon General's Call To Action To

Prevent and Decrease Overweight and Obesity 2001. <http://www.surgeongeneral.gov/topics/obesity/calltoac tion/CalltoAction.pd> [Reviewed 07 July 2011].

Trí Nhớ và Mất Trí

Alzheimers Disease Research (2011). Plaques and Tangles. <www.ahaf.org/alzheimers/about/understanding/plaqu es-and-tangles.html> [Reviewed 07 July 2011].

Thacker, N. A., Varma, A. R., Bathgate, D., Snowden, J. S., Neary, D., & Jackson, A. (2002). Quantification of the severity and distribution of cerebral atrophy provides diagnostic information in dementing diseases. <http://www.tina-vision.net/docs/memos/2000-007.pdf> [Reviewed 07 July 2011].

Bệnh Parkinson và Tâm Trạng Rối Loạn

Wurtman RJ, Hefti F, Melamed E. Precursor control of neurotransmitter synthesis. *Pharmacol Rev.* 1980 Dec;32(4):315-35.

www.ingramcontent.com/pod-product-compliance
Lightning Source LLC
Chambersburg PA
CBHW070754270326
41927CB00010B/2133